LA NOUVELLE AGNODICE,

ou

PRÉCIS DE MÉDECINE COMPARATIVE.

LYON.

IMPRIMERIE TYPOGRAPHIQUE ET LITHOGRAPHIQUE

DE LOUIS PERRIN,

Rue d'Amboise , **6** , quartier des Célestins.

LA
NOUVELLE AGNODICE,

OU

PRÉCIS

DE

MÉDECINE COMPARATIVE.

Par J.-L. Fabre-Cerreneuve,

DOCTEUR EN MÉDECINE DE LA FACULTÉ DE PARIS.

TROISIÈME ÉDITION,
entièrement refondue et corrigée.

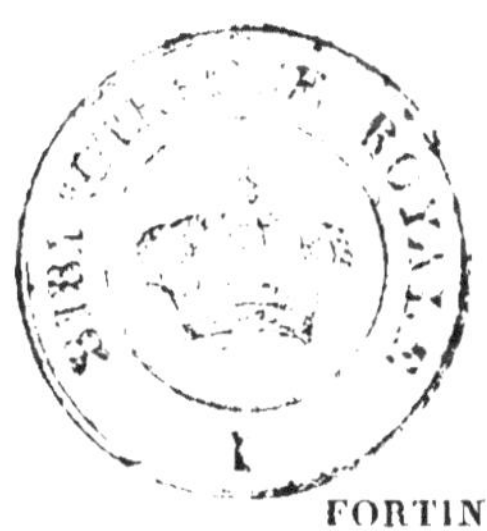

PARIS,

FORTIN, MASSON ET Ce, LIBRAIRES,
Place de l'École-de-Médecine.

LYON,

GIBERTON ET BRUN, LIBRAIRES,
Petite rue Mercière.

1841.

AVERTISSEMENT.

Nous donnons aujourd'hui la troisième édition
de la NOUVELLE AGNODICE ; la première
(Paris et Lyon 1825), et la deuxième (Paris et
Bruxelles 1830), se sont écoulées paisiblement
sous le bienveillant patronage d'une classe de phi-
lanthropes voués à l'étude des misères humaines,
autant qu'à la pratique des bonnes actions : généreux appuis de tout ce qui est bien , n'exi-
geant pas d'un livre une profondeur ambitieuse
et de l'auteur de grands titres académiques , ils
se sont contentés de la science utile à leur but.

Il ne sera donc pas question ici d'instruire
quiconque possède ou croit posséder un fonds de

science suffisant pour n'avoir pas besoin de nous entendre, et qui par conséquent serait aussi offensé de nos allocutions que, nous, nous serions imprudent de les leur adresser. Nous aurons ainsi égard aux prétentions comme aux convenances ; et qu'il y ait dans notre livre des vérités bonnes pour tout le monde ou spéciales pour quelques uns, nous avons néanmoins pris nos précautions, parce que des précautions sont utiles partout, quelquefois plus en faisant le bien qu'en disant le mal, en redressant la voie plus qu'en fourvoyant le voyageur ; cela tient à la nature humaine : amour-propre ou intérêt, si nous sentons le besoin de l'instruction, nous ne voulons pas être traités en élèves, et tel qui consentirait à marcher à côté de l'auteur, se révolte à l'idée d'aller sur ses pas.

Nous avons donc pris le parti d'adresser la parole au sexe le plus compatissant, le plus généreux, et qui, en dépit de toutes les prérogatives possibles et autant par sentiment que par habitude, se voue à la bienfaisance, et consent à ce titre à entendre toutes sortes de leçons.

Notre élève donc, renouvelée de la jeune Athénienne qu'Hérophile instruisit et que ses contemporains protégèrent contre les préjugés de son temps , s'est produite assez bien dans un monde modeste , pour que nous osions la pousser une troisième fois sur la scène où le malheur et la souffrance se déploient, et où la bienfaisance se donne un ample et généreux essor.

Mais encore , nous ne parlerons pas de médecine à l'instar des guérisseurs de carrefour ou des expérimentateurs de cabinet : nous ferons encore nos efforts pour démontrer la science dans une sphère plus élevée ; nous enrichirons la mémoire de notre élève des opinions et de la pratique des médecins de tous les temps , depuis les écoles grecques jusqu'à nos modernes académies; et, dans un but qu'il sera facile d'apprécier , nous opposerons quelquefois les unes aux autres les diverses doctrines qui ont régné tour à tour dans l'empire médical ; nous prouverons que le vocabulaire de notre siècle habille assez bien des idées prétendues originales , qui , dépouillées, se retrouvent aisément chez les anciens; nous rectifierons l'esprit public médical sur certaines inventions données pour nouvelles et qui sont seulement des perfectionnements de notre époque , parce qu'on les retrouve ailleurs; nous utiliserons les résultats des faits invoqués par la doctrine de la localisation , pour la démonstration d'une doctrine plus élevée , plus digne, plus vraie, mais plus négligée, parce qu'elle enlève l'art aux petits calculs du charlatanisme scientifique; nous resterons fidèle à l'opinion de l'existence d'une puissance éternelle qui crée et détruit pour créer encore , et dont nous ne pouvons constater tous les effets, à cause de l'insuffisance de nos moyens de perception.

Nous dirons donc beaucoup de choses, en faisant nos efforts pour en dire de bonnes ; et si , après cela , on trouve que Clytia , la nouvelle Agnodice , ne marche pas bien dans ce qu'on nomme le progrès , c'est que nous lui avons appris à ne pas prendre les progrès du jour pour ceux de la science, ni les révolutions de l'art pour des perfectionnements. Au surplus, on se souviendra que nous-même , en jugeant les doctrines contemporaines , nous ne sommes pas un Hérophile, et que l'élève ne doit pas être plus habile que son professeur.

Notre livre , après un discours préliminaire , se composera de chapitres traitant de chaque maladie en particulier , dans un ordre peu régulier sans doute , mais qu'il eût été difficile de rendre meilleur, d'après ce qu'on voit et ce qu'on sait des systèmes nosologiques. Les fièvres d'abord, puis les maladies inflammatoires et cutanées, ensuite les affections nerveuses, seront les principales divisions de la matière, et l'Index achèvera d'établir aux yeux des lecteurs la série des autres articles. Mais, nous devons le dire, on n'y trouvera rien de ces affections exotiques qui, d'un siècle à l'autre, partent de leur climat originel pour effrayer l'Europe et décimer ses populations ; on ne trouvera pas non plus cette multiplicité d'espèces et de variétés, que les monographes se sont plu à énumérer dans leurs écrits ; mais nous rapporterons préférablement leurs opinions, leurs doctrines, et encore mieux leur méthode curative, leurs moyens préférés, leurs remèdes de prédilection, sans y développer tous leurs motifs, persuadé que la thérapeutique dit beaucoup de choses et qu'elle résume toute la pratique au moment présent.

On nous reprochera peut-être de n'avoir pas rapporté à l'appui de nos citations la date, le volume, la page, comme l'usage le veut ; mais on considérera que nous eussions pu, de cette manière, enfler extraordinairement notre livre sans en rendre la matière plus intéressante ou plus utile : tout lecteur bienveillant nous croira sur parole , sinon il sera invité à fouiller dans les archives de l'art et à rectifier lui-même les erreurs que nous aurions pu commettre ; nous ne contesterons pas.

LA

NOUVELLE AGNODICE,

OU PRÉCIS

DE MÉDECINE COMPARATIVE.

DISCOURS PRÉLIMINAIRE A CLYTIA.

La Médecine n'est point une science incertaine et conjecturale ; elle a des lois sûres, positives, résultant d'un grand nombre d'essais et de combinaisons. Peu connue des médecins vulgaires, ces lois ne sont bien entendues que par ceux qui ont longtemps médité sur les écrits des grands maîtres, et observé dans les asiles de la douleur et des infirmités. Pourtant il n'en faudrait pas conclure qu'il suffit d'être studieux pour être habile, et que la nature n'a point de secrets pour celui qui la poursuit ardemment ; ce serait une erreur : l'obscurité semble augmenter en raison des efforts qu'on fait pour en sortir ; les difficultés se multiplient à mesure qu'on les surmonte, et une incertitude désespérante accable souvent l'homme zélé qui s'attendait à trouver, dans l'art de conserver la vie, une précision qui lui échappe, et une doctrine qui lui paraît toujours variable et suspecte. Cependant, à force de persévérance, la mémoire se pourvoit d'utiles matériaux, le jugement compare les faits que l'observation recueille, l'expérience se forme peu à peu, et le médecin, moins timide, marche avec plus de confiance dans la route qu'il s'est tracée lui-même, et où personne ne peut le suivre. Mais, qu'il faut de temps, de travaux, d'aptitude, de sagacité, de circonstances favorables ! encore si, avec toutes ces conditions, on pouvait se flatter d'atteindre à la hauteur de la science : que cela est long, que cela est difficile !

Il n'est pas aisé de donner une définition exacte de la médecine, ni de se faire une idée juste de ce qu'elle est ; par conséquent, ce n'est pas dans le monde qu'il faut puiser l'opinion qu'on doit en avoir ; elle n'y paraît que comme une science frivole, arbitraire, soumise à toutes les fantaisies de ceux qui la professent ; la mode, les préjugés, l'intérêt, la sottise, lui donnent leur empreinte particulière ; parce qu'elle est d'un besoin journalier dans la société, il semble à chacun qu'elle est à la portée de tous, et qu'il est aisé de donner aux autres les secours qu'on en a reçus, comme s'il était dans la nature humaine de recevoir, avec le germe des maladies, l'instinct divin de les guérir, indépendamment de ces sublimes préceptes et de ces sages doctrines qui ont coûté des expériences infinies et des travaux de plusieurs siècles.

C'est la plus profonde et la plus compliquée de toutes les sciences, celle pour laquelle les savants de tous les âges ont le plus fait, celle pour laquelle il reste le plus à faire ; et pourtant il est des médecins qui, prenant les limites de leur intelligence pour celles de la médecine, croient que tout est fini parce qu'ils ne voient rien à achever, pensent que le génie le plus récent qui a fait ou perfectionné une découverte, est aussi le dernier flambeau que le genre humain ait pu espérer dans la recherche de la vérité : demi-savants, gens médiocres, plus funestes à l'humanité que les ignorants absolus ; au moins ceux-ci, se méfiant d'eux-mêmes, n'ont pas la folle prétention d'agir arbitrairement, et, ce qui est aussi déplorable, de juger du mérite d'autrui, de lui assigner un rang, et même de cabaler contre lui.

C'est ce qu'on voit pourtant tous les jours dans la société : tel y brille le plus, tel y dispose de l'opinion générale, qui est rarement l'homme d'un mérite supérieur ; et par une conséquence toute naturelle, c'est alors que de ces cercles si pitoyablement présidés, les jugements bizarres, les faux principes, les sottes applications, recouverts du langage agréable et léger des académies de salon, se répandent, se propagent dans les familles, y produisent leurs effets désastreux ; puis, passant de l'estime au mépris de l'art, les gens du monde, trompés dans leur attente, attribuent injustement aux vrais médecins les maux d'une doctrine fausse ou suspecte, et établissent, comme une vérité démontrée, le charlatanisme des plus saintes fonctions du cœur unies aux plus profondes combinaisons de l'entendement.

D'après cet exposé, voyez, Clytia, ce que vous devez penser de l'art de guérir; voyez dans quelles situations vous avez besoin d'être pour entendre ses leçons avec fruit : défiance de vous-même, confiance dans les gens de mérite, mais attention particulière pour les distinguer; abnégation de tous les principes contraires à ceux qu'on vous enseigne, réserve continuelle dans leur application, et persuasion intime de l'insuffisance de l'esprit humain pour connaître tous les secrets de la nature; il faut enfin être telle que vous voudriez que fussent, à leur tour, pour vous les malheureux, si toutefois ils devaient un jour vous rendre les soins que vous leur avez prodigués.

Mais, quelles que soient votre bonne volonté et vos heureuses dispositions, vous sentez quelle difficulté il y a à parcourir une carrière qui s'étend depuis l'examen des substances inertes et inanimées jusqu'à la contemplation des corps célestes, depuis l'étude philosophique du cœur de l'homme jusqu'à la connaissance des moindres fibres qui composent son être matériel, depuis l'analyse des corps bruts jusqu'à l'observation exacte des divers phénomènes de l'économie animale. Quelles études prodigieuses ! quelles préparations préliminaires et pourtant essentielles ! L'anatomie enseigne à connaître les leviers, les poulies, les cordes, les canaux, les réservoirs et toutes les pièces matérielles de la machine animale; la physiologie explique les jeux variés et nombreux de cette même machine; la physique fournit à nos démonstrations des lumières qu'elle puise dans toute la nature; la chimie, en analysant et en décomposant toutes les substances, nous démontre de quelle manière elles agissent sur nous, et quels secours nous devons en espérer; la thérapeutique comprend et s'approprie elle-même tous les trésors de l'histoire naturelle, de la physique et de la chimie, et cependant ce ne sont que des introductions à la connaissance et à la curation de nos infirmités. Réduit donc, par la trop grande étendue de ces divers objets, à ne vous enseigner que cette dernière partie, sous le nom de pathologie, je m'engagerai, avant que d'entrer en matière, à suppléer par des conseils à ce qui peut vous manquer d'une instruction préliminaire; et cette déclaration, faite pour alarmer votre amour-propre, n'atteindra pas au moins votre cœur, et cela me suffit.

Avoir quelques connaissances en médecine, ou ignorer absolument tout, devient souvent la même chose au lit d'un malade, pour quiconque est prudent : on voit un remède, mais on voit un danger; on se trouve des ressources, mais on craint leur emploi, et autant on entrevoit la possibilité de guérir avec un tel moyen, autant on entrevoit aussi une multiplicité de causes opposantes, et un nombre croissant de chances défavorables. Il faut donc, dans ces cruelles incertitudes qui assiégent toute personne délicate,

appeler autour de soi les secours étrangers, recueillir les avis des doctes, et s'entourer de toutes
les lumières possibles pour agir enfin avec la tran-
quillité que donne un cœur pur et une conscience
libre.

Au nombre de ces soins, le premier et le plus
essentiel est le choix d'un vrai médecin. Prenez
garde, Clytia, voilà un piége que vous tendent
l'aveuglement, la prévention et l'amour-propre;
c'est là qu'il ne faut pas juger des hommes légèrement, ni se fier aux réputations brillantes,
ni croire aux vaines promesses du charlatanisme :
il s'agit de distinguer un sage de la foule des
trompeurs. Si alors vous n'êtes pas dangereuse
par vous-même; si la prudence vous tient en
garde contre les mouvements de votre zèle, un
seul mot pourtant va rejeter au milieu des dangers l'infortuné que vous vouliez en éloigner;
bien plus, non-seulement vous exposez beaucoup
celui qui vous est cher, mais, suivant que la
fortune, le rang ou l'opinion vous donnent de
l'influence dans le monde, vous allez faire peut-
être, en produisant un médiocre médecin, un
mal infini parmi les malheureux qui, dans leur
choix aussi, s'étayaient de votre exemple et de
votre autorité.

Songez qu'il est dans la nature des choses, que
beaucoup d'hommes, ambitieux d'un titre honorable, ou avides d'un gain plus ou moins légitime,
se présentent de toutes parts aux empressements
du public; ils ont acquis le droit de briguer sa
confiance, et n'attendent que les occasions d'en
abuser. Tout ce qu'on a fait pour repousser

l'ignorance et le charlatanisme, les règlements les plus sages, les institutions les plus saintes, les actes les plus solennels, n'ont servi qu'à leur confirmer ce droit malheureusement plus facile d'obtenir que de mériter.

Oui, il est beaucoup plus aisé de se dire médecin que de l'être en effet, et l'expérience de chaque jour nous le démontre malheureusement d'une manière trop évidente. Que signifient, pour le bonheur de l'humanité, les progrès de l'art et l'honneur des écoles, certains docteurs qui, fiers de leurs titres et légers de savoir, inondent et la capitale et les provinces? pense-t-on qu'ils mettent beaucoup à profit les dogmes de leurs théories et les leçons pratiques de leurs maîtres? Non, ils rivalisent d'intrigues pour se produire, et d'activité pour se multiplier. Les préceptes d'Hippocrate les occupent moins que les coteries des sociétés où ils sont admis, et ils ne soupçonnent pas même ce qui leur manque du côté de l'instruction. On n'estime le savoir qu'on n'a pas, que par celui qu'on a : plus on sait, plus on étudie; on sent chaque jour le besoin qu'on a d'augmenter son répertoire, et l'on travaille en conséquence. Mais les ignorants, ne voyant pas la nécessité de changer d'état, restent ce qu'ils sont; et cependant ils pullulent tranquillement dans le monde, grossissent la tourbe de la canaille médicale, et augmentent le nombre des êtres malfaisants.

Telle est la constitution de la société actuelle : la sottise ou la crédulité proclament à haute voix l'impudence et le charlatanisme, une tolérance aveugle couvre les erreurs les plus funestes ; enfin, l'humanité est rassurée , et pourtant les victimes se multiplient. Si par hasard un cri d'indignation s'élève quelque part, mille considérations étrangères viennent soudain l'étouffer, et je tiens heureux le philanthrope si son zèle indiscret ne lui est pas imputé à crime, s'il n'est pas réputé jaloux chez ses concitoyens, et visionnaire près de l'autorité.

Que penser en effet des successeurs d'Hippocrate, tels qu'on les voit, si on les voit tels qu'ils sont? Ici, un jeune homme jeté du sein de sa famille au milieu d'une grande cité pour étudier l'art de guérir, se livre aux dissipations nombreuses qui se présentent de toutes parts ; son temps s'écoule ; il se présente sur les bancs de réception ; des examinateurs indulgents veulent bien regarder le vide ou la nullité de ses réponses comme un défaut d'élocution, plutôt que comme un manque de savoir : il est reçu, et s'en retourne triomphant. La nouveauté, la mode, les amis, les protecteurs, la renommée enfin , le proclament habile; lui-même consent à passer pour tel, et devenu de jour en jour plus hardi en dépit de ses méprises et de ses bévues, il marche au milieu de ses victimes qu'il accuse de ses torts, publie des succès qu'il ne doit qu'au hasard, méprise les opinions des hommes les plus instruits, tranche les questions les plus épineuses, prononce hardiment sur les cas les plus douteux : et on appelle cela un grand médecin.

Là, un homme blanchi par les années, mais

nouveau pour les découvertes et le perfectionnement de son art, s'offense de tout ce qui est moderne, et blâme tout ce qu'il n'a pas conseillé :
tête froide, systématique, orgueilleuse, qui ne
change pas pendant que tout l'univers change
autour d'elle, un vieux médecin s'est fait une
méthode de pratique plus ou moins heureuse,
de laquelle il ne peut s'écarter, et dans laquelle
il ne veut pas être contredit, par la raison qu'il a
obtenu autrefois des succès et qu'il en obtient
encore. Mais qu'un cas imprévu, une maladie
rare ou une épidémie viennent exiger ses soins,
il est hors de la vraie route, et il s'en éloigne davantage à mesure qu'il fait des efforts pour y
rentrer ; il tente ses dernières ressources, il
emploie ses moyens les plus héroïques, rien ne
lui réussit; tout, dans ses mains, devient inutile,
ou plutôt tout devient dangereux. En vain la sollicitude d'un gouvernement, ou le zèle des savants, lui présentent alors des ressources à employer ou des essais à faire ; mais, trop avancé
dans la carrière de la vie, il ne veut plus recommencer celle des études, ce serait pour lui un
travail pénible; il ne se soucie plus de courir
après des vérités nouvelles, et s'abandonne aveuglément à cette expérience tant vantée, et qui
devient alors d'autant plus funeste qu'elle ne
tourne plus au profit de son instruction.

Que d'intermédiaires entre cette aveugle impétuosité du premier âge qui en tout voit tout, embrasse tout l'univers, et cette orgueilleuse opiniâtreté de la vieillesse qui rapporte tout au siècle
dernier et n'existe que dans le passé ! Cela ne

serait rien, si l'on n'avait à imputer à ceux qui
se disent médecins que les travers de leur âge ; le
temps en guérirait bientôt les uns, et les autres,
en recevant le tribut de respect qu'on doit aux cheveux blanchis, seraient sagement éliminés de ces
conseils où il faut réunir aux ressources de l'expérience et du savoir toute la force et la pénétration du jugement. Mais ces impudents nombreux
qui spéculent sur la crédulité du peuple et sur
la protection des grands, ils affluent dans le
monde, et quelque prévenue que vous puissiez
être contre eux, Clytia, vous ne les distinguerez pas toujours ; parce que, suivant les besoins du lieu et du moment, ils prennent tous
les tons, se revêtent de toutes les formes, et
sous le terme générique de charlatans on comprend une foule d'hommes ordinairement em-
pressés à vous plaire, vous étonner, vous séduire,
et toujours à vous tromper.

Si ces hommes, quels que fussent leurs titres
et leurs noms, étaient, dans leurs divers systèmes de jonglerie, réduits à se soutenir eux-
mêmes par leurs prestiges et leurs fourberies,
tôt ou tard démasqués ou anéantis dans l'esprit
public par des revers inattendus et mérités, ou
par l'examen plus approfondi qu'on ferait de leur
capacité, ils cesseraient bientôt d'être dangereux,
et leur dernière ressource les conduirait sur des
tréteaux, amuser une populace insensée ; mais
soutenus par ceux mêmes dont ils menacent l'existence, de tels charlatans ont des prôneurs, des
amis qui sont par conséquent leurs défenseurs :
or, les égards, les convenances sociales s'oppo-

sent à ce qu'on attaque des gens si bien appuyés ;
bien plus, il faut souvent par condescendance
se laisser entraîner par le torrent, et même ap-
plaudir à ceux que le bon sens désavoue et que
l'humanité répudie.

Il est donc ainsi établi dans le monde, que tel
médicastre le plus dépourvu d'instruction trouve
encore des admirateurs ; c'est, dans la société actuelle, autant le privilége de la sottise que du
mérite : on attribue des qualités à celui qui n'en
a pas ; on prête des talents à celui qui en a le
moins, et la difficulté d'avoir des panégyristes ne
dépend plus que de celle d'avoir beaucoup d'a-
mis. Tel homme à qui, s'il était examiné sur
son savoir, on ne confierait pas seulement les
fonctions du plus chétif barbier de village, soutient la concurrence avec les docteurs les plus
vénérés ; et si un reste de prudence ou de raison
existe encore chez ses protecteurs, si enfin la nécessité de s'expliquer clairement conduit ceux-ci
à avouer la médiocrité de leur protégé, on entend
dire dans les cercles : « Il n'est pas instruit, mais
il est zélé ; » comme si le zèle pouvait tenir lieu
de savoir, d'adresse, d'expérience, et comme s'il
ne suffisait que de vouloir être, pour être en effet
tout ce qu'il faut ! Ah ! zèle funeste et meurtrier !
c'est justement par là qu'un tel homme est dangereux, puisque c'est par là qu'il multiplie ses
victimes. Qu'est ce donc si un hasard heureux le
favorise au point d'obtenir un succès éclatant,
un seul ? Telle est la condition humaine, que,
dans les choses les plus difficiles et les plus épineuses, on voit quelquefois le hasard se présenter

heureusement , confondre tous les plans de la sagesse , et anéantir toutes les ressources de l'instruction. Une cure suffit pour élever un médecin médiocre ; c'est une fortune d'autant plus flatteuse pour lui , que personne n'ayant raison de s'y attendre, n'exigeait de lui des succès quelconques : car , dans le commerce de la vie , on tient peu de compte de ceux d'un homme habile, on y est habitué et l'on ne veille que sur ses fautes ; mais un ignorant qui obtient un succès ! c'est une calamité publique, c'est le présage d'une infinité de meurtres, mais c'est le commencement d'une réputation ; si toutefois cette réputation parvient jusqu'aux oreilles de quelques personnes plus réservées , elle ne les entraînera pas moins dans le torrent : « C'est un ignorant, dit-on alors, mais il est heureux. » Heureux ! ah ! insensés, savez-vous ce que vous entendez par ce mot dans cette circonstance ? être heureux, n'est-ce pas ici mettre la main dans l'urne de la loterie et en tirer un gros lot ? que ne tentez-vous tous ce même jeu ? peut-être seriez-vous tous aussi heureux, et par conséquent de bons médecins ? O Clytia ! c'est là le comble de l'impertinence, et si j'en parle ici, ce n'est pas pour vous en faire des reproches , je vous ferais injure de vous croire si peu de jugement, mais c'est seulement pour vous faire voir qu'il n'y a dans le monde aucune sorte de sottise qui n'ait cours à son tour.

Vous vous garderez également de ces médecins de boudoir, élégants parasites, coryphées des impertinents de société, qui, prenant l'art de plaire pour celui de guérir, se sont fait un code

de gentillesse et d'amabilité qui leur tient lieu de
toutes les qualités qui leur manquent, et qui
donnent quelquefois le change aux personnes
frivoles et peu clairvoyantes. La plupart des
femmes, ne jugeant du mérite des hommes que
par un certain degré de galanterie, croient que
tout ce qui n'en a pas le ton et le langage est indigne de leur être offert, et que celui-là ne peut
leur donner un salutaire conseil, s'il ne sait le
leur présenter d'une manière agréable; désabu-
sez-vous, Clytia, si vous êtes dans la même erreur : il n'est sans doute point inconvenant de se
faire bien venir de ses malades; mais l'homme
qui a pâli longtemps sur les livres, ou séché
dans la méditation des œuvres de la nature, n'a
ni le temps ni l'envie de plaire, et, renfermé
en entier dans le sanctuaire du temple d'Epi-
daure, il dédaigne les sentiers qui conduisent à
celui de Gnide.

Un autre médecin assez semblable au précédent,
et peut-être encore plus dangereux parce qu'il
s'attaque à votre amour-propre, est le complai-
sant ou l'hypocrite. Il s'est aperçu que, non satis-
faite d'être belle, aimable et polie, vous voudriez
encore paraître spirituelle et instruite : il vous
tend des piéges en conséquence; il provoque
votre opinion, il ne la combat qu'autant qu'il est
nécessaire pour vous engager dans la discussion ;
vous dissertez donc, vous disputez, vous brillez,
et vous vous croyez habile. En vous séparant tous
les deux, vous demeurez contente de vous-même
et pleine d'estime pour lui, et lui il n'emporte
qu'un profond mépris pour vos prétentions et un

contentement secret de faire servir à sa cupidité les prestiges de son langage et la faiblesse de votre caractère. Que de femmes seraient humiliées, Clytia, si elles pouvaient lire dans l'âme de ceux dont elles veulent se faire écouter à titre de savantes! quel coup terrible à leur amour-propre! encore si les malades n'étaient pas dupes de ces manéges de sottise d'un côté, et de fourberie de l'autre! mais, hélas! ils sont comme ces champs infortunés où la guerre porte ses ravages : les partis ennemis se battent et font la paix, mais les moissons sont détruites et les chaumières anéanties.

Mais à quoi vous servirait-il de vous dessiner les formes variées et nombreuses sous lesquelles le charlatanisme ou l'ignorance se déguisent? la matière deviendrait aussi fastidieuse qu'inépuisable : traçons plutôt le portrait d'un vrai médecin, d'un médecin honnête homme, tel que nous pouvons le concevoir. La vertu et la probité n'ont qu'une manière d'être; elles ont des caractères qui leur sont propres, et il est toujours aisé d'éviter ou de fuir tout ce qui ne s'y rapporte pas.

Le médecin qui doit obtenir votre confiance sans partage, et dont le choix ne peut vous occasionner des repentirs, est l'homme de bien par excellence, le savant sans orgueil, le sage sans ostentation, l'homme enfin qui peut se rencontrer dans toute autre profession que la sienne, mais qui a toujours pour maxime principale de sa conduite qu'il ne faut ni feindre, ni séduire, ni tromper. Son savoir ne peut être douteux suivant ce principe; autrement il y dérogerait, et il ne serait pas conséquent qu'étant probe comme honnête homme, il devînt fripon pour être médecin ; mais, dans tous les cas, lui-même s'obligerait à vous déclarer l'état de ses connaissances médicales dès qu'elles lui paraîtraient insuffisantes, ou seulement que vous désireriez connaître le degré d'estime qu'il lui faut accorder auprès d'un malade. A part cette circonstance, n'attendez jamais qu'il vous dise lui-même ni ce qu'il est, ni ce qu'il vaut : d'abord, parce que, se voyant bien éloigné de la hauteur de la science, il n'oserait pas vous avouer la médiocrité qu'il se suppose, ni vous faire non plus de lui un portrait plus avantageux qu'il ne convient ; parce que, ensuite, s'il se sentait supérieur à ses confrères, il ne voudrait pas user de ses avantages aux dépens d'eux, et que d'ailleurs il craindrait de perdre votre estime par une vaine ostentation de son mérite. Les âmes d'une trempe délicate portent dans tout un certain ménagement et de certains égards qui sont comme la fleur de l'urbanité, de la générosité et de la modestie. N'espérez pas non plus qu'entraîné par le charme de votre conversation, ou par le désir de vous plaire, il livre aux traits de votre malignité le portrait de ses confrères : il ne vous parlera jamais d'eux que vous ne l'y obligiez ; s'il les estime, il vous le dira sans peine ; s'il les sent trop médiocres, il éludera des questions qui le mettent en opposition avec ses principes, parce qu'il n'a pas l'habitude de mentir, parce qu'il ne veut pas vous tromper, et que pourtant il ne voudrait nuire à personne ; mais forcez-le, bientôt vous aurez compris à ses discours la gêne où vous mettez sa délicatesse , et il est de votre devoir de lui épargner l'embarras d'une pareille explication.

Dans la consultation, il sera combattu d'un côté par le devoir que lui impose votre confiance à faire prévaloir ce qu'il croit le plus avantageux, et de l'autre par les ménagements qu'il a à garder avec ces mêmes confrères : plus ceux-ci lui sont inférieurs en mérite et en talents , plus il doit les ménager ; coupable à leurs yeux de sa supériorité , il faut qu'il travaille à se mettre à leur niveau en apparence , et qu'il désarme l'envie à force d'égards et de modestie.

S'il n'est pas aussi ferme dans ces principes et aussi vertueux que je le suppose , c'est ici qu'il échouera : ou il sera banni de la société de ses pareils , parce qu'il heurte leurs intérêts ou leurs opinions , ou bien il rentrera dans la foule de ces médecins avides , pour qui leur noble profession n'est qu'un vil métier. Eh ! sans un caractère particulier d'élévation et de sentiments , lui serait-il possible d'être autrement que ces esculapes à la mode , tels qu'on les rencontre dans le monde, même en lui supposant des talents ? Quelle prudence, quelle présence d'esprit ne lui faut-il pas pour s'expliquer sans nuire à son malade ni à lui-même ? Si l'exigence du cas l'oblige à être d'un avis opposé à celui de ses confrères, il y a du danger pour lui à se prononcer trop ouvertement contre eux ; ils se rappelleront éternellement l'offense faite à leur amour-propre , et cependant le malade rétabli aura perdu jusqu'au moindre souvenir des services qui lui ont été rendus : cela se

voit souvent, cela se voit tous les jours. Trouvez
là, Clytia, le motif de cette condescendance
des médecins les uns pour les autres dans les
délibérations de cette nature ; ils ont à se ménager réciproquement. Celui qui est instruit ou
qui a raison, n'est pas plus avantagé dans cet
accord que l'ignorant ou le maladroit ; il suffit à
celui-ci d'avoir été appelé pour que son opinion
soit prise en considération aussi bien que celle
des autres, quels que soient les droits de l'humanité. C'est alors que, dans ce conflit de divers
amours-propres, le savoir et l'ignorance se mettent aux prises, que les débats se terminent à la
pluralité des suffrages ; mais Dieu sait lequel
l'emporte ordinairement. C'est cet esprit, ce système de ménagements réciproques, qui des consultations font des stipulations particulières où
l'intérêt de votre malade n'est pas seul discuté,
et le tort en est à vous ; parce que vous n'avez
pas veillé à la composition de la réunion médicale, et que, par un égoïsme spécial, vous avez
pensé que des médecins devaient sacrifier la bienveillance qu'ils se doivent entre eux, et même
leur existence sociale, pour une bagatelle comme
la confiance que vous leur accordez pendant un
moment, et que vous leur retirerez par la première fantaisie qui n'aura pas le sens commun.

N'ayez donc pas une trop grande estime de
vous-même, et choisissez vos médecins non d'a-
près vos lumières médicales qui seraient insuffisantes, mais d'après le sentiment que vous avez
de l'honneur, de la probité et du mérite des
hommes ; pensez alors que, par la conséquence

d'une réunion de médecins, la satisfaction de sauver un malade n'existe plus pour aucun d'eux, parce qu'elle peut appartenir à tous, et que, par la même raison, un insuccès, un revers, une faute même, ne peut raisonnablement les affecter; parce que, alors, le mal pouvant être imputé à tous, cela suffit pour qu'il ne soit imputé à personne en particulier.

Anathème soit tout homme qui met un instant en balance son intérêt propre avec la vie de son semblable! Cet accord, ces arrangements, ces procédés seraient affreux sans doute, s'ils étaient tels que l'imagination peut se les représenter, et si notre zèle pour l'humanité ne nous poussait à des exagérations qui, étant dans les possibilités, obligent tout chef de famille à une étude prudente du caractère et du mérite de ses médecins.

Oh! que j'aime bien mieux ce charlatan effronté qui, avec son baume ou sa poudre, brave toutes les convenances et choque impudemment le bon sens! il se donne publiquement des éloges, on n'y croit guère; il vante sa drogue, on n'y croit pas non plus; si on en achète, si on l'emploie, on est prévenu du hasard que l'on court, et, quels que soient les événements, on est réduit à s'accuser soi-même, et le mal qu'on se fait est à moitié réparé. Mais ce masque trompeur, cette politesse étudiée, ce ton élégant et facile, et cet air prévenant, avec lesquels un médecin se présente dans les cercles, et sans lesquels, dit-on, il ne peut se produire, c'est l'ouvrage de la société, c'est celui des femmes surtout : elles soumettent au joug de leurs fantaisies, de leurs caprices, de leurs modes, les choses les plus graves ; la médecine est accommodée par elles aux formes et aux procédés qui leur plaisent : tant pis s'il en résulte des erreurs funestes ! les intentions sont bonnes, les résultats sont fâcheux, et elles n'en continuent pas moins à poser elles-même le miel sur les bords de la coupe empoisonnée.

Nous le savons, nous le sentons, et pourtant il nous faut toujours recourir à elles. Quand le médecin le plus digne de confiance sera choisi, quand toutes les ressources du crédit et de l'opulence environneront le lit d'un malade, il manquera encore une amie, une surveillante, une consolatrice ; c'est une femme qu'il faut encore, c'est un heureux intermédiaire qui met de l'harmonie et de l'ensemble dans les soins qui doivent être rendus ; c'est un objet important sans lequel tout n'est que dégoût, ennui et confusion.

Telle est donc la nature de l'homme, que, dans les moments les plus orageux de sa vie, il réclame plus que jamais la tendre sollicitude des personnes de votre sexe : une femme porte avec elle un baume consolateur ; sa voix douce et compatissante rappelle encore l'espérance, lors même qu'il n'y a plus à espérer ; et toujours, ou accablé de vieillesse, ou souffrant ou infirme, l'homme attend du sexe qui prit soin de son enfance, l'inappréciable avantage de vivre encore ou de souffrir moins.

Oui, Clytia, sœur, fille, épouse, mère, la nature et le ciel, sous ces noms précieux, vous avouent la bienfaitrice et la consolatrice des malheureux, et quand nous-mêmes déclarons vos soins insuffisants pour la guérison de nos maux, nous ne pouvons nous empêcher d'y recourir ou de les appeler autour de nous; un attrait particulier, un instinct heureux, nous fait de votre présence un besoin continuel, et si ce n'est alors l'effet du sentiment qui rapproche un sexe de l'autre, c'est toujours celui d'une confiance illimitée dans vos procédés tendres et généreux.

Mais quelle trahison serait-ce à vous, si, dans cet abandon universel où nous plongent les misères de l'humanité, si, dans cet état d'inquiétude et de douleur qui n'inspire que le dégoût et fait naître l'éloignement de tout être animé, quelle trahison serait-ce, si, livrés à vos soins, vous cherchiez à contenter vous-même cette espèce d'amour-propre si naturel aux femmes, celui de nous traiter, de nous médicamenter à votre gré, c'est-à-dire de hasarder notre vie, ou même de la compromettre par des procédés incertains, douteux, inconvenants, et par conséquent dangereux ! N'est-il pas vrai que le médecin le plus habile, le plus savant, le plus expérimenté, n'agit jamais qu'avec une sorte de crainte et d'incertitude, et que les résultats de son expérience ne servent qu'à l'éclairer sur la multiplicité des dangers ? Quel médicament ne serait pas suspect dans vos mains ? Ah ! quand d'affreuses douleurs nous arrachent les cris du désespoir, quand une fièvre dévorante, en portant le trouble dans notre cerveau, nous enlève prématurément à la connaissance de nos amis, quand enfin le froid glacial de la mort arrête dans leurs canaux les sources

de la vie, je n'invoque plus votre pitié, Clytia :
femme, est-il besoin de tant de maux pour vous
attendrir? Je n'ai plus le sentiment de mon existence, et la dernière étincelle de ma vie, prête
à s'échapper, va disparaître sous vos mains ; une
imprudence suffit....... ; mais malheur à vous,
si vous êtes réduite à justifier vos démarches et
à consoler votre cœur par le raisonnement des
probabilités et par la démonstration de l'impossibilité à me ramener à la lumière !

Ce n'est donc pas à vous à calculer les effets
d'un remède ou les ressources de l'art, et quand,
pour la recherche d'un docte, d'un sage, une
grande responsabilité pèse sur vous, comment
pourriez-vous, sans crime, agiter vous-même au
lit d'un malheureux les terribles et effrayantes
questions de la vie ou de la mort ?

Il est très peu de maladies qui ne soient susceptibles de guérison, très peu, même parmi
celles qu'on nomme mortelles. En vain l'orgueil
humain, appuyé sur l'expérience, a prétendu
plus d'une fois connaître le point où la nature
impuissante et la médecine inutile laissaient à la
mort la liberté d'exercer son empire : c'est alors
que cette même nature, féconde en ressources,
a arraché des victimes abandonnées ; c'est alors
qu'elle a trompé tous les calculs, et qu'elle a
encore appris aux hommes à douter, là où ils
avaient de bonnes raisons de ne plus croire à la
puissance de leur art.

Ainsi, cette fièvre contagieuse du Levant dont
le nom seul inspire l'effroi, ces coups subits et
invisibles qui privent du sentiment, et qu'on a

si justement comparés à ceux de la foudre, ces dilatations extraordinaires des tubes cartilagineux qui portent avec le sang la chaleur et la vie, ces tumeurs insensibles d'abord, puis cruellement douloureuses, et qui en s'ulcérant semblent s'aggraver des remèdes les plus doux, se guérissent pourtant d'eux-mêmes, sans que notre faible raison puisse s'en rendre compte : on en a vu des exemples. L'effet d'une puissance conservatrice s'y manifeste indépendante des connaissances humaines; les théories en sont anéanties, l'expérience en est déroutée, le savoir ne s'y distingue plus de l'ignorance, l'audace du charlatanisme s'en accroît, les sarcasmes de l'incrédulité se justifient, et l'on dirait enfin que la médecine est étrangère aux miracles de la nature.

Mais comme si cette même puissance voulait quelquefois briser toutes les combinaisons des hommes, pour leur enseigner la réserve, la discrétion, la prudence; elle semblerait démentir ses plus étonnantes immunités, par des faits contraires à tout ce qu'on se croyait en droit d'attendre de succès. On voit dans de certaines circonstances les espérances les mieux fondées s'évanouir spontanément; il est des temps, des saisons, des localités où toutes les maladies, avec les apparences les plus heureuses, et sous l'influence des soins les plus éclairés, deviennent rapidement mortelles, et tout ce qu'on nomme talents, science, habileté, semble être le jouet d'un machiavélisme occulte et puissant; et cette branche importante de notre art, qui, s'aidant de la main, donne une telle précision à ses œuvres qu'on pourrait en calculer les succès, elle subit aussi cette impérieuse fatalité : il est des années où toutes les opérations chirurgicales sont heureuses, mais d'autres où des revers foudroyants et répétés disent qu'il existe au-delà des calculs humains quelque chose qui tue en dépit de la science et de l'habileté, ou qui guérit malgré l'absurdité du traitement.

Et cette prodigieuse série de substances tirées des trois règnes, modifiées, combinées, adaptées aux besoins de nos infirmités, faisant parfois des miracles, et quelquefois dans des conditions en apparence heureuses apportent la désolation et la mort : l'histoire de toutes ces richesses nous apprend que toutes ont eu leur temps de succès et de revers, et que là *quelque chose* vient, tout puissant encore, rappeler nos esprits à de nouvelles réflexions.

Le plus grand des médecins, dans son livre *de la Décence*, a dit : « La médecine doit par-
« ticiper à la sagesse ; mais elle y tient princi-
« palement en ce qui concerne la Divinité, vers
« laquelle elle est ramenée sans cesse. En voyant
« les divers accidents de la vie, les médecins sont
« continuellement obligés de reconnaître sa toute-
« puissance. »

Mais quand tout l'édifice de la science semble renversé par ces coups surprenants d'une puissance surhumaine, le vrai médecin apparaît encore, au milieu de l'étonnement universel, calme et assuré, parce que son génie a tout prévu, et que les plus étranges mouvements des forces médicatrices, loin de bouleverser ses idées, n'ont

fait que raffermir son expérience et renforcer sa
doctrine ; rien ne le surprend dans l'immensité
de ses conceptions, et il est grand médecin,
parce qu'il est homme supérieur : certes, tout le
monde n'est pas en état de s'en apercevoir.

Ce n'est donc pas par des succès constants dans
une marche régulière de faits toujours les mêmes
que vous le distinguerez, parce qu'alors il ressemble à tous les médecins qui vous entourent,
et que, le sentier de la pratique une fois tracé,
il est presque indifférent que ce soit lui ou le
premier venu qui marche dans l'ordre commun
des choses, et prête à la nature des secours dont
souvent elle pourrait se passer. C'est ainsi que
dans certaines affections même effrayantes parce
qu'elles sont vives, dans certaines inflammations
aiguës, par exemple, on voit très ordinairement
des impudents qui se vantent, ou des sots qui
sont vantés, justifier assez bien les louanges données à leurs travaux, et établir ainsi dans le monde
une sorte d'égalité entre les enfants, légitimes
ou non, du père de la médecine; de telle manière
que Sydenham ne guérit pas mieux une esquinancie simple que Mirobolan, et que le public,
en sa qualité de mauvais juge, n'est pas obligé
de se prononcer, dans ce cas, plus favorablement
pour l'Hippocrate moderne que pour le butor du
coin de la rue.

Il faut donc que des circonstances particulières, disons plutôt le hasard, placent un habile
homme dans la situation qui convient à la manifestation de sa supériorité, pour que justice lui
soit rendue et que la place de l'un ne soit pas la

place de tous. Eh ! que d'obstacles encore à ce développement intégral de la vérité ! Qu'une meurtrière épidémie ravage le coin d'une province, ce qui arrivera d'autant mieux qu'elle a mis hors de leur routine tous les médicastres des cantons voisins, le savant modeste va bien donner un plan de traitement qui s'opposera efficacement aux progrès du fléau, et ramènera dans les lieux de la désolation le courage, l'espoir et la santé ; mais ce plan, ce moyen de salut ne fut point donné comme un secret quand il fut offert à l'humanité ; et, devenu dès-lors le patrimoine des charlatans qui le soumettent à leur habituelle exploitation, il n'est plus possible d'en distinguer dans la foule l'auteur et les plagiaires, et d'offrir au demi-dieu, sauveur de tous, des hommages qui peuvent dans la confusion s'adresser à vingt fripons déhontés.

Jugez donc les hommes, moins d'après ce qu'ils font que d'après ce qu'ils peuvent faire, parce que les objets n'étant pas ici à votre portée, ce qui est le premier obstacle, vous avez encore à lutter contre les manœuvres de l'intrigue et les prestiges de l'imposture, autres obstacles aussi nombreux que variés et que vous ne pouvez jamais prévoir. En médecine, les résultats sont patents, il est vrai, mais les causes efficientes sont mystérieuses, et sont, en dépit des dogmes les plus positifs, sous l'empire d'une démonstration arbitraire, attendu que ce ne sont pas toujours les savants qui pérorent dans le monde et qui font l'application immédiate des bienfaits de leur art, et que ce ne sont pas non plus les philosophes qui parlent toujours de propager la vérité: mais bien certains individus qui, se souciant fort peu de la gloire et d'un nom immortel, s'occupent d'intérêts matériels, sinon plus honorables, au moins, selon eux, plus solides, et qui ne font par conséquent de la médecine qu'un art industriel, enflé d'un pathos scientifique propre à amuser les badauds et à gruger les bonnes gens.

Assurément vous ne comprendrez rien aux événements médicaux les plus évidents; car dans le monde les plus grosses sottises même de la pratique médicale sont, pour le maintien des réputations usurpées, présentées, à l'aide d'une certaine rhétorique, comme des choses arrivées par la puissance du sort et non par la maladresse d'un homme ; une attention complaisante accueille les impudentes explications de celui-ci, et dans l'obscurité des faits que, grâces à ses soins, on ne sait plus alors à qui ou à quoi attribuer, un écho bienveillant répète de toutes parts le jugement d'absolution par cette formule bannale : Le malade a tort.

Or, quand vous en serez venue à sanctionner ainsi les actes les plus répréhensibles dans l'exercice de la médecine, il sera bien difficile de vous faire goûter l'avantage de vous confier à un vrai médecin, et par conséquent de vous faire sentir la nécessité de distinguer celui-ci de l'empirique : les moyens, ma chère Clytia, les moyens manquent entièrement, et lorsque nous vous avons démontré quelque chose dans un sens, il ne serait point étrange de vous exposer tout le contraire et de chanter la palinodie : les faits même les plus positifs, et qui selon leur apparence pourraient être soumis à votre examen, serviront précisément à vous égarer; parce que, lors même que vous serez certaine de ce que vous voyez, des causes, inappréciables pour vous, détermineront des effets auxquels vous étiez loin de vous attendre, et vous feront porter un faux jugement, lequel frappera de réprobation un médecin honnête ou servira à l'exaltation du nom d'un faquin : tel serait, pour servir d'exemple, le cas où deux individus, égaux d'âge et en apparence de constitution, se trouveraient atteints d'une même affection, et enfin, si l'on veut, pour rendre la chose plus frappante, d'une fracture avec toutes les conditions égales dans la nature de cet accident. L'honnête médecin appliquera l'appareil contentif selon l'art, et de son côté son indigne compétiteur en fera autant et même fera aussi bien que lui; car, dans les choses médiocres, il n'est pas dit que le docteur Sangrado n'opère pas aussi bien qu'un Desault ou un Petit; en conséquence, le traitement sera encore ici égal : eh bien! le malade du frater sera guéri à l'époque déterminée, tandis que celui du médecin restera dans un état stationnaire, ou plutôt ne guérira pas; et par quelle cause ? le public n'ira pas en faire la recherche, mais il prononcera que le docteur Sangrado est plus habile que tous les grands hommes dont nous honorons la mémoire et dont nous suivons les préceptes. Il n'y a certainement là rien à répondre; un voile épais dérobe la vérité, et c'est en confidence qu'on ap-

prend de l'individu non guéri qu'un vice particulier, un virus caché, le ronge depuis longtemps, et s'oppose à la consolidation de l'os
fracturé.

Il est vrai que, dans la supposition contraire, le
malade incurable peut tomber dans les mains de
Sangrado, et faire éprouver à celui-ci le désavantage d'un non-succès qui ne doit pas lui être attribué ; il y aurait de l'injustice à surcharger ses
iniquités des fautes du malade. Mais dans cette
supposition, comme dans toute autre, dis-je, le
Sangrado n'est pas dupe ; il est toujours sur son
terrain, et sa tactique ne change pas : promettre
sans cesse, exécuter tant bien que mal, prononcer d'une manière ambiguë, assurer suivant le
besoin ; et pour le dénouement, laisser à sa fourberie le soin de s'appliquer le mérite d'une pré-
diction heureuse, si le hasard le favorise, et de
rejeter sur les assistants et sur le malade lui-
même les effets de sa maladresse, quand l'événement ne répond pas à ses vœux. C'est bien là
que l'on dit, et l'on doit le dire souvent : Le malade a tort.

Voilà donc deux classes de médecins qui se
partagent le domaine de leur art : l'une, peu
nombreuse, composée d'hommes sages, studieux,
n'osant prononcer sur des cas simples en apparence, et faisant, par leur prudente incertitude,
tourner même à leur détriment l'opinion de
leur clientèle, tant leur délicatesse est extrême ;
l'autre, composée d'hommes avides, abjects,
ignorants, ne concevant pas même comment on
peut étudier après avoir obtenu un diplôme, et

comment on peut se faire partisan de la vérité,
lorsqu'il est notoire et constant que, pour obtenir
ce qu'on appelle ordinairement la vogue, il faut
continuellement tromper.

Que ces derniers continuent leur infâme carrière, et, par dérision de nos beaux discours philanthropiques, qu'ils se joignent au concert de
louanges adressées au siècle des lumières, qu'ils
fortifient de tout leur babil les flagorneries académiques d'après lesquelles chacun se sait gré
de vivre à une époque si glorieuse : l'illusion
cesse pour l'homme de bien quand, au milieu
des ravages de la fatale faux, il ne retrouve plus
les actes consolants d'une vraie sagesse, et quand,
par la force des circonstances, il est obligé de reconnaître que tel grand homme de son départe-
ment, que tel savant de son quartier, est le plus
souvent dépourvu d'instruction, de jugement et
d'expérience, et surtout de cette première des
qualités, de cette franchise, de cette sincérité,
exigibles dans tous les états de la vie, et qu'ici
nous appellerions la probité médicale.

Quand donc des morts funestes et inattendues
jettent la consternation dans les familles et vous
arrachent l'aveu tardif de l'impéritie de vos médecins, un reste de faiblesse, et, que sais-je,
peut-être une crainte secrète de rencontrer
parmi eux des amis qu'il serait dangereux pour
votre cœur de proscrire, vous font contester sur
le nombre des ignorants à éliminer du conseil,
vous n'en voulez voir que très peu, et moi,
Clytia, j'en vois un grand nombre ; et dans l'indignation que fait naître en moi la conduite mé-

dicale de tels ou de tels que vous appelez mes confrères, je souhaite ardemment que, la science divine organisée suivant le but qu'elle doit atteindre, on n'entende plus répéter ce sage mais inutile vœu : Que la médecine vienne donc sans le médecin.

Après cet aveu que ma conscience m'arrache en dépit des convenances, vous exigerez de moi la démonstration de tant de dangers, afin de justifier la méfiance que j'ai fait naître dans votre esprit. Certainement, Clytia, je le répète, vous ne pouvez pas être libre de toute sollicitude, et la prudence vous oblige à tout prévoir ; la législation même sur laquelle vous vous reposez du soin de trouver l'homme habile, est loin d'être parfaite, et lors même qu'elle vous a donné ses garanties, vous êtes encore obligée de veiller.

La plupart des conseils que je vous ai donnés jusqu'à présent pouvaient être entendus des médecins comme de vous et de vos malades, et si les premiers ont pu quelquefois se trouver atteints des traits échappés à ma plume, il leur reste l'alternative, ou de se rendre à mes avis s'ils ont des torts, ou de ne voir dans mes déclamations que les effets d'un zèle qu'ils approuvent sans doute et qui fait alors toute la récompense à laquelle j'aspire. Si enfin à ces mêmes médecins je laisse entrevoir la nécessité pour eux d'un caractère élevé et généreux, à vous, Clytia, j'ai un autre langage à tenir : or, il ne vous suffit pas que votre docteur remplisse auprès de vous les nobles engagements auxquels son rôle l'appelle ; vous êtes liée par la reconnaissance, et il est de votre devoir de chercher à découvrir sous quelle forme elle doit se manifester.

Ce n'est donc pas assez pour vous d'avoir un bon médecin, il ne s'agit donc pas seulement de le rendre dispos à tous les jeux de votre imagination malade ; croyez-moi, quelque aimable que vous soyez, celui qui est soumis par sa profession à entendre à toute heure le récit de vos peines et de vos souffrances, a quelque droit de trouver les charmes de votre conversation et le bonheur de votre présence au-dessous de ce qu'ils sont réellement, et par conséquent des raisons bien plausibles pour ne pas en être toujours satisfait : si sa politesse et ses égards pour vous ne se démentent jamais, si vous n'apprenez pas de lui le devoir que vous imposent alors vos indiscrètes fantaisies et même vos douleurs les plus légitimes, n'ayez pas tellement bonne opinion de vous-même que vous croyiez d'une compensation égale l'honneur de vous rendre service et l'importance de ses travaux. Vous lui devez encore une honorable rétribution ; car, lorsqu'il veut exercer sa profession pour le seul amour de l'humanité et pour le seul plaisir d'être utile, il peut parmi les indigents donner essor à ces sentiments de générosité, sans s'assujettir aux caprices de qui que ce soit, et sans porter atteinte à son indépendance. Or vous savez très bien que, quelques charmes qu'ait la bienfaisance pour un cœur généreux, on n'aime pas à être l'esclave de ses bonnes actions ; d'ailleurs, vous ne devez pas avoir des relations avec vos médecins à titre de bienfaisance gratuite, et ceux-ci n'aimeraient pas non plus à être gênés par les convenances, ni dupes des égards qui vous sont dus.

Cependant on n'en est pas moins très injuste pour nous dans le monde; on n'examine pas nos rapports avec tous les hommes en particulier; il suffit que nous ayons les moyens de leur porter des secours à tous, pour que réellement on nous croie forcés de leur être utiles dans quelque circonstance que ce soit : ni notre repos, ni notre santé, ni notre existence, ne tiennent plus à aucune considération; il suffit qu'on nous ait arbitrairement imposé telle tâche, pour que nous soyons, à quelque prix que ce soit, tenus de la remplir.

Tel est le public. Si au moins il avait assez de lumières et d'impartialité pour juger convenablement les services que nous lui rendons, et si, en l'accusant d'ingratitude, nous ne pouvions pas lui reprocher des insultes faites à notre amour-propre, quand il ne distingue pas le mérite de tel acte de notre art, ou tel succès dû au talent, de tel autre dû au hasard ou à la nature, nous éprouverions toujours la satisfaction secrète d'être reconnus et estimés suivant nos œuvres. Mais point du tout : il ne regarde les plus brillants succès que comme des conséquences nécessaires ou des résultats obligés de nos travaux; il exige impérieusement des soins qu'il ne peut ni ne se soucie de récompenser, et semble encore menacer de sa réprobation tout ce qui, dans les chances même les plus défavorables, ne serait pas entièrement conforme à ses désirs.

Et l'on voudrait qu'un médecin fût désinté-
ressé (1), et l'on voudrait lui faire un devoir d'un
dévouement gratuit aux fantaisies de qui que ce
fût ! Contemporains barbares dans un siècle de
lumières ! quelle serait donc la récompense de
celui qui vous console dans vos malheurs , qui
vous rappelle à la vie au moment où, excepté vos
héritiers , tout le monde vous abandonne ? Gens
soi-disant comme il faut , serait-ce l'honneur de
vous être utile? Votre insultante protection ou
votre capricieuse amitié dédommagerait-elle de
vingt ans de travaux et de méditations , et des espérances, quelles qu'elles fussent , seraient-elles
bien assises sur une faveur ou des promesses
qu'une fantaisie, un caprice, un revers inattendu,
peuvent renverser? Non , non , vous sentez que
rien en vous ne peut répondre convenablement
aux soins que vous avez reçus ; un peu d'or vous
allége mieux du poids de la reconnaissance, et du
moins vous vous croyez quittes de tout , quand
vous avez marchandé et payé mesquinement nos
succès. Gens du peuple , qui assimilez toutes les
professions les unes aux autres , ou qui ne les distinguez que par l'importance de leurs bénéfices ,
que peut-on espérer de vos lumières et de vos
sentiments? Prêts à louer un faquin ou à diffamer
un honnête homme, vous n'attendez qu'une première impulsion pour vous diriger contre celui-

---

(1) On a raison sans doute ; mais c'est la vertu seule
du médecin qui peut l'établir juge sur cet article, et lui
faire apprécier les motifs de la conduite qu'il a à tenir.

ci, ou en faveur de celui-là. Le sage qui vous aura secouru de ses lumières et même de sa bourse, sera souvent la première dupe de votre inconstance et de votre aveuglement; il faut qu'il trouve sa récompense dans son cœur, et, victime volontaire de l'humanité, heureux encore s'il ne reçoit de vous en retour de ses soins quelque tribut de grossièreté et d'ingratitude !

Oui, heureux celui qui échappe aux expressions de l'ingratitude, lors même qu'il a le plus de droit à la reconnaissance; mais plus heureux encore celui qui a assez de force dans l'âme pour s'élever au-dessus des faiblesses et des sottises des hommes, et assez de générosité pour les secourir sans espoir de retour : certes, son rôle est sublime ! Il en est pourtant au monde de ces sages qui remplissent modestement la glorieuse mission que le Ciel leur confie; je parle de leurs honoraires, mais, Clytia, c'est leur faire offense, et je devrais plutôt révéler le mystère des plus nobles actions : ils ne sont quelquefois que les dispensateurs des deniers qu'ils reçoivent, et ils ont une répartition à en faire; les conseils qu'ils donnent, trop souvent inutiles aux indigents, parce qu'ils manquent des moyens d'exécution, ces conseils, d'une main cachée, ils les font suivre d'une portion du pécule que de l'autre main ils retirent de l'opulence et de l'égoïsme : c'est un secret. Si par hasard une indiscrétion le laissait pénétrer jusqu'à vos oreilles, abstenez-vous religieusement d'en parler : ces gens de bien n'ont pas besoin de vos applaudissements; ils remplissent un devoir dont l'étendue et le but vous échappent ; ils jouissent d'une récompense qu'eux seuls peuvent apprécier, et c'est pour eux que l'oracle de Cos prononça : *Medicus enim philosophus deo æqualis habetur*.

Que de témoignages de leurs sublimes actions et de leur mérite éminent sont enfouis dans l'ombre et perdus pour l'admiration des siècles ! C'est qu'il n'y a pas là de l'ostentation et de la forfanterie : voyez-les dans les tristes asiles du malheur et de l'indigence, observant d'un œil attentif les écarts de la nature ; voyez-les, quand la nuit a mis fin à leurs fatigantes études, se concentrer dans un réduit paisible et dérober au sommeil des heures destinées à déposer sur le papier les observations précieuses de la journée. Voyez-les dans leurs relations avec leurs contemporains : leur mérite peut bien ne pas vous rester inconnu, malgré leur modestie ; mais encore faut-il que vous en ayez vous-même du mérite, pour reconnaître le leur : l'un, pendant qu'il éclaircit une des questions les plus épineuses de la médecine légale, reçoit à l'improviste la visite de Joseph II, de ce souverain éclairé qui aimait à surprendre les hommes de génie dans leur négligé et leur indépendance ; un autre, avec la candeur de l'enfance et la simplicité d'un grand homme, trace le système physique et moral de la femme, et semble ignorer qu'il est un grand écrivain ; un troisième, ardent et infatigable pour les progrès de son art, refuse d'aller voir un grand seigneur atteint d'une indisposition, parce que dans le même instant il observe une maladie rare sur un mendiant ; un autre encore, pénétré

des devoirs de sa profession , répond à l'apostro-
phe insolente du cardinal Dubois : « Monsei-
« gneur, tous ces gueux-là sont des cardinaux
« pour moi. »

Tous jugent l'homme égal de l'homme, parce
qu'ils ont reconnu dans son organisation la même
empreinte d'une main créatrice , et qu'ils possè-
dent des moyens de conservation également applicables aux pauvres et aux puissants. Mais que
ne s'est-il pas passé plus récemment sous nos
yeux ? Un fléau, cent fois plus funeste aux
humains que ne le fut jamais le souffle empesté
de l'Orient, moissonne avec une rapidité effrayante
la population entière d'une contrée du midi ; et
pour accroissement de malheurs , l'art secoura-
ble , l'art divin d'Hippocrate , se trouve ici en
arrière de la maladie , parce que celle-ci est nouvelle dans nos climats , et que nous manquons de
données positives pour la combattre : cependant
une foule de médecins de divers âges veulent
marcher vers ces lieux de désolation , et il faut
que le Gouvernement en restreigne le nombre.
Quand l'Europe en guerre était couverte du sang
de nos braves , ils partageaient les dangers pour
étancher ce sang ; une profonde paix a rétabli le
calme universel , et cependant les dangers n'ont
pas fini pour eux : ils se présentent courageuse-
ment au-devant de la plus épouvantable des épidémies ; leur sort est de vivre et de mourir pour
la conservation de leurs semblables. Certainement de tels médecins ne sont pas de ceux - là
qui spéculent sur les variations atmosphériques,
pour le débit de leurs pilules.

Persuadez-vous donc bien, Clytia, que dans vos cercles vous ne rencontrez pas toujours le mérite et le savoir, qui seuls devraient y figurer ; mais que le plus souvent vous n'y trouvez que petitesse, suffisance, égoïsme et intérêt : et comme on y a l'habitude des transactions les plus honteuses, vous ne vous apercevez pas de ces désordres, et croyez au contraire que tout est pour le mieux ; il règne là une douce tolérance où on laisse vivre le charlatanisme, et avec lui tous les vices qui le suivent ordinairement : toute la société est à l'unisson : médecins et malades ont les mêmes sentiments ; si du côté des premiers il y a peu d'attention, de sensibilité et de lumières, du côté des autres, en revanche, on trouve peu d'estime et de reconnaissance, et tout est compensé. Ce n'était pas ainsi qu'à l'époque où Hippocrate refusa les présents du grand roi de l'Asie, pour se consacrer au service de sa patrie, on traitait les asclépiades et leur art sublime. Un homme sauvé ! c'était un événement heureux, une victoire remportée, et une branche de laurier était décernée à celui qui démontrait ainsi les effets d'un art qu'on disait venir des dieux, et dont avec moins de préceptes et d'appareil qu'aujourd'hui on célébrait dignement le magique pouvoir.

Mais enfin, dans l'état de la société actuelle, il est sans doute encore des hommes habiles et instruits ; et si vous ne les reconnaissez pas toujours, c'est qu'ils ne viennent point vous chercher : ils sont au siècle présent, comme dans les âges passés, ordinairement ennemis de la brigue ;

et il est difficile de les rencontrer sans une espèce de fierté d'âme et d'indépendance de caractère, qui est comme la vertu particulière des hommes supérieurs : or, vous avez trop de bon sens pour croire que de tels gens aillent, afin d'obtenir vos faveurs, se confondre dans la foule qui vous environne et qu'ils méprisent.

Ne vous rebutez donc pas s'ils mettent peu d'empressement à rechercher votre approbation, et si quelquefois, dans l'exercice de leur art, ils s'abandonnent à l'oubli des distinctions sociales : cela doit être, parce que les soins dus à l'humanité passent avant les ménagements exigés par l'amour-propre, et que, la vie étant également précieuse pour tous, il convient de sauver l'individu avant même de savoir son nom. Cela est peu flatteur ; mais un vrai médecin se satisfait souvent de son propre mérite, et, dans la presque certitude de ne rencontrer dans vos suffrages que les effets d'une bienveillance banale, offensante ou mal motivée, il a plus tôt fait de chercher une récompense assurée, digne de lui, et qu'il trouve toujours dans les succès de son art et la bonté de son cœur.

Distinguez donc, pour votre intérêt même, l'homme instruit et prudent ; car votre situation n'est point égale à la sienne dans les chances délicates qui compromettent, à toute heure et à chaque pas, une vie qui vous est chère : le savant modeste peut perdre votre confiance, ignorer même que vous existez, et continuer glorieusement sa carrière en dépit de l'envie ; tandis qu'un époux chéri ou un fils adoré, livré à des mains dangereuses , peut emporter avec lui dans la tombe vos vœux, votre espoir, votre bonheur, et ne vous laisser que le douloureux héritage de larmes intarissables et de regrets éternels.

CHAPITRE PREMIER.

DES MALADIES.

Les maladies, telles que nous les comprenons dans nos cadres nosologiques, sont des termes convenus suivant la logique de l'époque. Alors, ou elles sont, comme aux siècles passés, des abstractions tirées de phénomènes apparents pour exprimer une lésion quelconque, sans garantir la nature réelle de celle-ci ; ou elles sont, comme au siècle présent, des lésions réelles, infidèlement traduites par ces mêmes phénomènes.

Il y a donc deux manières de procéder pour établir la science médicale et la discuter.

L'une et l'autre ont leur insuffisance et leurs défauts ; mais s'il est vrai que, dans l'obscurité où l'art de guérir s'enfonce quelquefois, il ne marche qu'appuyé sur l'expérience et sur la foi de ceux qui nous ont précédés, il est sage de suivre les sentiers tracés par nos devanciers, jusqu'à ce que nous puissions enfin raffermir notre pratique par des dogmes positifs et des faits bien évidents.

Espérons beaucoup des travaux modernes, mais ne nous fions pas encore entièrement à leurs résultats : chaque âge a fait ses promesses, et l'âge suivant les a presque toujours démenties. Faiblesse de l'esprit humain ! Un médecin, un auteur, un professeur s'appuie ordinairement plus sur ce qu'il sait que sur ce qu'il aurait besoin de savoir, c'est-à-dire, plus sur la science qu'il fait suivant ses moyens, que sur la science elle-même telle qu'elle peut et qu'elle doit être ; jugeant ainsi des choses par ce qu'il en voit, il prend les limites de ses sens pour celles de l'univers, et quand il aura dit gravement : J'ai vu, il se croira autorisé à dire : Je suis certain, et exigera aussitôt que chacun soit aussi certain que lui.

Tenons-nous donc sur la réserve, et n'adoptons pas légèrement ces doctrines limitées à la fibre, aux tissus, aux organes, et qui tous les jours se dédisent par les faits les plus frappants et les plus avérés.

Sans doute l'anatomie pathologique a rendu des services à l'art ; mais, trop exagérée, elle a dépassé son but et a enfin rencontré dans ses investigations une vérité opposée à celle qu'elle cherchait : ses travaux tendaient à prouver par les lésions matérielles la série des signes extérieurs, qui, réunis, accusent dans nos cadres nosologiques une maladie quelconque ; le contraire a surgi, et la nécroscopie a démontré par ses résultats le désaccord des lésions avec les signes, et a enfanté la nécessité de refaire absolument la séméiotique, ou d'abandonner l'art à une logomachie interminable.

Ces remarques sur les difficultés de la pathologie actuelle ne sont pas une nouveauté pour les médecins qui jugent d'après leurs études et leur expérience, plutôt que d'après la parole du maître. A une époque où les recherches nécroscopiques n'avaient pas encore éclairé la question suffisamment pour la résoudre, mais où l'on vivait sous l'empire des belles promesses de Bonet et de Morgagni, on trouve plusieurs médecins du plus haut mérite témoigner timidement leur surprise de ce que le résultat des inspections cadavériques donnait des démentis aux assertions de l'illustrissime professeur de Padoue. Dans le nombre nous citerions, entre autres, Selle, qui, dans sa Pyrétologie, dit fort bien que l'ouverture des cadavres ne nous apprend rien encore : ceci était en 1773 ; plus hardi, il aurait pu ajouter : ni n'apprendra jamais grand'chose.

Dans les *Mémoires* de l'Académie royale de Médecine, on trouve deux observations de Hallé sur des nécropsies qui présentaient des phénomènes très différents de ceux que semblait annoncer la maladie.

Sénac a vu trente consultations faites par autant de fameux médecins sur la même maladie ; tous s'accordaient à l'attribuer à l'épaississement du sang, et tous se trompaient : un anévrisme interne, découvert dans le cadavre, fut reconnu la véritable cause. Morgagni, l'unique médecin de son temps qui n'était pas obligé de se tromper, parle d'une erreur à peu près semblable dans laquelle étaient tombés trois célèbres médecins d'Italie qui voyaient ensemble le même malade.

Le professeur Lobstein, qui a observé des cas

nombreux de fièvres continues qu'il appelait fièvres nerveuses, n'a pu trouver un rapport de causalité entre les phénomènes de la fièvre et la lésion cadavérique ; c'est ce qui lui a fait dire que ces maladies sont des affections des centres nerveux, causées par un ébranlement particulier de ce système , et peut-être par un miasme *sui generis* , formé et élaboré dans l'économie , et même susceptible de divers effets. Lobstein était sur la voie : il entrevoyait que la fièvre et tous ses accidents n'étaient pas la maladie , mais bien les phénomènes accusateurs de ce qui existait auparavant d'éléments de destruction dans l'économie ; mais retenu par les idées régnantes, il accordait à sa parole , des vérités qu'il entrevoyait , seulement ce qu'il en fallait pour être compris de ses contemporains.

Les citations de ce genre ne nous manqueraient pas, prises surtout dans les œuvres des observateurs de notre époque ; nous noterons seulement, en passant, que M. le professeur Lordat a dit quelque part : « Ce n'est plus le moment de pro-« clamer les avantages de l'anatomie patholo-« gique , personne ne les conteste aujourd'hui ; « le vrai moyen d'être utile est d'indiquer la phi-« losophie que l'on doit apporter dans les recher-« ches. » Nous présumons que M. Lordat a voulu dire qu'avec une certaine philosophie on se trompera moins à l'avenir ; la vraie philosophie oblige à la réserve , à la prudence , au doute, parce que, dans les sciences naturelles , la certitude fait très souvent faillite aux bonnes volontés et aux convictions.

Mais chaque époque, dans l'histoire de l'art, fournit son contingent d'erreurs à la masse des dogmes et même des faits parvenus jusqu'à nous ; et tout homme de sens regarderait cet amalgame de bien et de mal comme une nécessité arrêtée dès le commencement du monde, si l'espoir du mieux ne nous était donné, et avec lui la faculté d'y travailler.

Nous laisserons donc aux temps antiques les erreurs qui eurent cours sous Asclépiade, Thémison et Galien ; nous avons assez de celles des diverses écoles de la philosophie moderne pour recevoir d'utiles enseignements, en nous rappelant quel espoir donnèrent à l'art la découverte de la circulation du sang, puis les travaux sur les vaisseaux lymphatiques, puis l'électricité et le fluide nerveux, puis l'anatomie avec la fibre élémentaire, puis la chimie plus riche encore en promesses, et enfin l'anatomie pathologique, plus séduisante, parce qu'elle paraissait plus directe vers le but : toutes ont reçu de terribles mécomptes, et pourtant toutes ont apporté leur tribut, toutes ont concouru à l'avancement de la science, et pourtant ce n'est pas toute la science encore.

Dans cet édifice immense commencé depuis deux mille ans, la main la plus heureuse n'est peut-être pas celle qui a posé sur des hauteurs qu'on a prises pour le faîte, une pierre que l'orgueil de chaque siècle a pu regarder comme la dernière ; c'est la main qui lèvera un coin du rideau et montrera aux regards des observateurs les lieux impénétrables d'où partent tant de mystérieux effets, tant de résultats inattendus, tant d'événements qui révolutionnent tout, et qui apprennent enfin que, par-delà ce que nous savons, il est bien des choses que nous ne savons pas.

Il faut tout avouer : malgré nos travaux les plus consciencieux, nos études les plus ingénieuses, nos conclusions les plus sévères, et enfin malgré le cri de conscience de l'homme honnête et loyal qu'on écoute avec bienveillance, et qui dit : « J'ai vu, j'ai la conviction ; » il ne reste dans l'esprit qu'insuffisance, vide et inanité.

C'est que le principe des maladies, ou plutôt l'élément morbide, nous est inconnu ; souvent nous le portons en nous individuellement avec la conscience que, suivant les circonstances, les imprudences ou le malheur, nous en subirons toutes les conséquences possibles ; d'autres fois nous vivons sans nous douter du fatal secret qui, pour notre perte, se révélera en nous tôt ou tard. Alors, huit jours comme dix ans ou vingt ans se passent dans un calme trompeur, et l'orage se déclare dans notre organisme, quand même une santé florissante nous autoriserait à perdre de fâcheux souvenirs ou à ne pas écouter de funestes pressentiments.

Ainsi l'on a vu des syphilides recouvrir hideusement le corps d'un tel qui avait abandonné, depuis de longues années, les écarts d'une vie licencieuse.

On a vu un autre homme saisi subitement d'une constriction gutturale, décelant trop bien à l'art une terrible et incurable affection ; quand, pressé de répondre , le malade se rappelle avoir été atteint légèrement , il y a longtemps , par la dent d'un animal qu'on n'avait pas soupçonné d'être enragé.

Un autre, plein de force et de santé , fuit rapidement les lieux où sévit avec fureur le fléau de l'Orient ; il arrive sous un ciel plus heureux , croit à la sécurité d'un autre climat , s'endort en paix , puis se réveille dans des angoisses insolites : c'est la peste ; il en meurt en deux jours.

Dans ces exemples, comme dans mille autres, on ne trouve autre chose qu'une maladie réduite au silence par sa nature et par l'idiosyncrasie du sujet, et qui éclate enfin quand l'art ne l'a pas prévenue. Ne serait-ce pas qu'alors le principe vital seul a reçu l'atteinte du mal , et qu'enfin , à une époque plus ou moins éloignée , il le transmet à l'organisme ?

Les faits le disent , mais les doctrines peuvent s'en émouvoir si elles ne sont pas basées sur ces faits eux-mêmes. Vainement on interprète ceux-ci d'après la mesure commune qui sert à nos usages, et l'on semble ignorer que les éléments de destruction peuvent bien entrer dans les plans de l'éternelle Sagesse , mais que dans l'économie humaine il y a une borne posée que nos cinq sens sont inhabiles à franchir.

Mais il nous reste , dans la considération de notre insuffisance , une autre sorte d'études qui tend à constater du point où nous sommes la distance à parcourir encore , et les moyens possibles à cet effet, plutôt qu'à nous fixer des limites dans la connaissance des affections physiques.

Sennert, qui fut illustre à une époque où l'on pouvait s'égarer dans les rêves de l'alchimie, pressentit fortement la présence d'un pouvoir surnaturel dans tout ce qui existe, et il en constatait les effets. Le célèbre professeur de Wittenberg admettait quelque chose de divin dans l'action des causes morbifiques, ainsi que dans l'action des remèdes.

Guillaume Fordyce avait eu la sage idée de rattacher tous les phénomènes de la nature à une série unique de principes et de lois : il entrevoyait, quoique encore confusément, qu'un mouvement universel entraînait le monde comme les êtres en particulier, et que ce que nous nommons attraction, force vitale, irritabilité, partait d'une même origine ; mais il manquait à Fordyce plus de force et de constance pour développer les conséquences de cette grande et belle pensée.

Toutefois il est curieux de remarquer que, parmi les hommes les plus distingués de notre époque, on voit les plus habiles soutiens de la localisation des maladies convenir que les mêmes lésions peuvent atteindre tous les tissus : aveu précieux de l'unité du principe et de l'indépendance d'une puissance qui agit sans égard à la conformation et à la composition des organes. A la tête de ces hommes honorables sont MM. Bayle, Breschet et Cruveilhier, dont les excellents travaux avaient été devancés par ceux de Laennec, qui lui-même avait abondé dans le même sens.

Cet aveu contient tacitement encore, n'en

doutons pas, une des bases les plus solides de la science médicale, telle qu'elle doit être par les conséquences forcées des travaux les plus récents et les plus concluants, même en dépit des opinions particulières.

Dès-lors on conçoit facilement comment la symptomatologie la plus exacte ne peut se rendre compte des troubles intérieurs qu'elle est chargée de représenter : de quelle manière concevrait-on, en effet, qu'une diversité de virus, de miasmes, de lésions quelconques, pût atteindre tous les organes, tous les viscères sans donner lieu à une diversité d'accidents, et par conséquent à des difficultés plus grandes pour les classer et les rapporter, et dont la première de ces difficultés serait la notion vraie de l'existence et de la nature de l'élément morbide ?

Aussi les plus grands praticiens n'ont-ils jamais donné les résultats de leurs études qu'avec une certaine réserve qui perce dans leurs écrits, quelle que fût alors la doctrine qui les retenait sous son empire ; on ne trouve guère que Paracelse et ses semblables qui disent : « Je sais, je suis certain, je suis convaincu ; » toutes expressions qu'il faut rayer du livre de la sagesse médicale : l'expérience le veut, quand même la doctrine le commanderait.

Brown lui-même, dont l'esprit absolutiste pouvait être toléré en sa qualité de sectaire, déclarait formellement dans ses leçons, qu'il ne fallait point s'en rapporter aux symptômes : ils sont toujours trompeurs ; mais qu'il fallait surtout avoir égard à la nature de l'opportunité sthénique ou asthénique qui a précédé la maladie déclarée.

Les médecins les plus prudents, sans adopter la théorie de l'incitabilité, procèdent de cette manière dans leurs études cliniques. Toutefois, remarquons que cette opportunité qui précède la maladie est un trait de lumière frappant pour une époque où l'on était fondé à attendre un certain positivisme médical, d'après les travaux de Morgagni et de ses successeurs.

Rasori, après avoir rapporté l'histoire de plusieurs maladies qui eurent un succès fatal par l'erreur du diagnostic, dit qu'avant d'entreprendre tout traitement curatif, il faut faire bien plus attention aux causes efficientes de la maladie et à la capacité morbide indiquée par les effets des agents thérapeutiques, qu'à l'apparence nosologique des symptômes.

Les anciens, auxquels il nous faut toujours avoir recours pour rentrer dans la voie, disaient bien qu'il fallait remonter haut pour reconnaître le principe des choses ; et l'on voit, dans le 2e livre *des Épidémies*, attribué à Hippocrate, l'aphorisme suivant : « Il faut, autant qu'on le « peut, remonter à la cause, et à la cause de la « cause. »

Mais continuons, et nous conviendrons que nos procédés investigateurs, limités à la constatation de quelques phénomènes, laissent la science médicale en arrière de ce qui la constitue, les désordres entiers et réels de l'économie ; aussi tous les systèmes fondés sur des effets ma-

tériels sont tour à tour tombés complétement ,
depuis Thémison jusqu'à Broussais.

Ainsi , une affection quelconque n'est pas cet
état de trouble extérieur et momentané qui invoque l'assistance du médecin ; les progressions
scientifiques dont on parle et dont on est fier au
jour présent , nous obligent à considérer notre
objet dans des dimensions plus élevées et dans
des proportions plus vraies , et à regarder enfin
les phénomènes de la destruction comme les
effets d'une cause profondément cachée.

Ce que nous avons appelé jusqu'à ce jour disposition morbide , opportunité à une affection
quelconque , vice héréditaire ou inhérent à la
constitution de l'homme , est donc la maladie
elle-même , non encore parvenue à sa manifestation par des symptômes , mais subissant un silence que la nature lui impose suivant les idio-
syncrasies , et encore plus suivant l'espèce de
virus , de miasmes ou d'élément morbide quelconque qui la constitue. C'est alors que cet état
pathologique, non constaté encore par nos moyens
investigateurs ordinaires , témoigne de sa présence par l'effet des ressources thérapeutiques et
hygiéniques toutes puissantes alors, et en est modifié à un tel point qu'il est parfaitement détruit
ou altéré, de manière que sa manifestation n'a
plus lieu, ou n'a lieu tout au plus que par une
affection bénigne et comme avortée. Mais le délai que sa nature ou des circonstances diverses
comportaient étant expiré , l'explosion a lieu ,
les tissus sont atteints, le principe vital en est
affaibli , l'art vient au secours ; mais auxiliaire

faible, il ne coopère qu'à un petit nombre de succès.

Ainsi, la variole est innée et se guérit par la vaccine ; si l'on néglige ce moyen médical, et qu'aucune opportunité ne la réveille, on la conserve toute la vie : Louis XV n'en fut quitte qu'à 70 ans. La rage est communiquée et se traite avec succès par la cautérisation, sans quoi elle se termine d'une manière funeste au bout d'un mois ou d'une année. La maladie scrofuleuse est d'une durée plus longue que la vie ; elle est héréditaire ; elle se déguise assez bien par les remèdes, pour n'apparaître qu'à une deuxième ou troisième génération. La pleurésie est accidentelle et très prompte ; elle est avortée même avant les prodrômes de sa crise par des alexipharmaques ; si elle est manquée, en vingt-quatre heures et moins elle dépose son principe morbide sur la membrane séreuse, et devient aussi chanceuse pour la vie que pour la mort.

N'inférons rien toutefois de ces expressions, variole, rage, pleurésie, pour désigner la nature intime de maladies dont ce ne sont là que les phénomènes les plus saillants, ceux qui ont frappé plus fortement notre esprit pour être mieux retenus et servir à la nomenclature ; c'est la partie prise pour le tout, et il a fallu que cela fût ainsi sans rien préjuger. Concevrait-on une variole sans pustules à la peau, une rage sans constriction gutturale, une pleurésie sans points de côté ? C'est ici la faute de notre logique, et, non celle de la science médicale.

Tout cela pourra parfaitement se comprendre,

si l'on veut bien admettre la cause réelle de ce défaut de concordance entre les idées que nous nous sommes faites des maladies, et les termes qui les expriment : c'est que dans ces maladies, dans ce silence perfide qui les cèle à l'observateur, dans ces crises soudaines qui en développent en même temps la fureur et le danger, dans ces moyens de thérapeutique qui préviennent avec succès ou qui combattent avec désavantage, il y a quelque chose de fugace et tout à la fois de rebelle que l'esprit ne soumet pas à ses formules ordinaires, et qu'il faut pourtant s'avouer ; puisqu'enfin les faits mêmes qu'on invoque contre tout ce qui n'est pas certain, viennent vous démentir et vous dire que, dans les altérations de nos viscères, il y a quelque chose qui a échappé à la loupe et au scalpel.

Que les altérations organiques et leur manifestation soient en rapport exact ou ne le soient pas du tout, on rencontre derrière les objets matériels de nos études une puissance que l'intelligence humaine n'a pu saisir encore, mais qui par ses effets dénonce sa présence, sans égard aux lésions physiques, et sans mesurer aucunement ses efforts ou son silence à la gravité de ces mêmes lésions. Alors quelquefois les fonctions s'exécutent et la vie se continue malgré des désordres qui, en vertu des lois de la plus saine physiologie, devraient amener la cessation de tout mouvement vital ; d'autres fois les organes sont sains, et rien ne pourrait justifier le moindre trouble dans leurs fonctions : cependant le souffle vivifiant s'interrompt et n'agite plus la matière ;

et celle-ci, libre d'une organisation à laquelle elle a cessé d'appartenir, s'abandonne aux affinités qui l'appellent ailleurs pour former de nouveaux composés et de nouveaux êtres.

Mais enfin des effets nombreux, fréquents, inattendus, apparaissent et se jouent des conséquences que nous tirons gravement des lésions matérielles dans nos tissus organiques; et si nous avons foi à nos diagnostics, la nécroscopie les dément et nous ramène à de nouvelles études.

On voit donc bien qu'ici la puissance qui a enchaîné dans une sorte de sommeil les maladies, ou si l'on veut leur germe, jusqu'au terrible réveil qu'il ne lui est plus donné de retarder, n'est pas différente de la puissance qui, dans les époques du trouble, se démontre par un autre mode d'action, et par une marche indépendante qu'on chercherait vainement à expliquer d'après les lois d'une physiologie positive : le même principe qui a retardé l'explosion morbide, est encore le principe qui dispose de la vie, quel que soit le résultat matériel de cette explosion dans les organes.

Ainsi, germe, virus, maladies, contenus dans une sorte de repos pendant un temps plus ou moins long; explosion de symptômes, trouble universel de l'économie, décomposition ou formation de tissus anormaux, retour à la santé, ou cessation de la vie, sans égard à ces états précédents de désordres physiques : tels sont les actes qui se passent dans l'économie humaine avec une sorte d'indépendance qui, quoi que nous fassions, ravit tout à nos soins, à notre savoir et à nos volontés.

Ce sont ces principes qui vont nous autoriser, dans le cours de cet Ouvrage, à citer également les sentiments des plus illustres médecins de tous les temps, sans nous arrêter aux systèmes en faveur, sans approuver la proscription d'une opinion par une autre, et sans prendre parti pour ce qu'on appelle souvent à tort les progrès du siècle ; parce que l'éternel tableau de la nature, qui est ouvert à tous, accepté par tous et consulté par tous, nous met dans le cas de trouver bon et bien tout ce que les pères de la science ont pu penser et dire.

CHAPITRE II.

FIÈVRE, EN GÉNÉRAL.

La fièvre est le mouvement morbide très probablement le plus immédiat d'une lésion qui touche aux sources de la vie : nous disons très probablement, car certains prodrômes, certains malaises, certains pressentiments, peuvent la devancer, et elle ne serait plus alors qu'un état morbide tertiaire, suivi bientôt d'un quatrième état, la lésion locale, que plusieurs médecins s'obstinent à regarder comme l'affection principale, et dont pourtant les transformations successives peuvent produire des spécialités au gré des nosographes et des opinions régnantes.

Nous verrions, en effet, que le point de départ de l'affection primitive se continue ici par plusieurs successions pathologiques qui peuvent varier suivant la nature des organes ou des tissus. La plupart des auteurs l'ont remarqué, et Hippocrate le premier, au commencement du livre *des Maladies* qui lui est attribué ; et parmi les modernes, Chirac, dont la pratique sûre et l'esprit indépendant lui permettaient une opinion. Tous avouent ces successions, et nous ne croyons donc pas qu'aucun esprit systématique ait amené là des contestations sérieuses pour nous y arrêter.

Rhazès avait approfondi la nature de la fièvre, et en raisonnait très bien ; il disait qu'elle ne constituait pas une crise, mais qu'elle était seulement le signe d'un travail critique.

Depuis quelques années il existe une question vivement controversée et nullement résolue sur la nature des fièvres continues : sont-elles essentielles, c'est-à-dire existantes par elles-mêmes ? sont-elles symptomatiques, c'est-à-dire sont-elles le résultat de quelque lésion matérielle et appréciable dans nos organes? Cette question n'est pourtant pas nouvelle ; Galien et Rhazès avaient dans leur temps établi les distinctions dont nous parlons aujourd'hui; mais, enfin, dans la supposition même d'une solution quelconque de ces questions, il s'en présente d'autres : les pyrexies ne sont-elles qu'une seule et même espèce de maladie, modifiée seulement par mille circonstances de temps, de lieux, de saison, d'âge, de sexe, de constitution, de tempérament, à laquelle se rapportent toutes les formes pyrétiques, telles que le veut le professeur Chomel? Composeront-elles une série de spécialités dont le cadre renfermera tout ce qui a été publié à ce sujet, depuis l'éphémère jusqu'au typhus ?

Tout ce que nous allons dire à cet égard ne terminera pas le différend ; mais il faut attendre : le temps est un grand enseigneur, comme disait Montaigne.

La fièvre proprement dite, isolée de toute lésion locale, est une affection générale de toute l'économie : quelques auteurs ont pensé qu'elle tenait à des répartitions inégales dans l'innervation ; d'autres ont trouvé son siége dans le sang et les humeurs MM. Magendie, Delille, Dupuis, Leuret, Rochoux, ont, par des expériences et des études particulières, constaté la vérité de cette dernière assertion. Mais la fièvre peut se développer par l'agitation du corps, un violent exercice ou une passion de l'âme.

Reil, qui florissait il y a quarante ou cinquante ans, doit être regardé comme le fondateur le plus rationnel de la médecine anatomo-pathologique, dans son état d'utilité réelle, et non dans cet esprit d'exagération qui a voulu trouver l'art tout entier dans la nécroscopie. Cependant Reil n'ouvrait pas trop de cadavres, mais la force de son jugement lui a fait dire de grandes vérités ; il trouva d'abord le mot *fièvre* si vague qu'il s'en servit pour désigner toute espèce d'altération quelconque, mais sans lésion apparente : de sorte que, dans certaines idées admises aujourd'hui, la fièvre serait le point de départ des troubles de l'économie ; la maladie suit quelquefois ce trouble, et c'est alors un désordre local et sensible. La fièvre, en un mot, était l'exaltation d'une irritabilité plus ou moins locale et quelquefois universelle, dont le siége était les systèmes sanguin et nerveux. Tous les divers genres de fièvres n'étaient, suivant lui, qu'un amas de phénomènes hétérogènes, incohérents, symptômes de maladies différentes, combinées les unes avec les autres, et réunies arbitrairement pour en composer des cadres nosologiques. Il n'admet-

tait, par conséquent, ni putridité, ni polyocho-
lie, ni malignité dans les fièvres, ni aucune des
spécialités morbides ; une maladie, enfin, n'était
qu'une irritation plus ou moins générale, et la
lésion positive susceptible d'en résulter n'était
que l'expression convenue, la forme matérielle
désignée arbitrairement.

Il y a quelque chose de singulier dans le système des pyrexies : c'est qu'après s'être élevé
aux considérations qui font de la fièvre la seule,
l'unique, la principale affection qui trouble l'organisme, celle qui opère toutes les solutions en
bien ou en mal, celle sans laquelle la plupart
des autres n'existeraient pas, tandis qu'elle peut
exister sans les autres, les médecins les mieux
imbus de cette grande vérité pathologique re-
tombent lourdement sur la gastro-entérite, comme
le seul point de repos où leur esprit se remet de ses
excursions dans le vaste champ des études. Un professeur très distingué, auteur de deux ouvrages
classiques, avoue avec la plus grande timidité
l'insuffisance des lésions matérielles dans l'explication de la fièvre ; il passe sous silence la synoque et l'éphémère : cependant Hyppocrate est si
vrai, si admirable dans d'histoire de la fièvre,
que nous sommes forcés de revenir à lui, quoi
qu'en dise la médecine moderne.

Il est vrai que, dans le dédale d'opinions qui
enveloppent l'histoire des pyrexies, il est difficile de s'en sortir honorablement, c'est-à-dire
d'exposer ce qui résulte de clair et de précis des
travaux des observateurs : les mêmes éléments
pathologiques se retrouvent bien, mais leur

ordre, leur classement, leurs rapports sont plus ou moins confondus, et l'on ne peut se faire aujourd'hui l'idée d'une fièvre continue sans y joindre la gastrite, la gastro-entérite, la dothinentérie, le typhus, et une foule d'accidents plus ou moins importants, qui ont obligé certains praticiens à ne voir dans toute la série des fièvres, pour sortir d'embarras, qu'une seule maladie différente d'elle-même par ses divers degrés de gravité. Voyez, pour spécimen, l'histoire morbide seulement du tube intestinal, la gastrite d'abord : elle est effrayante elle-même de toutes ses variétés et de leurs conséquences.

Mais enfin, comme il faut un ordre quelconque pour s'entendre, nous conserverons ici celui de la *Nosographie philosophique :* non que nous veuillions rien préjuger en faveur de la doctrine de Pinel, mais parce que la description de ses diverses espèces de fièvres est tellement exacte, que beaucoup de médecins y ont encore recours.

C'est dans la guérison des fièvres que la nature se montre puissante ; elle en amène presque toujours la terminaison heureuse, pourvu qu'elle ne soit pas contrariée par un mauvais régime, un mauvais traitement, et la multiplicité des remèdes. On voit que la plupart des anciens, et surtout Hippocrate, se tenaient dans la réserve, et se contentaient de faire donner à leurs malades une tisane d'orge en attendant les événements.

Cependant Arétée, qu'on a souvent placé à côté du patriarche de Cos pour l'exactitude de ses observations et la haute sagesse dans le traitement des maladies, Arétée était grand partisan des émétiques, non-seulement comme évacuants, mais encore comme stimulants de tout l'organisme : l'ellébore blanc, ainsi qu'en usaient la plupart des anciens, était le moyen qu'il préférait.

Asclépiade avait, de son temps, introduit la méthode de priver les malades de toute espèce de boisson pendant les trois premiers jours de la fièvre.

Sydenham, qu'on a à juste titre surnommé l'*Hippocrate anglais*, avait remarqué que les fièvres essentielles composent presque le tiers de nos maladies, et que, comme elles débutent presque toutes d'une manière semblable, il est impossible de prescrire le même traitement ; parce que tel remède, avantageux dans certains cas, est meurtrier dans une infinité d'autres.

Cependant d'habiles praticiens ont établi des méthodes générales de traitement, et ont obtenu de grands succès.

Ainsi Arnaud de Villeneuve, quoique prudent et réservé dans la curation des fièvres, employait au début, et dans les cas de réaction trop vive, les émissions sanguines; dans le cours de la fièvre, le régime et les rafraîchissants ; et sur la fin, les stimulants

Vers le milieu du seizième siècle, on voit que Bontekoe, médecin hollandais, et Gehma, médecin polonais, faisaient un grand usage du thé dans toutes les maladies, et surtout dans les pyrexies; ils en donnaient l'infusion comme la panacée universelle, et comme un moyen de perfectionnement moral et intellectuel : on devait, suivant Bontekoe, prendre jusqu'à deux cents tasses de thé par jour pour mieux arriver à ce but. Ainsi que toutes les exagérations, celle-ci a passé comme les autres.

Freind commençait la cure de presque toutes les fièvres par un vomitif, et disait qu'il n'y avait rien de plus avantageux, surtout si l'on employait l'ipécacuanha; il soutenait qu'on ne guérissait jamais mieux la fièvre que par les évacuants.

Daniel Ludwig traitait ces maladies d'une manière remarquable : dans les commencements, quelquefois les vomitifs, mais ordinairement les volatils et même l'opium ; dans le courant de la fièvre, les terrestres et les alkalis ; et sur le déclin, les absorbants. Il prétendait qu'une telle méthode ne contrariait point la crise.

Quand la saignée était à la mode, elle faisait la base du traitement, et l'on voit que Fizes saignait presque toujours.

La plupart des meilleurs praticiens de nos jours, ainsi que l'illustre Pinel, se renferment dans l'expectative.

M. Chomel, dans son excellent ouvrage, dit que les fièvres continues ne reconnaissent pas de remèdes spécifiques, et que les moyens hygiéniques tiennent le premier rang dans leur traitement.

A cette occasion, nous remarquerons que les moyens hygiéniques chez les anciens consistaient surtout dans l'usage des bains : Galien faisait baigner fréquemment ses malades , après avoir évacué les humeurs superflues. L'arabe Mésué portait encore plus loin l'usage des bains.

Parmi les modernes, on remarque Joseph Giannini qui a beaucoup insisté sur l'utilité de l'eau froide ; il regardait la pyrexie comme étant produite par un excès de stimulant.

Currie, médecin écossais, constata, sur la fin du siècle dernier, l'utilité des affusions d'eau froide, et détermina les cas où cette médication convient et la manière d'en faire usage.

Crescendo, médecin de Naples, s'éleva fortement, au commencement du siècle dernier, contre la doctrine de Sylvius, et contre l'abus qu'on faisait des substances incendiaires et échauffantes; il voulait qu'on combattît la fièvre avec l'eau pure.

Mais l'eau pure, le premier, le plus grand de tous les remèdes, n'a pas tout le crédit qu'elle mérite; pour l'apprécier, on peut être malade , mais il faut être philosophe en même temps.

CHAPITRE III.

FIÈVRE CONTINUE, SYNOQUE, INFLAMMATOIRE.

Cette fièvre est un mouvement morbide de huit, quatorze ou vingt jours, après une ingestion silencieuse d'un élément de destruction, sporadique ou contagieux : le mouvement n'est pas assez vigoureux ici pour en finir promptement entre cet élément et les forces vitales ; il se renforce, au contraire, les premiers jours progressivement par un redoublement d'action que nous appelons paroxisme, surtout à l'époque de la journée où l'organisme est plus faible, le soir ou la nuit. L'art agit très peu, et ce qui lui est permis de faire sans imprudence, c'est seulement au moment où le paroxisme est fini : espèce de calme qui autorise une médication, et n'est pas sans analogie avec le temps de repos des autres maladies.

Quel est ce langage et ce pathos scientifique ? Un moment, chers confrères ; ce langage est celui que vous adopterez un jour, en remplacement du jargon mesquin d'une physique bornée: vous exprimez des effets matériels, et ne parlez pas de leurs causes ; mais les progrès de l'art et le perfectionnement de l'intelligence humaine

nous forceront tous ensemble à nous expliquer
mieux que Diafoirus.

Pour le moment, répétons ce qui a été dit.
On lit dans Hippocrate, *de priscâ Medicinâ*,
que la chaleur, l'acide, l'amer, le salé, et bien
d'autres combinaisons, produisent la fièvre ; depuis, les médecins de tous les siècles ont répété
à peu près la même étiologie.

L'invasion de la synoque simple est souvent
inopinée, quelquefois annoncée par un léger
frisson ou tremblement, ou par des évanouisse-
ments, trouble de la vue, vertiges ; bientôt après
chaleur halitueuse de la peau, pouls fréquent,
dur, élevé, visage très coloré, yeux larmoyants,
battement des artères temporales, céphalalgie
violente, insomnie, langue humectée, soif médiocre. Vers le quatrième jour, quelquefois augmentation des symptômes au lieu de les voir
cesser ; urines rouges, épaisses, douleur extrême
de la tête, langue moins humectée, soif incommode. Lorsque la maladie est parvenue au plus
haut degré, anxiété, difficulté de respirer, trouble dans les idées, agitation. Peu à peu se manifestent tous les signes d'une heureuse terminaison, soit par une sueur copieuse et générale, soit
par une hémorragie nasale, ou utérine, ou
hémorroïdale.

Cette description ne comprend pas certaines
exceptions bizarres, telles que le cas des Abdé-
ritains qui, au rapport de Lucien, furent attaqués, au sortir de la représentation de l'*Andro-
mède* d'Euripide, d'une fièvre qui dura sept
jours, et pendant laquelle ils déclamaient des

tragédies. Les exemples d'une semblable fièvre, causée ou guérie par la musique, sont moins rares.

Quand la fièvre inflammatoire ne dure que vingt-quatre heures, on l'appelle éphémère ; mais quel médecin ose annoncer, dès l'invasion, que cette maladie sera telle ? Il est donc obligé d'attendre pour connaître son caractère, et quand il a attendu, la fièvre s'est terminée d'elle-même.

Cependant Sydenham recommande bien d'attendre, et d'attendre encore, plutôt que d'entreprendre un traitement au hasard.

Les motifs de tant de prudence sont que le début de la plupart des fièvres est souvent le même, et que l'on né peut apprécier l'état d'un malade qu'après l'avoir observé pendant plusieurs jours ; et pourtant on se repent quelquefois de cette prudence, parce qu'on a perdu une occasion précieuse pour agir et qui ne se présente plus.

Quelques médecins habiles distinguent assez souvent les fièvres dès les premiers jours. A ce sujet, Lieutaud, d'après un avertissement de Lommius, et sa propre expérience, dit qu'on reconnaît la continue simple, en ce qu'elle n'est pas précédée de dégoût et de lassitudes, comme dans la putride, l'ardente et la maligne.

On rapporte à cette espèce de fièvre celle qu'on nomme fièvre de courbature, synoque simple, synoque continente. Leur guérison est généralement abandonnée aux forces de la nature, à l'aide de la diète et des boissons délayantes.

Mais les temps, les lieux, les habitudes peuvent changer la nature des maladies. Rivière avait fait la remarque que la méthode de traiter la synoque simple prescrite par Galien, ne pouvait avoir lieu de son temps, parce que les conditions que Galien exige dans cette maladie, pour sa méthode, ne se rencontraient plus.

Cependant remarquons que Galien, quand ces maladies étaient décidément inflammatoires, faisait saigner jusqu'à défaillance ; et en cela il était imité par d'autres médecins de son temps.

Fizes voulait qu'on saignât sur-le-champ, et qu'on répétât la saignée si la fièvre ne se calmait pas.

Huxam dit aussi que la saignée est le premier remède qu'on doit employer ; ensuite les délayants, les émollients et les rafraîchissants.

Gilchrist ne repoussait pas ces moyens, mais il basait le traitement préférablement sur les bains tièdes et froids.

CHAPITRE IV.

FIÈVRE BILIEUSE , MÉNINGO-GASTRIQUE.

Cette dénomination de fièvre bilieuse est un peu vague , et cependant elle est préférable à d'autres , en ce qu'elle ne préjuge rien sur la nature intime de la maladie ; car enfin sa synonymie est assez étendue pour égarer quiconque n'aurait pas étudié la maladie elle-même.

Hippocrate et Galien l'ont décrite sous les noms de fièvre maligne, fièvre ardente, continue , fièvre hémitritée ; Baglivi l'appelait fièvre mésentérique ; Pinel , méningo-gastrique ; Broussais , gastro-duodénite ; beaucoup de praticiens la considèrent comme une variété de ce qu'ils appellent dothinentérie, affection typhoïde , entérite folliculeuse.

Hoffmann avait publié une dissertation sur le duodénum, comme siége de beaucoup de maladies , et notamment de la fièvre bilieuse. Voyez le chap. *Gastrite*.

Le mouvement critique de la fièvre bilieuse est progressif : il y a une espèce de prodrôme marqué par des lassitudes spontanées , douleurs dans les membres , plus vives la nuit ; frissons par intervalles , tension gravative et incommode à la région épigastrique ; ordinairement céphalalgie, nausées ; langue sale, muqueuse, blanche ou jaune ; anorexie, envie de vomir, constipation ou diarrhée ; pouls faible, quelquefois fréquent ; nuits agitées, pâleur de la face. Les malades restent ainsi dans un état de santé douteuse pendant plus ou moins de jours ; ils sont tristes, et ne quittent point leurs occupations ordinaires.

L'invasion est excitée par une affection morale, un refroidissement du corps, des travaux pénibles, des purgations ou des saignées hors de propos ; d'autres fois elle a lieu par une disposition particulière inconnue, ou même par contagion. En général, il y a alternative de chaleur et de frisson, sueur peu considérable, augmentation de la diarrhée ou de la constipation, accroissement des symptômes gastriques, aversion des aliments, efforts de vomissements, anxiété plus marquée, insomnies ou sommeil troublé par des terreurs ; soif vive, goût pour l'eau froide.

Un émétique ou un laxatif soulage quelquefois le malade, d'autres fois il semble aggraver son état. Lorsqu'il y a constipation opiniâtre, il s'y joint d'autres symptômes ; de même quand il y a diarrhée, il s'ensuit d'autres phénomènes, tels que douleurs de tête plus vives, tendance à la frénésie, soif plus ardente. C'est un heureux présage, si une hémorragie nasale survient du quatrième au septième jour, ou si l'émétique produit quelque soulagement.

C'est ici qu'il faut rapporter le *causus* ou

fièvre ardente , la même que les anciens appelaient lipyrique à cause de la chaleur excessive, assode à cause de l'agitation des malades , et enfin élode quand les sueurs étaient extraordinaires sans être avantageuses.

Les anciens et même quelques modernes, dans les pays chauds , ont célébré les heureux effets de l'eau froide jusqu'à la glace dans ces fièvres et quelques autres analogues.

Boerhaave , quand cette fièvre était bien prononcée, la déclarait mortelle au troisième ou au quatrième jour , et rarement le malade devait passer le septième. Il avait observé qu'elle se compliquait fréquemment avec la péripneumonie, et il basait son traitement d'abord sur la saignée dès les premiers jours , puis les boissons tempérantes et les lavements laxatifs.

Fizes , après avoir recommandé une diète humectante, célèbre les grands avantages de la saignée, et veut qu'on la pratique surtout le soir, et alternativement au bras et au pied.

Lieutaud dit qu'on ne doit saigner que le premier jour , et qu'à propos de la saignée on fait des fautes souvent meurtrières dans cette maladie ; on ne doit, suivant lui, user que des médicaments fort doux, et encore avec précaution.

Pinel veut qu'on se contente d'une boisson émétisée, et ne se soucie pas qu'on fasse usage des purgatifs , par le danger d'établir une diarrhée qui rendrait la maladie plus longue et plus grave.

✳

CHAPITRE V.

FIÈVRE MUQUEUSE, ADÉNO-MÉNINGÉE.

Rœderer, Wagler et Pinel, sont à peu près les seuls auteurs qui aient bien déterminé et expliqué la nature de cette espèce de fièvre. Les autres l'ont confondue avec diverses espèces de pyrexies plus ou moins voisines, au gré de leurs opinions, plus souvent que d'après la nature. Ainsi, M. Andral la confond avec la fièvre putride, la typhoïde, l'entéro-mésentérique, la gastro-entérite, la dothinentérie, toutes affections qui ont plus ou moins de rapports entre elles.

Cependant ces diverses dénominations, ainsi que celle d'entérite folliculeuse, ont le tort de localiser la maladie, et pourtant on ne peut lui assigner pour siége un organe plutôt qu'un autre.

Quelques auteurs, avec plus de raison, l'ont comprise dans ce qu'on nomme fièvre lente, à cause de sa terminaison, qui souvent est indécise et tardive. Muller avait remarqué plusieurs fois qu'elle allait au-delà du quarantième jour. Sylvius l'appelait fièvre lymphatique; beaucoup l'ont appelée fièvre pituiteuse, et même

fièvre catarrhale. Nous ne pouvons nous dispenser
de dire que cette synonymie est plus satisfaisante
pour les praticiens que la nomenclature actuelle,
attendu qu'elle est basée sur les caractères extérieurs de cette affection, et non sur les tissus,
parce qu'elle n'en atteint aucun spécialement.

Voici les caractères de cette pyrexie, d'après
Pinel : horripilation, froid plus ou moins vif,
avec nausées et vomissements spontanés ; les
symptômes se manifestent le soir, mais pendant
la nuit il y a chaleur ardente, soif vive, céphalalgie antérieure, quelquefois constipation,
d'autres fois douleurs pongitives de la poitrine,
toux abdominale, anxiété dans la région précordiale, respiration difficile, douleur des hy-
pochondres, agitations continuelles, débilité,
abattement, morosité, sommeil inquiet, diarrhée ou ténesme, ou colique. Il y a encore ex-
coriation de la bouche avec des aphtes, ou leur
amas de mucosité dans le larynx ; le pouls et
l'urine varient beaucoup.

La terminaison la plus fréquente et la plus
heureuse de cette maladie a lieu par les sueurs,
les 9e, 11e, 14e ou 17e jours ; souvent cette
même terminaison est plus tardive, souvent elle
est incomplète, souvent elle est funeste : elle
produit alors des squirrhes, des ulcères internes, ou des gangrènes.

Pendant longtemps on a basé le traitement
de cette espèce de fièvre sur les sudorifiques, les
volatils, les absorbants, le tartre vitriolé, l'antimoine diaphorétique, l'antihectique de Potérius, et la gomme ammoniaque.

Il est une remarque à faire ici : c'est qu'Hippocrate, si exact et si profond dans l'histoire des
pyrexies, parle souvent de la pituite et de la
constitution pituiteuse, et nullement de la fièvre
qui l'accompagne ; peut-être qu'autrefois cette
fièvre n'existait pas telle que nous la connaissons
aujourd'hui.

CHAPITRE VI.

FIÈVRE PUTRIDE, ADYNAMIQUE.

Entendons-nous : cette expression de fièvre putride renferme un si grand nombre d'autres expressions qu'elle semblerait résumer, elle seule, toute la catégorie des fièvres continues, en y comprenant la gastrite, la dothinentérie, le typhus.

Pour ne pas nous égarer, nous rapporterons d'abord la description qu'en fait Pinel.

· Les signes précurseurs de cette fièvre sont peu prononcés, ou manifestent même un caractère de bénignité qui trompe les médecins ; mais bientôt après se développent les symptômes les plus graves : lassitudes spontanées, perte totale des forces, coucher en supination, pesanteur de tête, sens hébétés, trouble de l'entendement, ou léger délire du quatrième au septième jour ; yeux rouges, sorte de loquacité ; urines blanchâtres, puis fortement colorées, déjections très fétides ; du quatrième au septième jour, éruption de petites pustules rouges ou pourprées, peu de soif, langue couverte d'un enduit sale ; tantôt veille, tantôt somnolence. Les signes d'un mauvais présage sont la syncope, la rétention d'urine, la diarrhée par l'usage des médicaments, l'éruption laborieuse des pétéchies, leur délitescence ou leur couleur livide. La solution la plus heureuse de cette maladie a lieu par les sueurs au quatorzième jour, mais quelquefois elle s'étend au-delà.

Willis est un des auteurs qui ont le mieux parlé de la fièvre putride ; il distingue ainsi ses diverses périodes : le commencement, l'augment, l'état et le déclin, et en donne les caractères spéciaux ; il est partisan des jours critiques, et observe les quartenaires et les septénaires ; il fait une remarque pleine de justesse et que la pratique confirme : c'est que, si la fièvre est très vive, la crise peut avoir lieu au quatrième jour ; si elle l'est moins, elle peut atteindre le quatorzième et le vingtième jour : alors il se fait souvent des crises partielles, qui opèrent la solution de la maladie insensiblement.

Nous sommes forcés de convenir que cette maladie, pour être aussi commune, est une des moins connues ; car, malgré l'inflammation de la muqueuse gastro-intestinale, malgré la lésion des glandes de Peyer et de Brunner, malgré les pétéchies, et malgré tous les autres accidents, on est obligé de s'en tenir au terme de fièvre putride, qui ne préjuge rien sur les affections locales et représente mieux l'état général morbide.

M. Barthez, médecin militaire, l'appelle empoisonnement typhoïde, pour exprimer sa manière d'être.

M. Piorry la nomme maladie typhoémique, à raison de la profonde altération du sang. On sait que beaucoup de médecins lui donnent le nom de fièvre pétéchiale.

M. Chomel pense que la fièvre typhoïde revêt plusieurs formes qu'il appelle, suivant ses divers degrés : affection typhoïde forme inflammatoire, forme muqueuse, forme bilieuse, forme nerveuse, forme ataxique, forme adynamique. Mais cette nomenclature n'explique rien sur la nature intime de la maladie, elle désigne seulement des prédominances symptomatiques ; et il serait peut-être aussi logique de dire : maladie forme cérébrale, forme hépatique, forme cutanée, ou autres.

Nous vivons à une époque où l'on croit saisir les actes de la vie et de la destruction, à force de précision et de logique, et l'on ne considère pas que cette précision conduit à des mécomptes plus graves et plus périlleux, parce que nos perceptions et notre langage sont toujours insuffisants (1), et qu'enfin nous tirons des conséquences de nos raisonnements, comme si nos raisonnements avaient des bases solides.

Hippocrate, dans le livre *des Affections internes* qui lui est attribué, fait six espèces de typhus ; la deuxième est celle qui se rapporte le mieux à l'espèce de fièvre dont nous parlons : il n'a pas confiance dans le traitement ; car, après avoir énoncé les moyens médicaux, il finit par dire : « Quelque aliment, quelque boisson, quel-

---

(1) Voyez notre *Essai sur la manière et les moyens d'exercer la médecine honorablement.*

« que purgatif que vous employiez, ils sont tous
« bons ; la maladie est grave, peu en échap-
« pent. »

On lit dans l'histoire des siècles passés des
descriptions d'épidémies plus ou moins contagieuses, qui décimaient avec fureur les populations entières, et qui portaient alors le nom de
peste, ou au moins celui de fièvre pestilentielle ;
de nos jours, on aurait appelé ces fléaux fièvre
grave, typhus, ou gastro-entérite suraiguë.

Cela nous donne occasion de mentionner la
maladie qui ravagea tout le nord de l'Allemagne,
de 1708 à 1709, et qui en effet fut qualifiée
peste par les médecins de cette époque : ses caractères les plus remarquables étaient des pétéchies dans l'estomac et les intestins ; les vomitifs
étaient nuisibles, la saignée indifférente ; les
acides seuls parurent avoir quelques succès. Ce
qu'il y avait de particulier, c'est que, suivant
Klaunig et Kanold, médecins de Breslaw, cette
maladie n'était pas contagieuse.

Le traitement n'est pas facile, si l'on a égard
aux diverses opinions des plus grands médecins,
et si l'on considère en même temps les différentes
variétés et les complications de cette fièvre. On
peut poser en principe qu'il ne faut pas se limiter dans le nombre des moyens, pris même
parmi les plus opposés, parce qu'aucun n'est
exclusivement avantageux.

Ainsi, dans les commencements la saignée
peut être employée, mais avec précaution ; autrement, elle hâte les progrès de la maladie et
augmente la putridité : ainsi l'émétique, souvent

indispensable, trouble quelquefois sa marche, augmente la débilité et cause la diarrhée ; ainsi les purgatifs produisent des effets souvent plus pernicieux qu'utiles ; ainsi les rafraîchissants, les délayants accablent le malade, tandis que les toniques et les stimulants augmentent la fièvre : le quinquina lui-même passe pour être trop pesant, et les spiritueux trop diffusibles. Outre les changements qui peuvent être opérés dans cette maladie par l'usage des remèdes, il en est d'autres qui peuvent être amenés par la température et le changement des saisons : c'est ainsi que la fièvre putride prend le caractère de pleurésie pendant l'été, de dyssenterie pendant l'automne, et d'angine gangréneuse au printemps.

On lit que les anciens employaient la saignée dans les trois premiers jours, et que passé ce terme ils la défendaient sévèrement.

La fièvre pétéchiale des auteurs doit être regardée comme une fièvre putride. Ettmuller recommandait de n'employer que des médicaments qui pussent favoriser l'éruption des taches pourprées, et, au besoin, d'appliquer des vésicatoires pour y suppléer.

Tabernœmontanus voulait employer d'une manière particulière les tiges et la feuille de douce-amère, infusées dans le vin.

Fizes dit qu'il faut recourir à la saignée dès que la chaleur se déclare, la réitérer même deux ou trois fois ; purger tous les deux jours, surtout avec le séné, jusqu'au déclin de la fièvre. Il ajoute que le médecin qui ne suivra pas cette méthode, sera malheureux et se repentira de son expectative.

Lieutaud assure qu'on ne peut guère se passer de saignée, et que l'émétique est indispensable.

Belinghieri, professeur à Pise, soutient aussi que la saignée, même répétée, est souvent indispensable, et selon lui les plus forts antiseptiques, le quina, le camphre, etc., loin d'être salutaires, sont préjudiciables.

Brown, comme on peut le croire, ne veut point ici de ces moyens débilitants, mais bien du vin en abondance ; et si la maladie prend le caractère du typhus, il recommande l'opium, le camphre, le musc, le quina.

Donckers commençait toujours par purger, à moins qu'il n'y eût contradiction bien manifeste ; s'il existait quelques accidents inflammatoires, comme angine ou pleurésie, il ordonnait d'abord un lavement, puis une saignée quelquefois répétée : dans le cours de la maladie, il se servait des alexipharmaques ; et ce qu'il y a de remarquable dans sa pratique, c'est l'usage heureux qu'il faisait du laudanum et du sirop de pavot rouge.

Lettsom et Banau, son annotateur, ne veulent pas qu'on se fie aux forces de la nature ; ils trouvent les principales ressources du traitement dans les boissons acidulées et fermentées, et le quina.

L'illustre auteur de la *Nosographie philosophique* reconnaît ici qu'on ne peut pas toujours être partisan de la médecine expectante ; il convient qu'il faut réveiller la nature et soutenir ses forces : en conséquence, il prescrit les stimulants et les toniques, boissons vineuses ou acidules, quelquefois émétisées, potions fortifiantes et vésicatoires.

Quoiqu'il soit dit que les moyens de guérison doivent être très variés, cependant les médecins actuels se séparent volontiers en deux sectes, les partisans de la saignée et les partisans des purgatifs.

A la tête des premiers se trouve M. le professeur Bouillaud, dont la méthode de saigner coup sur coup n'est pas sans succès : cependant la justice nous fait un devoir de dire que cette méthode se retrouve amplement dans le courant du seizième et du dix-septième siècle ; on saignait copieusement dans les fièvres typhoïdes, qu'alors on appelait pestilentielles : Botal et Septal saignaient à outrance ; on poussait même si loin l'usage de la saignée, que Botal lui-même recommandait de ne pas tirer plus de cinq livres de sang par jour.

Plus tard, Sydenham et Dehaën n'épargnèrent pas le sang non plus.

M. Andral est d'avis de ne saigner que dans les sept ou huit premiers jours de la maladie, et avec modération quand la fièvre est forte, le pouls plein et fréquent.

Les partisans de la méthode purgative, ou méthode anglaise, comptent parmi nos devanciers, Huxam, Fr. Hoffmann, Stoll et Tissot ; et parmi nos contemporains, M. Bretonneau, et surtout M. Delaroque, qui regarde les purgatifs comme la base à peu près unique du traitement, et assure pouvoir guérir tous les malades par ce moyen : il les purge quinze ou vingt fois de suite. M. Piédagnel est du même avis, en faisant remarquer que les purgatifs fatiguent beaucoup les malades, mais diminuent la mortalité.

M. Clemens, de Francfort-sur-le-Mein, commence le traitement par un vomitif, auquel il fait succéder pendant quelques jours de légers purgatifs, tels que le tartrate neutre de potasse ou le sulfate de soude ; il ne craint pas d'entretenir habituellement le ventre libre, par la répétition de ces laxatifs.

Plusieurs autres moyens médicaux ont été tentés avec plus ou moins d'efficacité ou d'inefficacité, et nous citerons :

M. Chomel qui a essayé l'eau de Seltz d'abord, puis avec plus de persistance les chlorures en boisson, en lotions, en lavements ;

M. Barthès qui emploie l'alun et le donne à la dose de quarante grains, et jusqu'à deux gros dans une potion gommeuse, en vingt-quatre heures.

M. Petit préfère le quinquina.

M. Double penche pour le lait d'ânesse.

M. Magendie estime beaucoup le punch et les toniques.

Les médecins anglais généralement emploient beaucoup les spiritueux.

Mais Callisen, en particulier, vantait la moutarde de son pays, et la regardait comme un heureux succédané du quinquina. Moscati célébrait également les avantages de la moutarde anglaise.

A une époque où l'écorce du Pérou était rare, on employait beaucoup la cascarille : ce médicament eut beaucoup de succès et fut vanté par Garcias Salat, Stisser, Apinus; et plus tard, Junker, Alberti et Fagon en firent un heureux usage.

Mentz a établi, par diverses observations, que, dans les fièvres adynamiques du caractère le plus alarmant, le phosphore avait merveilleusement réussi. Conradi de Northeim assure avoir également réussi dans des cas semblables, et avec les mêmes moyens. Alphonse Leroi avait éprouvé sur lui d'abord, puis sur ses malades, la vertu fortifiante du phosphore; mais d'autres médecins soutiennent que cette substance agit souvent comme un poison violent.

Dance avait étudié avec soin la marche de ces maladies, et l'on voit qu'il avait cherché à s'éclairer plus par le résultat du traitement que par l'examen de la nature intime de ces affections. Après avoir rapporté des faits nombreux et bien analysés, il conclut que les émissions sanguines, générales ou locales, sont plus nuisibles qu'utiles; l'application des sangsues ne paraît avantageuse qu'au début et quand la gastrite est légère. Quant aux émétiques et aux purgatifs, ils ont pu avoir des succès à certaines époques : il faut donc en user ou s'en abstenir suivant la constitution médicale régnante. Les révulsifs externes doivent toujours être suspects dans toute affection aiguë; ils augmentent la fièvre, l'irritation, et provoquent des points gangréneux; les toniques et stimulants de toute espèce sont aussi nuisibles : mais en général on reconnaît quelques avantages dans l'usage des boissons adoucissantes, des bains, des lavements, des cataplasmes sur le ventre, de la tisane d'orge qui est celle d'Hippocrate, et de tous les secours hygiéniques.

Dance ajoute : «Cette maladie est rebelle; qu'on saigne ou qu'on purge, ou peu ou beaucoup, elle suit sa marche, elle survit à tous les efforts médicaux, ou ne succombe qu'avec le malade. »

La pratique de l'allemand Marcus se ressent de cette inanité de la thérapeutique; cet auteur attribuait aux médicaments les vertus qui convenaient à sa versatilité d'opinions et à l'actualité de la maladie, et celle-ci n'en marchait ni mieux ni plus mal. Cela se rapporte à ce que nous avons dit d'Hippocrate au commencement de ce chapitre : « Quels que soient les remèdes « que vous employez, ils sont tous bons ; la ma- « ladie est grave, peu en échappent. »

L'art est plus puissant ailleurs, et il fait des miracles dans d'habiles mains.

CHAPITRE VII.

Il faut ici reprendre la catégorie des gastro-entérites, dothinentéries, fièvres typhoïdes et autres affections armées de leurs symptômes les plus redoutables, afin de s'entendre; et cependant, pour trouver un point lumineux et établir la question, nous reviendrons encore à la description de Pinel. M. Andral, en analysant les symptômes de son entérite folliculeuse, confond ceux de toutes les espèces de fièvres, et c'est seulement dans les écrits des médecins antérieurs que la fièvre maligne se fait reconnaître.

Pourtant il y a des exceptions, et Sydenham lui-même avait des scrupules sur l'existence de cette affection; et il disait que le premier médecin qui avait introduit dans le langage le mot de malignité, avait fait un mal infini, à cause de l'abus qu'on en fait dans beaucoup de maladies.

La fièvre maligne se reconnaît dans la première des six espèces de typhus dont parle Hippocrate dans son livre des *Affections internes ;* elle se développe, en été, au lever de la canicule.

Galien assure qu'ici on ne peut rien pronostiquer de certain : et pourtant Galien était admirable pour le pronostic.

Waldschmid disait, à propos de la fièvre maligne, qu'un médecin ne doit jamais quitter son malade avant d'avoir examiné ses yeux, dont le changement extraordinaire est un mauvais pronostic.

Cette maladie est si bizarre et si différente d'elle-même dans diverses circonstances, que plusieurs auteurs ont voulu l'exclure du rang des fièvres, et faire regarder ce qu'on appelle malignité comme un symptôme particulier qui peut marcher à la suite de plusieurs maladies graves. C'est ainsi que pensaient, entre autres, Baglivi, Sydenham et Stoll. Cette opinion serait justifiée par les exemples qui se rencontrent quelquefois dans la pratique, comme dans les fièvres intermittentes, qu'à cause de cela on nomme pernicieuses, comme aussi dans certains cas de variole, de bubons et autres.

La fièvre maligne se prononce de cette manière : sentiment de froid, rigidité du corps ou des membres, sueurs particlles et légères, perte de la voix, agitation, malaise général, terreurs pusillanimes, abattement extrême, tristesse profonde, dysurie ou ischurie, altération des fonctions de l'entendement au point de méconnaître ses proches, oblitération de la mémoire, affection comateuse, délire taciturne, prostration des forces sans évacuation marquée, réponses brusques et dures, voix aiguë, gesticulations, sentiments de strangulation, vue égarée, langue tremblante, etc. Il n'y a pas d'époque déterminée pour la solution de cette maladie, et même cette solution n'est pas toujours complète ou apparente; et au lieu de se manifester, comme dans les autres fièvres, par des hémorragies, des diarrhées ou des sueurs, elle arrive par des métastases aux glandes ou aux articulations.

Quant au traitement, Fizes a dit : « Dans la fièvre maligne, comme dans les autres fièvres continues, il faut saigner dès les premiers jours, et constamment quand la chaleur se déclare; il faut encore saigner dans le progrès de la maladie, et surtout dans le fort des redoublements; on doit finir par employer les purgatifs, comme dans la putride, à la différence qu'il faut y joindre les cordiaux. »

Lieutaud dit qu'en général la saignée ne convient pas; que, dans les commencements, les vomitifs sont indispensables, et que les laxatifs ne doivent être employés qu'après les sept premiers jours.

Ettmuller soutient que les vomitifs conviennent très bien au commencement; mais que, dans le cours de la maladie, il faut avoir recours aux sudorifiques unis aux cordiaux. Le même auteur vante en même temps le camphre, l'esprit de nitre dulcifié, le rob de sureau et les cantharides.

Chambon de Montaux attribue plus d'efficacité aux acides qu'aux autres remèdes, et leur donne la préférence.

Le typhus, espèce de fièvre maligne, qu'on a aussi appelée fièvre putride nerveuse, était traité par Hecquet de cette manière : d'abord une saignée du bras ou du pied, puis de la jugulaire;

usage du petit-lait, puis décoction de quinquina avec du vin émétique et du sel d'epsum mêlés ensemble, et enfin des lavements d'eau simple. Cependant Hecquet faisait une distinction sur le lieu de la saignée : il voulait que les malades de nos climats fussent saignés au bras, et ne consentait à la saignée du pied qu'à l'égard des malades du Midi, parce que ceux-ci, disait-il, ont le sang plus léger et plus coulant, et il subit plus facilement les lois de la dérivation.

Sylva, son antagoniste, prétendait que la saignée du pied était utile et même nécessaire dans les fièvres malignes, comme dans toutes les maladies qui ont leur siége dans les parties supérieures du corps.

Sauvage prescrivait pour le typhus l'émétique au commencement, puis les fortifiants et les cardiaques; mais on voit que Huxam et Van-Swieten employaient beaucoup l'émétique et les purgatifs.

M. Lavagna a éprouvé les heureux effets du café à fortes doses, surtout quand le typhus est accompagné de somnolence et de stupeur.

CHAPITRE VIII.

FIÈVRE LENTE NERVEUSE, FIÈVRE HECTIQUE.

Les fièvres hectiques ont une existence contestée aujourd'hui par l'école moderne ; c'est néanmoins, selon quelques-uns, un mouvement morbide dans le sang qui cherche à se débarrasser soit du pus qu'il contient par absorption, soit des substances miasmatiques quelconques ; selon quelques autres, ce serait un mouvement fébrile plus ou moins sensible, mais dont les conséquences seraient ce qu'on nomme cachexie, consomption, tabes, marasme, atrophie, dépérissement.

L'école de Broussais, en admettant la gastrite comme point de départ d'une fièvre consomptive, reconnaît pourtant que les diverses lésions des différents systèmes de l'économie entraînent avec elles plus ou moins rapidement, suivant la nature de leurs fonctions, la fièvre hectique, la consomption, le marasme, et quelquefois l'hydropisie.

M. Récamier regarde la fièvre hectique, qui succède à l'empyème, comme un résultat de l'altération du pus par son mélange avec l'air extérieur.

L'auteur de la *Nosographie philosophique* fait une distinction claire de la fièvre lente nerveuse d'avec le tabes et la phthisie ; voici sa description :

Causes très nombreuses et très variées , telles qu'une constitution faible et détériorée , un état chlorotique , un abus des médicaments, des excès dans les plaisirs vénériens , des évacuations immodérées , une convalescence pénible , un état d'hystérie ou d'hypochondrie, des affections tristes , des veilles opiniâtres , des études profondes.

Ses progrès sont d'abord lents : il y a langueur, indifférence , morosité , inquiétudes , terreurs pusillanimes, pressentiments sinistres , sommeil nullement réparateur ; au début, horripilations vagues , chaleur erratique , abattement , rougeur passagère des joues, pouls faible et variable , langue humectée, blanche ou rouge ; à cet état succèdent des symptômes plus graves : vertiges , pleurs involontaires , stupeur , somnolence, oppression dans la région précordiale , respiration lente et suspirieuse , resserrement spasmodique de la poitrine , raideur ou convulsion , intégrité ou incohérence des idées , constipation ou diarrhée , anomalie singulière de la chaleur animale, face tantôt pâle, tantôt colorée , paroxismes irréguliers ; à une époque plus avancée de la maladie, il survient un délire tranquille et un assoupissement profond, yeux ternes, châssieux , urine limpide, face altérée , décroissement gradué des forces , vertiges , syncope , sueurs froides , soubresaut des tendons, pouls

intermittent à peine sensible, extrémités froides,
affection comateuse, mort inattendue.

Outre les divers symptômes que nous venons
de signaler et qui caractérisent le mieux cette
fièvre, il en est quelquefois d'autres qui peuvent
donner le change à un médecin inattentif et lui
faire commettre des erreurs irréparables : c'est
ainsi qu'un minoratif, tant léger soit-il, précipite
le malade et hâte sa perte.

Fizes, le médecin de son siècle le plus habile
à reconnaître et à caractériser une maladie, donne
ainsi la définition de la fièvre lente essentielle,
ou fièvre hectique : « Une fièvre lente qui dépend
« du vice de la masse générale des fluides et
« des digestions, et nullement du vice d'une
« partie déterminée, si l'on en excepte quelque-
« fois l'obstruction de quelque viscère, mais
« dont la présence n'est pas essentielle. » Il lui
distinguait trois degrés, dont le premier était
difficile à reconnaître, parce que la fièvre est
alors très faible et que les forces du malade
n'ont pas sensiblement diminué ; dans le second
degré, la fièvre est plus évidente, il y a du trouble dans les digestions, des exacerbations, des
sueurs, le marasme commence et les forces
s'épuisent ; dans le troisième, la maigreur est
hideuse, le marasme est au plus haut point, les
forces tombent tout-à-fait, les pieds et les mains
s'œdématient, et la diarrhée survient et termine
tout.

Le même auteur reconnaît pour causes de
cette maladie des vices cachétiques, scorbutiques, vénériens, scrofuleux, cancéreux ; de

plus, les poisons, les remèdes violents, âcres,
les convalescences des fièvres putrides et malignes.

Il basait le traitement en conséquence ; mais
comme la fièvre hectique causée par la cachexie
est la plus fréquente, il explique plus soigneusement la manière de diriger le malade : en général il prescrivait une diète légère et substan-
tielle, et progressivement il passait aux aliments
plus solides ; il ne craignait pas de purger très
modérément avec le tamarin, la rhubarbe et les
fleurs de pêcher.

Quant à la fièvre lente symptomatique, Fizes
convient qu'elle est due à la résorption du pus,
et qu'ainsi elle tient à quelque inflammation interne passée à la suppuration. Il en donne un
pronostic très fâcheux.

Huxam, qui a suivi attentivement la marche
de la fièvre lente nerveuse, commence par bien
faire distinguer celle-ci de la fièvre maligne,
puis il la décrit ainsi : Au début, indifférence,
légers frissons, feu passager au visage, lassitudes générales, puis assoupissement, abattement d'esprit, douleur, pesanteur de tête, vertiges ; ensuite dégoût, envies de vomir. Il y a
par intervalles quelques heures de repos, mais
ensuite les symptômes reviennent avec plus de
violence ; le pouls devient plus fréquent, respiration plus embarrassée, engourdissement et
douleur de la tête. Il y a pendant quelques
jours malaises, pâleur, insomnie, agitation,
frissons, puis chaleur inégale, pouls irrégulier,
l'urine est limpide ou blanche, et, à mesure

que la maladie fait des progrès , la langue devient sèche , crevassée ; l'oppression et la langueur augmentent, il y a un léger trouble dans l'entendement. Du neuvième au douzième jour, des sueurs copieuses surviennent, souvent froides et gluantes , puis des déjections coliquatives ; le pouls est faible , tremblant, ondoyant ; enfin insensibilité , délire , coma, déjections involontaires : les malades languissent ainsi dix-huit ou vingt jours et plus , et meurent dans un état convulsif.

Huxam ordonnait à ses malades le vin, les cordiaux , les diaphorétiques , les tempérants et une bonne alimentation.

Lieutaud parle de cette maladie sous le nom d'épuisement ; il en donne les principaux caractères , et dit que la fièvre est quelquefois éphémère , mais plus souvent longue et irrégulière , et les malades meurent inopinément. Il n'a pas confiance dans les cordiaux et les analeptiques, mais bien dans le temps et la nature , dans le repos du corps et de l'esprit , et l'usage de bons aliments.

En général, on s'en tient aux humectants, aux nourrissants , aux analeptiques et aux balsamiques. Quelquefois l'esprit de système ou de nouveauté est intervenu dans le traitement de la fièvre hectique, comme dans d'autres : il y a près d'un siècle, l'opium était fort à la mode, et l'on voit que Martin Wall, anglais, en célébrait les avantages dans la maladie qui nous occupe.

Les anciens nous ont donné beaucoup moins de détails sur cette maladie , mais le traitement qu'ils lui opposaient ne s'éloignait pas beaucoup des ressources médicales que nous employons aujourd'hui. Celse, *lib. iii, cap.* 19, après avoir relaté dans cette affection la grande faiblesse du corps, la langueur de l'estomac, la sueur extraordinaire, la petitesse et la faiblesse du pouls, prescrit d'abord d'arrêter les sueurs avec divers topiques, puis de vêtir le malade légèrement, le tenir dans un lieu frais et lui faire respirer le grand air; enfin de soutenir ses forces avec une bonne nourriture et un vin austère, la nuit aussi bien que le jour : toutefois Celse insiste sur l'usage du bon vin, comme aliment et comme remède.

Les temps et les lieux ont dû apporter quelques modifications dans le traitement de la fièvre hectique. On voit qu'au lieu de cordiaux et de toniques, Rhazès recommandait le lait et le sucre.

Nous avons donné plusieurs descriptions de la fièvre lente, d'après les auteurs qui l'ont le mieux reconnue, à dessein d'en rétablir la réalité à une époque où l'on réduit toutes les maladies en lésions de tissus : on a donc pu comprendre que la fièvre hectique est une de ces altérations profondes qui touchent aux sources de la vie, et échappent aux investigations ; on ne reconnaît son existence que par un trouble extérieur, qu'il faut analyser dans un esprit d'indépendance et d'impartialité.

CHAPITRE IX.

FIÈVRE INTERMITTENTE.

C'est la manifestation d'un principe morbide
pendant quelques heures , après un ou deux jours
de silence : manifestation alternant ainsi pendant
quelque temps avec le repos de ce même principe morbide , jusqu'à ce qu'enfin plusieurs efforts de crises, que nous nommons des accès ,
aient terminé la maladie heureusement par des
excrétions quelconques, ou malheureusement par
des dépôts dans les tissus ; si toutefois l'art ne
vient pas, dans ce même temps de repos, attaquer
et modifier la maladie, et même seulement ajour-
ner sa manifestation par les remèdes antipério-
diques.

Ce sont ces maladies qu'on appelle commu-
nément fièvres , pour les distinguer de celles
que quelques auteurs nomment pyrexies , ou
affections sthéniques suivant Brown, dépendantes
d'une lésion par excès de vitalité.

Elles sont surnommées intermittentes , eu
égard à leur caractère essentiel qui consiste dans
des intervalles de repos entre les accès : outre
les intermissions ordinaires de plusieurs heures,
ou de un ou deux jours , on a vu des intermis-

sions de huit jours, d'un mois, de six mois et même d'une année. Amatus Lusitanus a vu un juif atteint d'une fièvre intermittente dont les accès ne revenaient que tous les samedis avant le jour. On donne à ces fièvres le nom d'erratiques, à cause de leur type irrégulier et pour caractériser leur marche insolite. Il y a certaines fièvres dont on ne peut se défaire : telle est quelquefois la fièvre quarte ; mais on peut vivre longtemps avec elle, témoin ce que dit Celse : « La fièvre quarte ne tue jamais. » On trouve dans, le 1er volume de la *Médecine d'Allen*, l'histoire d'un ecclésiastique qui avait contracté une fièvre intermittente quotidienne à l'âge de trente-quatre ans, et l'avait toujours gardée jusqu'à sa mort arrivée à l'âge de quatre-vingt-quinze ans.

On s'est efforcé de trouver dans les fièvres intermittentes des affections nerveuses essentielles, des pyrexies, des inflammations du sang, des gastrites, des hépatites, des splénites, etc. : l'expérience et l'observation ne se sont pas toujours trouvées d'accord avec ces théories ; ces fièvres existent dans le sang, dans les nerfs, dans tout l'organisme, et les lésions qui les précèdent ou les accompagnent n'en expliquent pas la nature.

Mais dans nos temps modernes, où l'on veut absolument trouver des causes physiques et des résultats matériels à tous les phénomènes de l'économie animale, il n'est pas inconvenant, dans ce chapitre, de parler un peu d'un viscère sur lequel il n'y aurait pas grand'chose à dire, n'était certaines fièvres intermittentes qu'on soupçonne y prendre leur siége, faute d'en trouver un autre, suivant les anatomo-pathologistes : il s'agit de la rate :

La rate, viscère inutile, organe d'un luxe malencontreux dans l'économie, puisque son existence, physiologiquement nulle, ne se révèle que par les lésions dont elle est susceptible et par ses connexions avec la fièvre quarte, la maladie la plus opiniâtre de la longue série de nos affections. En vain, sérieusement ou dérisoirement, a-t-on attribué au parenchyme splénique le siége des émotions joviales ou le réceptacle de la bile noire : il est certain que l'inanité des explications données jusqu'à présent sur les fonctions de la rate, a conduit les observateurs à lui trouver, d'une manière ou de l'autre, des fonctions à remplir ; mais tout cela ne suffit pas au médecin judicieux, et si la rate est mal connue dans l'état de santé, on l'apprécie mieux dans l'état de maladie.

Les anciens, même ceux qui n'étaient pas médecins, raisonnaient sur la rate, et leur opinion sur son compte nous la montrait aussi comme un viscère parasite, se développant aux dépens de tout le corps : l'empereur Trajan l'appelait, à cause de cela, *le fisc ;* mais les physiologistes du temps lui attribuaient la faculté de purifier le sang, en attirant à elle les parties grossières qui venaient du foie.

Ainsi, Platon pensait que ce dernier organe était éclairci par la rate ; Arétée et Aphrodisée pensaient à peu près de même. Galien voulait aussi que le parenchyme splénique fût destiné à purger le sang des matières crasses, épaisses et mélancoliques, mais qu'il se nourrissait d'un sang plus subtil.

Erasistrate était moins affirmatif ; il pensait que c'était un viscère inutile. Aristote pensait de même, et soutenait que son usage dans le corps ne pouvait être qu'accidentel.

Cependant une opinion vulgaire présentait la rate comme l'organe du rire ; les poëtes au moins le disaient :

> *Cor sapit, et pulmo loquitur; fel continet iras;*
> *Splen ridere facit, cogit amare jecur.*

Et Perse :

> ..... *Sum petulanti splene cachinno.*

Mais Hippocrate en parlait en vrai praticien, et dans plusieurs endroits de ses ouvrages il disait que la rate se tuméfie par un mauvais régime ; et dans le livre *des Affections* qui lui est attribué, il disait encore : « Il y a des malades qui « vieillissent en gardant la rate toujours grosse ; « cette maladie provient des fièvres et de leur « mauvais traitement. »

Parmi les modernes, Rondelet regardait le parenchyme splénique comme inutile ; Delorme, l'un des médecins de Henri IV, avait composé un livre pour prouver que la rate préparait l'esprit vital, qui de là était porté au ventricule gauche du cœur.

Marcus, qui voyait de l'inflammation partout, voulait que le mélœna fût la phlegmasie de la

7

M. Piorry, dans un excellent mémoire inséré dans la *Gazette médicale*, résume ce que l'on sait de mieux sur la rate dans les fièvres intermittentes : il rapporte ce que nous venons de dire plus haut, que les anciens connaissaient la tuméfaction de ce viscère ; que Fernel, Baillou, Sydenham, Morgagni, Sauvage, Portal, l'ont connue aussi ; que cependant M. Ribes, malgré les expériences auxquelles il s'est livré en 1820, n'a trouvé qu'incertitude et obscurité dans les causes, les signes et le traitement des maladies de la rate.

Pourtant MM. Bailly, Andral et Trousseau avaient remarqué que l'hypertrophie splénique se manifestait à l'occasion de cette espèce de fièvre, mais sans bien déterminer si c'était avant ou après la fièvre. M. Pézerat cite des faits et parle aussi dans le même sens.

M. Piorry, sentant fort bien que les études sur la rate ne satisferaient pas entièrement l'esprit dans l'histoire des fièvres intermittentes, rapporte, à la suite, les opinions qui feraient considérer ces maladies comme des névroses ou des névralgies : Morton, Sydenham, Huxam, Sénac, Hildenbrand, MM. Récamier et Joly abondent dans ce sens ; chaque accès serait ainsi une attaque de névralgie, ce que la thérapeutique confirmerait.

Dans la difficulté de s'entendre à cet égard, quelques médecins ont proposé une autre difficulté : c'est que, ne voulant pas tous convenir que la fièvre intermittente est une affection spéciale, elle devait n'être qu'une forme particulière des divers ordres de fièvres continues. P. Franck et Selle avaient cherché à concilier les opinions en la nommant fièvre périodique intermittente légitime. M. Brachet, de Lyon, a bien cherché à lui donner une apparence de névrose, en lui supposant un siége dans le système nerveux ganglionnaire.

Mais que serait une fièvre continue qui aurait une forme intermittente, et que serait celle-ci quand même elle serait une névrose ?

Qu'est-ce qu'une névrose ?

Ici la raison humaine s'humilie devant des faits qu'elle constate seulement dans de certaines limites, mais dont elle ne peut pénétrer la nature intime.

On devrait regarder généralement les fièvres intermittentes comme des moyens dépuratifs dont la nature se sert pour se débarrasser des humeurs superflues ou nuisibles : la quarte, la plus pénible de ces maladies, dispose, dit-on, à la longévité, ainsi qu'il résulte de plusieurs observations.

Pourquoi donc contrarier la nature, ou plutôt pourquoi ne pas l'étudier et la suivre dans sa marche ?

La quotidienne, et surtout la tierce, sont souvent abandonnées à elles-mêmes, et n'exigent tout au plus qu'un émétique, quelques amers et quelques stomachiques. Mais la quarte exige plus de soins, plus de remèdes, et encore elle rebute quelquefois et le médecin et le malade. Il lui faut tout l'appareil des émétiques, des purgatifs, des fondants , des apéritifs, des délayants, des amers, des fébrifuges, et surtout du quina.

Cependant le quina n'était pas connu des anciens , et ils guérissaient fort bien leurs fièvres intermittentes par les exercices du corps et les onctions dans les jours intercalaires ; néanmoins on voit qu'ils commençaient le traitement par faire vomir , purgeaient ensuite , et arrêtaient les accès avec des boissons vineuses : dans la quarte, ils employaient plus spécialement la camomille en friction , et généralement ils comptaient plus sur les secours de la nature que sur ceux de la pharmacie.

Quant à l'écorce du Pérou , que tant de personnes décorent du nom de spécifique , elle n'a pas toujours joui d'une égale réputation parmi les plus illustres médecins qui l'ont employée, et l'on compterait peut-être un nombre de détracteurs égal à celui de ses partisans dans le traitement des fièvres.

Bref, le quina, apporté en Europe dans le dix-septième siècle, fut regardé comme un spécifique assuré contre les fièvres intermittentes par Fonseca , Redi , Tozzi , Tagault, Willis , Robert Boyle , Digby , Murat, Decker, Boher, Bergeren, Waldschmid , Dolæus , Zapfius , Stroïdel , Lister, Morton et autres ; pendant que Baglivi, Ettmuller , Pallili , Blegny , James , Chifflet , Plempius et autres , le regardaient comme un remède douteux , infidèle et même dangereux. Le dernier surtout composa contre ce médicament un livre dans lequel il se promit de le terrasser ; et , secondé par les apothicaires de son temps, qui regardaient ce remède comme contraire à leurs intérêts, il y réussit à peu près. Il fallut que, plusieurs années ensuite , Sébastien Badus réfutât Plempius , pour remettre le quinquina en faveur.

Cependant Dolæus, qui, ainsi que nous l'avons dit , se comptait au nombre des partisans du quina, préférait très souvent donner aux malades, avant l'accès, un demi-gros et même un gros de lapislazuli dans de l'eau-de-vie.

Boerhaave, qui croyait les fièvres intermittentes produites par la viscosité du sang artériel, employait fort heureusement le sel ammoniac , et obtenait des succès qu'il n'attendait pas du quina. Après le sel ammoniac, son remède préféré était l'opium. Lind employait surtout ce dernier avec beaucoup de succès.

Charles Lepois vante le suc de limon mêlé avec du sucre et de l'eau , et avalé chaud au commencement de l'accès.

Ettmuller dit que l'extrait de gentiane , mêlé avec la myrrhe, peut remplacer avantageusement le quina.

Van Sloane veut que la racine de prunier sauvage soit encore plus efficace.

Morton faisait le plus grand cas de la camomille romaine.

Fowler avait donné à son élixir fébrifuge minéral une telle célébrité, que plusieurs praticiens, entre autres Fabricius Melchior , le plaçaient à l'égal du quina.

Valentini (*Journal des Savants*) préfère l'ipécacuanha. Ses effets sont plus sûrs , dit-il ; mais il faut le donner à la dose de quarante-huit grains, et même d'un gros, dans une liqueur convenable.

Pringle guérissait les fièvres intermittentes en donnant un grain d'opium avant l'accès.

Beaucoup de praticiens ne se contentent pas de rejeter l'écorce du Pérou comme un remède suspect; ils attribuent encore à l'abus qu'on en fait les hydropisies à la suite des fièvres quartes ; et pourtant beaucoup d'autres veulent qu'on guérisse ces mêmes hydropisies avec ces mêmes remèdes.

Au nombre de ces derniers est Strack ; on voit dans le recueil intitulé : *Riedlini lineæ medicæ*, des observations qui confirment les succès de sa pratique.

Heister a publié des observations à l'appui de celles de Strack ; Kramer de même, dans sa *Médecine des camps*.

Torti, Sénac, Morton, Werloff, Boeckler, Brunner, Restaurandus, Camerarius, etc., fournissent aussi des faits qui prouvent l'efficacité du quina dans les hydropisies à la suite des fièvres quartes.

Sydenham était tellement admirateur des vertus de ce médicament, qu'il lui donnait le nom de merveilleux ; et pourtant il ne l'employait qu'avec les plus grandes précautions, quelquefois même il aimait autant abandonner à la nature la guérison des fièvres quartes. Mead associait toujours le quina à la rhubarbe, et se trouvait bien de ce mélange.

L'illustre professeur Pinel se fie peu à l'écorce

du Pérou; il temporise avec les fièvres en employant la camomille, la petite centaurée et l'absinthe, combinées quelquefois avec le muriate d'ammoniaque.

Cependant on a vu récemment, dans un journal, que M. Hurtado administre le quina à hautes doses et dans tous les cas.

Que n'a-t-on pas dit dans ces dernières années en faveur des nombreux succédanés de l'écorce du Pérou? il n'est pas jusqu'à la gélatine qui n'ait disputé la prééminence.

Fodéré, après avoir fait de nombreuses expériences sur toutes les substances qui ont été proposées, a trouvé une précieuse ressource dans l'arséniate de soude, quand le quina ne réussit pas.

MM. Bouteille et Vaidy ont employé la valériane avec les plus grands succès.

Marc et d'autres praticiens emploient aujourd'hui fort heureusement le sulfate de fer.

Tout récemment, M. Ré, piémontais, a découvert que le *lycopus europeus*, qui croît dans les marais, peut très bien et très avantageusement remplacer le quinquina. Depuis, M. Rousseau a proposé le houx en poudre. En même temps M. Peysson a offert, comme un remède admirable, une potion dont le tartre stibié et le sirop de diacode sont les principaux ingrédients; le même préconise encore le tartre stibié employé en friction.

J'ai entendu dire au savant botaniste dauphinois, Villars, que le *datisca cannabina* arrêtait la fièvre mieux que tout autre remède; mais qu'il n'était pas mis en usage, parce qu'il affaiblissait trop.

Outre les essais avantageux de l'arséniate de soude, on a aussi employé l'oxide blanc d'arsenic. Lentilius, médecin allemand, avait le premier employé ce moyen au commencement du dix-huitième siècle. Témoin encore une observation de M. Bry, médecin à Angers. Cependant, malgré les succès constatés de l'arsenic et de ses composés, d'illustres médecins l'avaient depuis long-temps rejeté : Werlhof et Quarin ne voulaient pas qu'un médecin instruit et ami de l'humanité le mît jamais en usage.

Non-seulement il est curieux et instructif de connaître le médicament préféré de chaque praticien, mais aussi sa manière de l'employer et ses motifs dans le traitement.

Parce que le quinquina eut la réputation de fatiguer l'estomac, Helvétius, et même Torti, imaginèrent de le faire prendre en lavement pour guérir les fièvres intermittentes. Cette méthode fut vantée, et devint à la mode pendant quelque temps.

Voullonne , dans son Mémoire couronné par l'Académie de Dijon, établit une distinction lumineuse des intermittentes essentielles et des intermittentes symptomatiques. Dans les premières on doit, suivant lui , donner le quina , parce que ce médicament a des succès; dans les secondes il faut s'en abstenir, parce que les effets de ce fébrifuge diminuent au lieu de s'accroître , et finissent par être nuisibles.

Strack , compétiteur de Voullonne et couronné

comme lui par la même Académie , veut que dans ces fièvres on observe la doctrine des coctions et des crises , et qu'en conséquence on admette l'usage des vomitifs , purgatifs et fébrifuges , sur la fin et non au commencement. Les non-succès du quina doivent être rejetés, suivant lui, sur l'inobservance de cette méthode.

Willis , Baillou , Mead , Rivière , Frédéric Hoffmann , Baumes et autres , après avoir épuisé tous les fébrifuges inutilement dans les fièvres opiniâtres , proposent les frictions mercurielles jusqu'à salivation , et ils citent tous des faits heureux à l'appui.

Sénac, dans des cas semblables , avait employé avec succès l'eau pure , comme aliment et comme remède.

Joseph Mosca, dans les *Commentaires de l'Institut de Bologne* , offre , comme un remplaçant heureux du quina , un certain sirop fébrifuge , composé de suc épuré de scordium , de chardon-bénit , de camomille et de petite centaurée.

Buchhave , médecin danois , dit que la racine de benoîte , à la dose d'une demi-once ou même d'une once en poudre, suffit ordinairement pour arrêter une fièvre mieux que le quina.

Ramel , médecin provençal , propose le *globularia alypum* comme un excellent remède qui n'a pas le désavantage du quina. Le botaniste Garidel avait déjà célébré avant lui les vertus de cette plante.

Otto , de Gotha, assure , d'après sa propre expérience , qu'on peut détruire les fièvres intermittentes les plus invétérées avec la douce-amère.

Lettieri, de Naples, prétend que les acides végétaux et minéraux sont un spécifique au moins égal au quina, et il cite ses expériences en faveur de son opinion.

Dans ces derniers temps , on a été jusqu'à traiter et guérir les fièvres intermittentes par des moyens mécaniques, ainsi qu'on le voit dans le *Journal d'Hufeland* et dans celui de *Pharmacie :* il y est question d'une application alternative du tourniquet sur un bras et sur une jambe.

Dans le même *Journal d'Hufeland* , cahiers de 1821 , le docteur Henkesen célèbre le sous-nitrate de bismuth comme un fébrifuge qui n'offre aucun inconvénient dans son emploi.

On se moque ordinairement des topiques pour guérir les maladies internes ; cependant Baglivi a remarqué que l'essence de girofle à l'extérieur produit les meilleurs effets ; Morton en dit autant d'un emplâtre fébrifuge appliqué sur l'épigastre, surtout chez les enfants.

La plupart des médecins combattent les frissons de la fièvre quarte avec les cordiaux, et la chaleur avec des tempérants ; Arbuthnot, tout au contraire , dit que l'eau convient parfaitement, et que les cordiaux sont nuisibles. L'eau , en y mêlant un peu de vin du Rhin, excite mieux la sueur, et fait plus tôt cesser le frisson ; quand le frisson est passé , on peut prescrire un régime plus chaud , et même employer les aromates.

Théophile Lobb rapporte avoir guéri toutes sortes de fièvres sans saignée, ni émétique, ni cathartique, ni quina ; il traite ces maladies chimiquement , d'après une acrimonie qu'il suppose en être cause et qu'il corrige avec différents sels.

Sylvius, van Helmont, et tous les médecins cartésiens rejettent la saignée et la méthode anti-phlogistique, et emploient préférablement les résolutifs pour empêcher la coagulation du sang.

Kergerus, au rapport de Boyle, guérissait les fiévreux sans saignée, ni émétique, ni aucun de ces médicaments dont on a l'habitude de faire usage , mais seulement par la vertu chimique d'un précipitant.

Grant soutenait que les fièvres intermittentes se guérissaient par la chaleur , et qu'en consé-quence on devait les rendre aiguës à l'aide des échauffants, pour obtenir une crise.

Clutton n'employait jamais les tempérants , mais bien les alexipharmaques ; il se servait sou-vent d'un demi-gros de sel d'absinthe dans une once de jus de citron.

Brown fait ici triompher sa doctrine. Il ne peut concevoir comment il est des médecins qui osent saigner ; il place les stimulants diffusibles au-dessus du quina , attendu que cette substance manque souvent son effet. Le traitement qu'il propose n'offre rien de désagréable au goût, puis-qu'il tire ses principales ressources de la cave et de la cuisine : les assaisonnements, l'eau-de-vie, le punch et les vins de bonne qualité.

Voici des contradictions qui ne roulent plus sur les vertus d'un seul remède, mais sur un point capital du traitement. Nous avons vu chez la plupart des auteurs précités l'emploi des toni-ques et des fortifiants, et l'exclusion des débilitants ; Hippocrate lui-même revient ici à leur appui, et l'on voit que ce père de la médecine n'aimait pas les écoulements de sang dans les fièvres intermittentes ; Sydenham, l'Hippocrate moderne, ne veut pas qu'on use de la saignée, surtout dans la fièvre quarte.

Fizes, si enclin à la saignée dans presque toutes les maladies, ne la prescrit pas ici d'une manière absolue ; il dit seulement que dans la fièvre quarte, soit qu'on ait saigné ou non, il faut en venir à la purgation le plus tôt possible, et dès la première intermission on donnera un émétique et préférablement l'ipéca, s'il y a saburre dans l'estomac ; le lendemain une potion cathartique, et enfin, après quelques légers purgatifs, le quina.

Cependant un grand nombre d'illustres médecins célèbrent les avantages de la saignée dans les fièvres intermittentes : on voit que Sénac la préconise, quoique d'une manière générale.

Hecquet veut qu'on commence le traitement par la saignée ; puis les émétiques, purgatifs, et enfin le quina ; si la fièvre revient, il veut qu'on réitère la saignée.

Sauvage fait toujours prédominer la saignée ; cependant il dit que, pour chasser la fièvre, rien n'est meilleur que de prendre deux ou trois fois par jour un mélange composé d'une drachme de graine de panais et de deux drachmes de coquille d'œuf calciné.

Forestus, Rivière, Zacutus Lusitanus, Brera, Baillou, fournissent beaucoup de faits qui prouvent l'avantage de la saignée dans bien des cas.

Baglivi dit que ces fièvres guérissent beaucoup mieux, quand on a fait une saignée.

Depuis peu, de jeunes médecins ont soutenu la même opinion dans leurs dissertations devant la Faculté.

Continuons cette longue série des ressources thérapeutiques contre une maladie qui parfois se termine d'elle-même, et que parfois les remèdes aggravent quand ils sont inopportuns ; ensuite nous finirons par la quinine, le médicament par excellence, et à qui pourtant on reproche des inconvénients.

Michaël appliquait sur le corps un certain emplâtre fébrifuge ; Morton donne également la recette de deux épithèmes pour être appliqués sur le poignet : l'un se composait d'encens mâle et de térébenthine, parties égales ; l'autre était plus compliqué.

Vaghan, médecin anglais, employait avec succès l'écorce intérieure de frêne pulvérisée jusqu'à un gros, et mêlée avec un peu de sel d'absinthe.

Pinel et Alibert faisaient un grand usage de l'absinthe dans presque toutes les fièvres intermittentes.

Il y a quelques années, M. Bierman a fait des essais avec l'aristoloche ronde, d'après lesquels il résulte que la racine de ce végétal serait préférable au quina, puisqu'il prévient les récidives.

Dernièrement, MM. Bidault et Pallus ont préconisé l'extrait amer de l'olivier d'Europe.

Durande, Villars, Audrew-Duncan, avaient

tenté des essais avec le houx ; M. Rousseau les
a renouvelés ; depuis on en a extrait l'ilicine, et
on en a fait usage.

Après le frêne et le houx, on a vu le saule,
le marronnier-d'Inde, le cerisier, le chêne, le
mûrier, et toute la végétation, passer à l'examen
clinique du praticien.

MM. Howard et Smith de Fordham ont publié
les effets heureux de l'électricité dans les fièvres
intermittentes.

M. Cerioli, médecin italien, d'après les idées
qu'il s'est faites des fièvres intermittentes, a conclu
qu'il fallait combiner les sédatifs avec les anti-
périodiques : en conséquence, l'hydro-ferrocya-
nate de quinine, à la dose de deux, quatre et
même huit grains, mis en pilule avec le rob de
sureau, lui a paru le remède le plus heureux
sous tous les rapports.

M. Festler, italien, a fait d'heureux essais
avec l'alun et les sulfates de fer et de zinc. Cela
rappelle que Boerhaave et Helvétius employaient
aussi l'alun à fortes doses, et jusqu'à un gros.

Le chlorure d'oxide de sodium a souvent été
mis en usage, et a eu des succès.

M. Casimir Broussais a employé avec succès
les lavements d'eau froide pour arrêter les accès.

M. Broughton et quelques autres ont proposé
la toile d'araignée, et ont cité des faits heureux.

M. Leroux, pharmacien à Vitry-le-Français,
a, le premier, découvert et proposé la salicine ;
et depuis, les essais faits en grand nombre sur
cette substance en contatent les vertus antipé-
riodiques. En 1833, par ordre du ministre de

la guerre, nos troupes, tant en France qu'en Afrique, furent traitées avec la salicine, et voici un des corollaires présentés par les médecins expérimentateurs : « La salicine ne peut guère « être employée que dans les fièvres intermit- « tentes légères, ou qui ne présentent qu'un « degré d'intensité modérée. On ne saurait, sans « s'exposer à des accidents plus ou moins graves, « se borner à l'usage de ce médicament dans « les cas de fièvres périodiques violentes ; à plus « forte raison, s'il s'agissait de fièvres perni- « cieuses. »

Enfin, après tant d'essais, on est arrivé à croire que les sulfates de cinchonine, et surtout de quinine, sont les fébrifuges par excellence. M. Bally est d'avis que le sulfate de quinine peut être porté à de très fortes doses, jusqu'à la résolution de la rate ; il a donné cette substance jusqu'à la quantité de quarante-cinq à cinquante grains, sans produire d'effets toxiques.

M. Chomel avait précédemment dit, dans un excellent ouvrage, que le quinquina et surtout la quinine ne pouvaient être remplacés par aucun autre fébrifuge.

Cependant M. Spielmann assure que le muriate de quinine a une action plus rapide et plus énergique que le sulfate, et que son usage laisse moins de récidives.

Cependant encore tous les malades ne peuvent pas supporter la quinine : c'est ce qui a fait imaginer, depuis une dizaine d'années, de traiter les fièvres intermittentes par la méthode endermique ; méthode qui doit être employée chez les femmes, les enfants, et tous ceux dont l'estomac est trop susceptible. Lorsque encore il y a des inconvénients à dénuder le derme par les vésicants, M. Schuster de Munstesberg emploie la quinine en frictions sur l'épigastre; il fait dissoudre six grains de ce sel dans un gros de liqueur d'hoffmann par chaque friction.

On trouve, dans divers journaux de médecine, que MM. Guiton, Roux, Rennes et Casati, ont employé avec le plus grand succès, comme un fébrifuge excellent et économique, l'extrait du résidu des eaux-mères du sulfate de quinine.

Quel est donc le moyen qui ne guérit pas de la fièvre intermittente? J'ai lu quelque part qu'un homme arrêta l'accès de sa fièvre par sa ferme résolution de ne pas l'avoir. Borrichius guérit un individu d'une fièvre tierce opiniâtre, en le faisant mettre dans une violente colère.

Et pourtant, dans l'histoire de cette maladie, il y a d'étonnantes, d'épouvantables exceptions : la fièvre est un bienfait, a dit un praticien célèbre; on ne meurt jamais de la fièvre intermittente, a dit un autre. Mais la fièvre larvée est déjà suspecte, qu'est-ce donc que l'intermittente pernicieuse ?

Quelques modernes croient à tort que cette dernière n'est connue que de leur temps ; il est certain que Praxagoras, l'un des plus illustres médecins de l'antiquité, la connaissait, puisqu'il l'avait observée : malheureusement ses écrits se sont perdus, et il ne nous reste pas d'indication sur le traitement qu'il employait.

Les auteurs qui depuis l'ont le mieux décrite

sont Mercatus, Werloff, Morton, et surtout Torti et Alibert; suivant la prédominance de certains symptômes, ils l'ont surnommée intermittente soporeuse, léthargique, cardialgique, dyssentérique, algide, délirante, etc. Cette maladie est insidieuse, et il faut saisir habilement les intervalles des deux ou trois premiers accès, pour donner le quina ou la quinine à grandes doses; sans quoi la maladie gagne de vitesse, et, après le troisième ou le quatrième accès, il n'est plus temps.

CHAPITRE X.

DOTHINENTÉRIE.

Il n'y a pas de maladie, ou plutôt, suivant notre langage, de crise de maladie sans existence préalable de la maladie elle-même dans l'état de silence, ce que vulgairement et improprement on nomme prédisposition. Cette prédisposition, comprimée sans cesse par une heureuse idiosyncrasie, vigueur de tempérament, force de la constitution, et observance des règles de l'hygiène, explique en quoi consiste la différence entre les individus soumis à des chances égales pendant le règne des affections contagieuses et épidémiques, et ne partageant pas également les conséquences funestes ou les immunités ; elle dit pourquoi le fléau destructeur ne moissonne pas, dans l'ordre régulier de sa propagation, les populations entières, et pourquoi le globe terrestre se couvre d'un nombre toujours croissant de familles humaines, loin d'avoir été dévasté par la première peste ou le premier choléra.

Ceci, à propos de la dothinentérie, soit contagieuse, soit épidémique, s'applique à toutes les affections qui, ayant besoin d'une circonstance débilitante du principe vital ou excitante de la maladie pour la développer , finissent par la crise qui compète à leur nature.

La dothinentérie, ou dothinentérite, ou exanthème intestinal, doit être regardée comme une spécialité morbide , suivant MM. Bretonneau, Leuret et Rochoux , et ne doit nullement être confondue avec les fièvres typhoïdes. Au reste , si le mot dothinentérie est de création nouvelle, les lésions des glandes iléo-mésentériques étaient connues il y a longtemps. Il en est question dans plusieurs ouvrages du siècle dernier, où on les voit figurées et décrites comme conditions matérielles du typhus.

M. Bretonneau établit ainsi sa doctrine de la dothinentérie : « C'est une pyrexie contagieuse exanthématique, qui peut être facilement distinguée de toute autre par ses symptômes et ses caractères anatomiques. Les symptômes de cette pyrexie sont hors de toute proportion avec les lésions qu'on peut apprécier pendant la première moitié de la maladie : c'est un trouble général de tout l'organisme, qui s'accompagne ensuite de lésion spéciale des glandes de Peyer et de Brunner ; c'est une maladie accompagnée d'éruption intestinale, mais non causée par cette irruption ; elle devient épidémique à la manière des affections contagieuses. »

M. Gendron , de Château-du-Loir , qui a publié un excellent travail sur la dothinentérie, ne la différencie pas des fièvres graves, mais il prouve qu'elle est tantôt épidémique, tantôt contagieuse, et qu'elle est quelquefois l'une et l'autre en même temps ; il dit aussi qu'un traitement, heureux dans certaines localités , était très malheureux dans d'autres , sans que le praticien pût se rendre compte de cette différence.

Quant à nous qui écrivons ceci, nous avons aussi vu des dothinentéries , et nous avons toujours pensé que l'inflammation des glandes de Peyer et de Brunner était un accident de la fièvre putride, comme le sont quelquefois les pétéchies, les hémorragies , et les éruptions miliaires. Nous n'avons rien compris de plus , et peut-être nous trompons-nous.

Quant au traitement, les médecins physiologistes s'en tiennent surtout aux applications émollientes sur le ventre, surtout au début et quand le sujet est jeune et vigoureux. M. Bretonneau pense que les évacuations sanguines et les médicaments sont plus souvent nuisibles qu'utiles.

M. Hervett, médecin anglais, veut, au contraire, que dès le commencement de la maladie on purge activement, surtout à l'aide du calomel.

M. Serrières, médecin à Nancy, déclare qu'il s'est quelquefois repenti d'avoir eu recours aux antiphlogistiques, et qu'il est revenu aux toniques.

Nous avons parlé des perforations intestinales au chapitre *de la Gastrite ;* mais c'est ici surtout qu'il doit en être question. Les médecins qui ont pratiqué des autopsies cadavériques, ont remarqué que les follicules agminées , une fois enflammées, s'ulcèrent ; l'érosion, après avoir détruit la muqueuse, attaque successivement les autres membranes de l'intestin, et la perforation a lieu. M. Bretonneau croit que cette perforation se fait par la chute totale de la follicule en suppuration, comme le bourbillon d'un furoncle.

M. Neumann ne veut pas considérer les ulcérations intestinales comme inflammatoires ; aussi conseille-t-il, en sa qualité d'allemand, le camphre, l'opium, le musc, l'éther et les infusions aromatiques.

M. Landini, à l'époque de la maturité des follicules de Peyer et de Brunner, vers le seizième jour, conseille un minoratif choisi parmi les sels neutres.

M. Trousseau a cependant reconnu que c'est à cette époque que l'ulcère repose sur la tunique musculeuse et même sur le péritoine, et qu'alors le danger devient bien plus grand par les purgatifs.

CHAPITRE XI.

GASTRITE.

Galien entendait par gastrite l'inflammation de l'estomac ; et nous, nous entendons par ce mot l'inflammation seule de la muqueuse : cela est convenu.

Mais ce qui ne l'est pas, c'est l'existence de la gastrite comme cause de tous les désordres de l'économie, ou comme affection isolée, indépendante de toute autre et de la fièvre elle-même. L'une et l'autre opinion ont leurs partisans, ce qui ne change rien à la maladie, mais ce qui divise les médecins quant au traitement et à ses conséquences.

Cette affection était connue depuis longtemps, et Celse semblait avoir inventé la médecine physiologique quand il parle de l'estomac : *Aut afficitur, aut corpus afficit ;* et Bartholin, à la renaissance des lettres et des sciences : *In omni febri acutâ, imminet ventriculi inflammatio ;* et plus tard, Baglivi : « Toute l'économie, soit « saine, soit malade, exerce une grande in- « fluence sur le tube digestif ; » puis Bordeu : « Il y a peu de maladies dans lesquelles l'esto-

« mac ne joue un principal rôle et où il ne de-
« vienne principal acteur , à cause du rapport
« qu'il a avec les autres organes. »

Que si l'on ne s'en tient pas aux sentences de
ces illustres médecins , d'autres auteurs établissent encore mieux la même opinion.

Glisson , dans son *Traité de l'estomac et des
intestins* , qui parut à Londres en 1676, a fourni
les premiers éléments de la médecine physiologique ; il parle de l'irritabilité et de toutes ses
conséquences dans l'organisme , et l'on ne peut
s'y méprendre.

Et van Helmont, qui place son archée à l'orifice cardiaque , et qui de là fait partir toutes les
irradiations morbifiques qui troublent le corps ;
et Sylvius , qui parle assez clairement de l'influence de l'estomac et de sa réaction sur l'organisme : tous ont une bonne part dans la médecine
physiologique.

Parlerions-nous de Réga , plus copiste qu'auteur original ? il traite néanmoins fort bien de
l'influence de l'estomac , avant que beaucoup
d'autres y eussent pensé.

Mais Hoffmann ! ce fécond et profond auteur
d'une foule de dissertations où les doctrines modernes se retrouvent, surtout dans la *Dissertation
sur le duodénum* , doit être lu avec attention.
Broussais , qui s'avoue tout le mérite de l'illustre
professeur de Hall , sentait la difficulté de défendre ses idées de quelque ressemblance avec celles
d'Hoffmann : mais personne n'a pu se méprendre
sur le but de tant d'efforts ; et si l'auteur de l'*Histoire des phlegmasies chroniques* occupe une

haute position dans la science médicale, il ne la doit pas à sa doctrine sur l'influence de l'estomac sur l'organisme.

Il y a bien autre chose de plus frappant encore pour quiconque ne serait pas trop prévenu en faveur du siècle actuel, c'est que la doctrine physiologique était écrite il y a deux mille ans.

Ainsi l'histoire de la médecine nous apprend qu'il ne faut pas trop se livrer à ces prétendus réformateurs, gens dangereux pour tant d'esprits faibles, tyrans de l'opinion, despotes de la science, absolutistes partout où ils interviennent ; la foule les suit, il est vrai, mais, bientôt désabusée par l'expérience et par l'étude des prédécesseurs, elle reconnaît qu'au lieu de réformes salutaires, il résulte d'absurdes mystifications.

Ceci soit dit à l'occasion de la gastrite : on le retrouve ailleurs.

Les éléments de ce qu'on appelle médecine physiologique existent dès le berceau de l'art ; ils apparaissent, dans ce qui nous reste des écrits d'Erasistrate, avec tout le grandiose si naturel aux productions des anciens. On retrouve un principe d'altération extra-physique, dominant la lésion matérielle et s'élevant à des probabilités qui, s'il leur manque la démonstration complète, ne portent avec elles aucune contradiction. Erasistrate, enfin, est le vrai fondateur de la médecine de l'irritation ; il l'avait conçue d'après les idées qu'il s'était formées du principe de la vie, et en ce sens, si l'on en croit les fragments de ses ouvrages rapportés par Galien et Cœlius Aurelianus, sa doctrine était bien supérieure à celle qui a eu

tant de vogue de nos jours : « Tant que le sang
« ne pénètre que dans les petits vaisseaux, dit-il,
« l'inflammation est locale ; si le trouble de cette
« circulation désordonnée se propage jusqu'aux
« gros vaisseaux et au cœur, la fièvre s'allume. »
C'est toute la doctrine de Broussais, à l'aide du
vis à tergo de Boerhaave. Mais ce qu'il y a de
mieux, c'est qu'Erasistrate reconnaissait un principe qu'il appelait un fluide éthéré, et qu'il
regardait comme la cause première de l'irritation.

Ainsi qu'on le voit, l'inflammation appelait la
fièvre seulement par ses divers degrés d'intensité ; celle-ci, alors, n'était que la conséquence
plus grave de l'autre.

Quelques-uns ont cru qu'Erasistrate rejetait la
saignée, et la remplaçait par une diète sévère :
pourtant il en faisait usage quelquefois, selon
Cœlius Aurelianus ; mais ce qui confirme toujours sa doctrine et achève d'en faire le type de
la doctrine actuelle, c'était le rejet de toute espèce de purgatifs, attendu que ces médicaments
altèrent les humeurs et provoquent la fièvre putride : les moyens hygiéniques, les ventouses et
la tisane d'orge, composaient toutes ses ressources.

Broussais, en dénonçant la gastrite au monde
médical comme le centre de toutes les affections,
n'en avait fait qu'une spécialité très limitée dans
sa nature : c'était toujours l'inflammation de la
muqueuse, aiguë et cédant aux sangsues et à
l'eau de gomme, ou chronique et cédant plus
difficilement à un traitement basé principalement

sur les moyens hygiéniques ; mais c'était toujours un état inflammatoire ; et l'expérience, que Broussais invoquait aussi à sa manière, nous a appris que cette affection n'est quelquefois ni inflammatoire, ni nerveuse, ni cancéreuse, ni rien de ce que nous savons : l'estomac ne digère plus, il ne veut pas digérer ; les essais d'aliments et de médicaments accroissent ce refus de nutrition ; le mal ne semble pas d'abord s'aggraver, la douleur est faible ou nulle, la fièvre nulle, la soif nulle, rien ne constate une maladie. Mais le refus seul de l'alimentation amène une langueur inquiétante, le corps dépérit, et l'on s'avoue enfin qu'une fatalité particulière s'est attachée à l'homme, et qu'il doit en mourir.

Broussais et autres avaient vu la gastrite comme nous avons l'habitude de voir les objets tangibles.

En résumé, l'inflammation du tube intestinal offre un champ vaste à diverses questions qui ne sont pas prêtes à être résolues : plusieurs combattants du plus haut mérite se sont déjà montrés dans cette lutte de controverses pathologiques, entre autres, MM. Bretonneau, Petit, Serres, Lerminier, Andral, Rayer, Leuret, Hutin, Breschet et Chauffard. Ils disent que, suivant son siége, elle s'appelle gastrite, duodénite, entérite, colite, villite ; suivant sa nature intime, elle est muqueuse, érythémateuse, érysipélateuse, aphteuse, pustuleuse, etc. Nous, nous permettrions d'ajouter que, suivant sa nature plus intime encore, elle est le résultat d'une débilité du principe vital, d'une atteinte portée à l'*énormon* , d'une diminution du *pabulum vitæ*.

M. Andral, dont personne ne contesterait l'autorité s'il consentait à suivre les élans de son esprit aussi supérieur qu'éclairé , cite les opinions des grands médecins sur l'influence de l'estomac dans toutes les maladies , et tombe ensuite dans la plus humble abnégation vis-à-vis d'une doctrine donnée pour nouvelle, et que les mêmes opinions avaient révélée depuis longtemps à quiconque a étudié les auteurs.

Nous négligerons toutefois ce qu'il y a de systématique dans les divisions adoptées par M. Andral, et nous conserverons encore le mot inflammation qu'il analyse assez pour y trouver tout à la fois lésion de circulation , de sécrétion , de nutrition et d'innervation ; lésions réelles , mais qu'on ne peut disjoindre dans l'état pathologique où elles se rencontrent, sans bouleverser le langage médical qui souvent n'est pas fort clair.

Il fait trois espèces de gastrites ou hypérémies de l'estomac : l'active, la passive et la mécanique. La première , la plus fréquente , a des caractères peu prononcés : langue médiocrement injectée , jamais sèche, soif peu intense , quelquefois légers vomissements ; quelquefois fièvre, chaleur à la peau, céphalalgie et prostration des forces. La gastrite passive est presque un état négatif ; il en est fait mention pour mémoire. La gastrite mécanique reconnaît pour cause tout ce qui peut empêcher la circulation du sang : ainsi, une phlébite de la veine-porte ou la ligature de cette veine sont des causes mécaniques de cette hypérémie.

Brown voulait que toutes les gastrites fussent causées par des agents mécaniques ou chimiques appliqués sur la membrane interne de l'estomac : le verre pilé, les poisons âcres, etc. ; il regardait cette maladie comme locale et indépendante de l'incitation générale, augmentée ou diminuée, et n'employait qu'un traitement adoucissant et seulement local.

La gastrite légère et récente est beaucoup moins grave que la gastrite chronique, et se guérit facilement : cette dernière est souvent une maladie de convention chargée de représenter diverses altérations de l'estomac, fort différentes les unes des autres ; et, quoiqu'elles aient toutes pour point de départ l'inflammation de la muqueuse, elles diffèrent cependant beaucoup par leurs causes et leurs caractères anatomiques, quoique les symptômes soient à peu près les mêmes et le traitement aussi : l'issue seule de la maladie met la vérité au jour.

Quelquefois, à la suite de la gastrite, se manifeste un accident terrible, empreint du sceau de la fatalité : c'est la perforation de l'estomac. Cet accident est commun à toute l'étendue du tube digestif, et produit également de funestes résultats. Les médecins de notre âge l'attribuent à l'inflammation et à l'ulcération consécutive de cet organe, tandis que Morgagni, Hunter, Spallanzani et Rasori le regardent comme un effet de la force dissolvante des sucs gastriques : il s'ensuit, par l'épanchement des divers liquides chyleux ou excrémenticls, une péritonite contre laquelle toutes les ressources de l'art sont inutiles.

Cependant d'heureux essais tentés en Angleterre ont appris que l'opium à grandes doses, même jusqu'à un gros par jour, peut, sans produire aucun symptôme de narcotisme, suspendre et arrêter la péritonite et donner aux perforations le temps de se cicatriser : c'est une ressource providentielle dont il faut user en cas de besoin.

Quant au traitement de la gastrite, Celse, qui avait résumé toute la médecine des anciens, recommande l'abstinence, les saignées locales, les topiques émollients ; aujourd'hui, à part quelques cas qui exigent les toniques et les calmants, on emploie le régime sévère, les applications émollientes et un fréquent usage des sangsues.

On lit qu'au commencement du dix-septième siècle Salius Diversus et Fonseca faisaient un si grand usage de sangsues, qu'il n'a pas tenu à eux que ce moyen médical n'eût autant de vogue qu'aujourd'hui : on a prétendu que pour cela Fonseca n'avait pas un talent assez influent, et que Diversus n'avait pas une pratique assez loyale.

Cela ne tiendrait-il pas plutôt à une nécessité amenée par le temps, ou à l'habileté d'un certain charlatanisme ? Arnaud de Villeneuve a été copié par Mesmer, et celui-ci n'a ajouté que les baquets au grimoire magnétique.

Il faut pourtant s'avouer que la guérison de la gastrite ne tient pas toujours à l'usage des antiphlogistiques ; ceux-ci l'aggravent assez souvent, tandis que l'émétique, les acides concentrés, l'opium, la digitale, le galvanisme et les toniques la guérissent quelquefois miraculeusement : ce n'est donc pas là une inflammation. Nous avons déjà dit qu'il y a quelque chose de plus.

CHAPITRE XII.

SCARLATINE, FIÈVRE ROUGE.

Est-ce une maladie? Si l'on nous permettait de considérer l'ensemble des phénomènes, depuis l'atteinte soudaine et invisible jusqu'au dépouillement de l'épiderme, comme un tout constituant une affection, nous répondrions par l'affirmative et nous reconnaîtrions qu'au défaut de dénomination exacte et précise, il convient de prendre deux ou trois symptômes les plus saillants : le mouvement fébrile et la couleur, par exemple, et de l'appeler fièvre rouge; ou comme Tissot : cynanche purpuro-parotidée. Mercatus l'avait appelée angine gangréneuse; d'autres, angine scarlatineuse. On voit que quelques-uns regardaient l'angine comme l'affection principale, tandis que d'autres ne voyaient l'angine que comme une complication.

Sauvage, Sagar, Vogel, Cullen, Pinel, Sydenham, Frank, Corvisard, Gardien, l'ont regardée comme simplement exanthématique.

La scarlatine peut atteindre tous les âges, tous les sexes, et en toutes saisons, mais préférablement les femmes et les jeunes gens, et pendant l'automne. La plupart des médecins la regardent comme épidémique et contagieuse, mais il n'est pas prouvé qu'elle le soit toujours. Des médecins allemands ont prétendu qu'elle est plus grave et plus fréquente depuis un demi-siècle ; ce qu'ils attribuent à la vaccine, qui, ayant arrêté le molimen variolique, n'a pas suffisamment expulsé la matière, laquelle plus tard vient en supplément renforcer la fièvre rouge.

M. Miquel, d'Amboise, conduit par ces idées d'analogie entre ces affections exanthématiques, a essayé d'inoculer la scarlatine, et les résultats lui ont appris que ce serait là un excellent préservatif.

Toutefois, dans le même but, la belladone est en grande faveur, surtout parmi les Allemands ; Hahnemann, puis Bernt, sont ceux qui paraissent les premiers en avoir fait usage et en avoir proclamé hautement les succès : cependant, en France, cette substance ne jouissait pas de la même confiance ; on lit dans la *Gazette médicale* de 1832, « qu'elle ne produit pas autant d'heureux effets qu'on lui en attribue. »

Quant au traitement, on voit que Morton regardait cette affection comme une rougeole confluente, et voulait qu'on lui appliquât le même régime et les mêmes remèdes.

Sydenham dit qu'il faut laisser à la nature le soin de cette fièvre, et que, s'il est besoin de faire quelques remèdes, ceux dont on use dans la rougeole lui conviennent.

Freind, dans son *Histoire de la médecine*, dit qu'on doit saigner dès le commencement de la maladie , ainsi que dans toutes les fièvres éruptives.

L'école de Broussais veut qu'on saigne, et qu'on saigne encore.

Cependant les meilleurs praticiens s'accordent à dire que, lors même que la saignée est indiquée, il faut en user avec beaucoup de précaution, de peur des métastases , si promptes et si graves dans cette maladie. Les applications de sangsues au cou sont moins à craindre.

Diverses médications ont été proposées , essayées , et ont eu leurs succès.

Cullen employait les émétiques ; d'autres , après lui , ont fait usage du calomel et de l'acide hydrochlorique , et s'en sont bien trouvés.

M. Olivier Mayri, de Nantes , dit avoir obtenu des succès de l'application des vésicatoires à la nuque, surtout dans les cas graves.

M. Strall a employé dans une épidémie de scarlatine, en Prusse , pendant l'année 1832 , le carbonate d'ammoniaque avec un tel succès dans toutes les périodes et dans les complications les plus graves de cette maladie, qu'il n'hésite pas à regarder ce médicament comme un vrai spécifique. Des expériences ont été faites depuis , et cette prétendue spécificité est devenue très douteuse.

Une médication plus singulière a été mise en usage par d'autres médecins très recommandables, ce qui ne nous permet pas d'élever des doutes sur son efficacité : Currie voulait qu'on fît placer le malade debout, et qu'on lui répandît sur la tête et le corps un seau d'eau fraîche ; au reste , il conseillait les affusions d'eau froides à la plupart des fièvres.

Giannini allait plus loin, il faisait jeter le malade dans l'eau.

M. Carron, d'Annecy, qui a voulu modifier ce traitement, se contente de faire asperger le malade avec un goupillon, et ensuite de le faire couvrir d'un drap chaud.

M. Belitz a aussi éprouvé que les lotions fraîches, faites avec deux tiers d'eau et un tiers de vinaigre, produisent toujours de bons effets.

La scarlatine se complique facilement de l'angine, de la péripneumonie et de la fièvre maligne ; c'est ce qui a autorisé M. Sandvrith, médecin écossais, qui a suivi studieusement une épidémie grave de fièvre rouge, à en distinguer quatre formes principales, auxquelles paraissaient se rapporter ses principales complications. On conçoit, dès-lors, que le traitement doit varier suivant le besoin.

CHAPITRE XIII.

ANGINE, ESQUINANCIE.

Affection souvent plus inquiétante que dangereuse de sa nature, parce qu'elle menace de suffoquer le malade : quelquefois elle n'attaque que le derme et les glandes du cou; d'autres fois elle a son siége dans les membranes qui tapissent l'intérieur du larynx et du pharynx, et même dans les muscles de ces organes; alors le mal est plus sérieux, la difficulté d'avaler et de respirer augmente rapidement, la douleur du gosier devient plus intense, ainsi que la fièvre : il faut ici de prompts secours. La saignée est bien le remède le plus souvent indiqué, et souvent le plus efficace; néanmoins il faut reconnaître si l'angine est inflammatoire, catarrhale ou gangréneuse : cette dernière est la plus mauvaise, et trompe souvent le médecin.

Hippocrate, au chapitre 15 des *Coaques*, résume tout ce que l'on sait de plus positif sur l'angine; il fait la différence du siége de la maladie ainsi que des métastases diverses qui peuvent la terminer en bien ou en mal.

La vraie angine des anciens paraît être la trachéite , maladie très grave; cependant on trouve plusieurs espèces d'esquinancies dans le livre *des Maladies* attribué faussement à Hippocrate, et que les philologues croient appartenir à l'école de Gnide.

L'Oracle de Cos dit , dans ses Aphorismes et ses Pronostics , que, si la matière de l'angine se porte à l'extérieur, le malade est sauvé , mais qu'il est perdu si elle se porte sur la poitrine. Duret, dans ses Commentaires sur les prénotions, dit aussi qu'il faut être attentif à ne pas donner lieu aux métastases.

Arétée veut qu'on emploie tous les moyens pour attirer la maladie au dehors ; il conseille plusieurs épithèmes à cet effet : l'enflure ou la tumeur du cou garantit le malade du danger.

Aëtius fait aussi remarquer que, lorsque la maladie paraît diminuer, il est à craindre qu'elle ne se porte sur les poumons.

Quant au traitement, Hippocrate faisait saigner au bras et sous la langue; ensuite il faisait appliquer des ventouses à la nuque, derrière les oreilles et sous le menton ; pourtant il n'est pas question, dans le livre *des Maladies* que nous venons de citer, de faire des saignées, mais bien de faire usage de divers gargarismes , de certains épithèmes , et même des ventouses.

Galien recommandait le suc de brou de noix mêlé avec du miel.

Cœlius Aurelianus traitait l'angine par la saignée , l'eau chaude pour boisson , et recommandait à ses malades de se tenir la poitrine et le cou bien chauds avec de la laine qu'on aura préalablement trempée dans de l'huile douce et chaude ; toutefois il recommande de faire des saignées dans les trois premiers jours.

Alexandre de Tralles suivait, à cet égard, la même doctrine qu'Hippocrate ; il faisait saigner trois ou quatre fois, en évitant d'aller jusqu'à défaillance ; quand il ne trouvait pas les sublinguales, il saignait les jugulaires, et purgeait en même temps les personnes robustes.

Les médecins modernes ont établi de nombreuses distinctions dans ces sortes d'affections.

Sauvage fait dix-neuf espèces d'angines, et quinze espèces d'esquinancies : pour différencier ces deux genres, il dit que la fièvre accompagne toujours l'esquinancie et non l'angine.

L'auteur de la *Nosographie philosophique* les réunit sous le nom d'angine, et en fait cinq espèces.

Nous n'adopterons pas mieux la classification de M. Andral, quoique établie dans l'esprit de notre époque ; elle est parfois difficile pour quiconque n'est pas accoutumé à son langage systématique : ainsi on trouve dans le Cours de pathologie interne trois ou quatre espèces d'angines et six de laryngites, toutes sujettes à se confondre dans la pratique ; nous préférerons la distinction suivante :

Angine diphtéritique, ou croup (voyez le chapitre suivant). Caractères : rougeur et tuméfaction d'une ou des deux tonsilles ; fièvre erratique, taches blanches sur l'amygdale tuméfiée ; développement considérable des ganglions du cou; état presque stationnaire, puis la toux se manifeste et indique la propagation de l'inflammation dans la trachée et les bronches.

Angine catarrhale : rougeur intérieure du gosier; tuméfaction médiocre des tonsilles ; sécrétion muqueuse abondante ; douleur et fièvre.

Angine tonsillaire ou amygdalite : tuméfaction de l'une des deux tonsilles; déglutition douloureuse et difficile ; gonflement de la région parotidienne.

Angine couenneuse mercurielle : ulcération rongeante et chronique des tonsilles et du voile du palais; déglutition peu douloureuse; apyrexie.

Angine couenneuse commune : tuméfaction de l'une ou des deux tonsilles ; dépression ulcéreuse d'un blanc jaunâtre ; déglutition très douloureuse ; fièvre assez intense ; langue limoneuse. Cette espèce se confond souvent avec la diphtéritique.

Angine scarlatineuse : rougeur foncée de tout le gosier; gonflement des tonsilles, points blancs, puis enduit blanchâtre ; déglutition difficile et douloureuse ; incrustation couenneuse ; la fièvre la précède et l'accompagne : c'est alors la scarlatine. (Voyez *Scarlatine*.)

Angine striduleuse , faux croup : souvent confondue avec le croup , elle est inquiétante par la toux , la dyspnée, l'extinction de voix ; elle ne manifeste pourtant aucun gonflement dans les ganglions lymphatiques et les amygdales , et point de rougeur extraordinaire dans la bouche.

Morgagni et Bichat avaient distingué une autre espèce d'angine , que plus tard Bayle a appelée

angine laryngée œdémateuse : elle est caracté-
risée par une gêne constante de la respiration ,
produite par le gonflement œdémateux des bords
de la glotte.

La trachéite simule assez bien l'angine diphtéritique pour laisser dans une erreur funeste
tout praticien qui ne sera pas observateur attentif.

Quelques médecins ne se contentent pas des
divisions établies d'après la forme de la maladie,
ils distinguent les espèces suivantes , basées sur
leur nature intime :

Angine calculeuse : Félix Plater, Baillou, Kerckring et Rivière ont trouvé dans les amygdales
ou le larynx des calculs ou des concrétions occasionnant l'angustie des voies respiratoires.

Angine squirrheuse : Galien , Bonet, Ruysch,
Tulpius et Boerhaave l'ont observée.

Angine syphilitique : beaucoup de praticiens
en parlent , et dernièrement M. Rufz en a cité
plusieurs cas observés par lui-même.

Angine hystérique : elle n'est pas rare , mais
elle est ordinairement symptomatique.

Angine scorbutique : Bartholin et Frédéric
Hoffmann en parlent.

Angine arthritique : Musgrave en a parlé amplement.

Angine tuberculeuse : il est question de celle-
ci seulement depuis que les tubercules ont pris
faveur en pathologie ; ce qui ne veut pas dire
qu'elle n'existe pas , et qu'elle n'a pas toujours
existé.

Ne serait-ce pas ici, à la suite, qu'il faudrait
placer toutes les autres angines plus ou moins

épidémiques ou contagieuses, et se ressemblant plus ou moins, suivant la constitution médicale régnante ?

Mais une remarque d'autant plus importante à faire qu'elle n'est pas admise dans les écoles actuelles, c'est que les dernières espèces d'angines que nous venons de citer sont établies d'après leurs causes, et sont par conséquent en harmonie avec le traitement qui leur convient ; tandis que les angines catarrhales, tonsillaires, couenneuses et autres, ne représentent que leur manière d'être et nullement leur étiologie, ce qui conduit nécessairement à un traitement empirique.

Les modernes, en remontant jusqu'à Gui de Chauliac, ne se sont pas trop écartés des moyens curatifs mis en usage par Hippocrate.

Gui de Chauliac ordonne un lavement d'abord, puis une saignée du pied, ensuite, si les forces le permettent, une saignée du bras et même l'ouverture des ranules. Pourtant son annotateur, Laurent Joubert, blâme la saignée du pied, comme moins efficace que celle du bras.

Recolin prouve par des observations que la saignée du pied, employée concurremment avec les gargarismes répercussifs, opère des métastases sur les poumons et même sur le foie.

Rivière, dans les cas pressants, ordonnait l'émétique; cependant il était tellement partisan de la saignée dans cette maladie, qu'il la prescrivait largement et n'y trouvait jamais de contre-indication, ni menstrues, ni lochies, ni grossesses : il rapporte l'histoire d'une femme enceinte de sept mois, qui fut saignée sept fois dans un jour, et elle guérit ; toutefois , il ne parle pas de la saignée du pied.

Lanfranc, Tulpius et Van-Swieten veulent absolument que la saignée des veines sublinguales soit précédée de celle du bras. Il arrive souvent, dit Lanfranc, que le malade périt par la saignée des ranules , quand il n'a pas été précédemment saigné du bras.

Boerhaave veut d'amples saignées, des purgatifs , des boissons nitrées et acidulées, enfin même la bronchotomie.

Barbeirac veut aussi qu'on saigne abondamment, et qu'en même temps on emploie les lavements irritants et purgatifs.

Sydenham fait d'abord faire une copieuse saignée du bras, quelquefois une saignée des ranules , ensuite toucher les parties enflammées avec le miel rosat et l'esprit de vitriol ; il ordonne en même temps des lavements, et quelquefois un vésicatoire à la nuque.

Pringle donne, comme un excellent remède , une fomentation faite à l'aide d'un morceau de drap trempé dans un mélange égal d'huile commune et d'esprit de corne de cerf.

Sauvage croit que les boissons chaudes diaphorétiques, les gargarismes détersifs et répercussifs, et quelquefois des scarifications à la luette et aux amygdales, doivent suffire.

Ettmuller , aux meilleurs moyens que les praticiens emploient, en joint de baroques, tels que les fientes d'animaux, le cataplasme de nid d'hirondelle.

Les médecins actuels s'en tiennent à la saignée du bras, aux gargarismes adoucissants et aux cataplasmes émollients.

M. Romain Gérardin, qui a étudié spéciale-ment l'angine, distingue l'angine tousillaire en muqueuse et en parenchymateuse : il dit que l'application des sangsues aux régions sous-maxil-laires occasionne toujours un résultat fâcheux, en ajoutant une fluxion locale sous-cutanée à la fluxion tonsillaire ; il s'en tient aux scarifications sur les glandes, le voile du palais et sur toutes les parties enflammées ; il en obtient toujours des effets prompts et immédiats, parce que le dégorgement s'opère sur-le-champ. MM. Monge, Delaberge et Monneret ont aussi reconnu l'in-fluence fâcheuse des sangsues et l'avantage des scarifications.

Cependant M. Ranque traite avec les plus heureux succès les angines de toute espèce, même l'angine maligne, avec des gargarismes de pyrothonide. Le pyrothonide n'est autre chose que de l'acide pyroligneux : deux grains de cette substance par once d'eau d'orge, et un peu de miel, constituent le bienfaisant gargarisme.

Avec un diagnostic assez clair, avec une thé-rapeutique qui ne diffère pas trop d'elle-même, l'angine pourtant ne cède pas toujours aux moyens curatifs les plus prompts et les plus ha-bilement employés : alors elle menace la vie, et peu d'heures lui suffisent pour terminer tout d'une manière fatale.

On lit qu'Houllier, après avoir énuméré tous les moyens les plus usités, parle des secours d'Asclépiade : quelques-uns croient qu'il s'agit

d'un remède composé d'aloès et de coloquinte ;
mais d'autres pensent , avec plus de raison, qu'il
s'agit de la bronchotomie.

Or , ceci nous amène à examiner ce que les
anciens ont fait dans les cas désespérés , et même
d'après eux les modernes.

Ainsi , dans les cas d'angine suffocante , plusieurs moyens étaient proposés pour guérir ou
soulager les malades.

Hippocrate conseillait l'introduction d'un tuyau
dans la gorge, pour donner passage à l'air dans
les poumons : ce procédé fut mis en pratique
jusqu'à l'arrivée d'Asclépiade à Rome , lequel
inventa et mit en usage la bronchotomie , qu'il
conviendrait mieux d'appeler trachéotomie.

Cependant Cœlius Aurelianus , détracteur décidé de tout ce qu'avait fait Asclépiade , rejette
dédaigneusement cette opération , comme une
opération téméraire dont les anciens n'avaient
jamais parlé , et qui n'avait jamais été pratiquée.

Galien et Arétée ne sont pas plus favorables à
l'incision de la trachée-artère : ce dernier même
motive très judicieusement l'inutilité ou le danger de l'opération.

Pline est presque le seul qui loue Asclépiade
d'avoir substitué la bronchotomie à l'introduction d'un tuyau dans le gosier : procédé cruel,
qui ne devait pas obtenir des succès.

Celse , qui connaissait parfaitement la pratique
des anciens , ne parle pas de la bronchotomie ;
il se contente de conseiller de profondes scarifications , et , si elles ne produisent pas un grand
dégorgement, il regarde le malade comme perdu.

Antyllus, l'un des plus célèbres chirurgiens de l'antiquité, et dont nous ne connaissons les ouvrages que par fragments, a parfaitement expliqué les procédés de la bronchotomie dans tous les cas de suffocation.

Oribase, et après lui Aëtius, disent que tous les bons praticiens faisaient usage de cette opération, et ils en rapportent les règles les plus minutieuses avec tant d'exactitude, qu'on reconnaît bien qu'ils sont les copistes d'Antyllus : ce que d'ailleurs ils n'infirment pas.

Les arabes Albucasis et Avenzoar parlent de cette opération, mais ils n'osèrent la pratiquer. Ce dernier l'essaya sur une chèvre, et conclut qu'on pouvait en attendre des succès.

Fabrice d'Aquapendente, qui avait spécialement étudié la chirurgie des Arabes, rapporte leurs opinions sur la bronchotomie : suivant lui, Mésué disait que la cure, par ce moyen, lui paraissait bien difficile ; Albucasis, qu'il n'a vu personne dans son pays qui ait pratiqué la bronchotomie, faute d'expérience et par la crainte du blâme ; Avicenne, qu'il ne faut inciser la trachée-artère que dans les plus violentes esquinancies, quand les remèdes n'ont produit aucun effet, et que le malade est en danger de mourir ; Rhasès, qu'il ne fallait opérer que quand le malade était en danger de mort. Enfin, Fabrice d'Aquapendente termine en disant qu'effrayé par tant d'autorités, il n'a jamais fait cette opération ; cependant, il expose sagement qu'on ne doit pratiquer la bronchotomie que quand l'inflammation ou la lésion

est au-dessus et non au-dessous du lieu de l'opération.

Casserius, son élève, se prononce mieux en
faveur de cette opération ; il rapporte plusieurs
exemples de succès, et décrit avec soin la manière d'opérer.

Habicot, Salicet, Monavius, Scultet, Marc-
Aurèle Séverin, Ranchin, Lazare Rivière, René
Moreau, Bartholin, Théophime Serrier, Pur-
mann, Corneille Solingen, Dekkers, Musgrave
et autres, ont écrit en faveur de la bronchotomie, ou ont fourni des faits constatant ses
succès.

Garengeot et Louis conviennent que, si cette
opération est dangereuse, c'est qu'on la fait trop
tard.

M. Trousseau, qui l'a faite souvent dans le
croup, dit aussi qu'une des principales causes
d'insuccès est dans le retard qu'on met à la faire.

M. Carmichaël, médecin irlandais, recommande dans cette opération, non pas de faire
une simple fente, mais d'opérer une perte de
substance assez grande pour permettre le passage de l'air et des mucosités ; il dit les précautions à prendre pour opérer et éviter les troncs
artériels.

CHAPITRE XIV.

CROUP, DIPHTÉRITE.

Dans le temps que Napoléon bouleversait le monde pour se l'approprier, et qu'une succession de victoires lui donnait des royaumes, il n'avait affaire qu'à des hommes, et sa volonté était pour eux une considération qui ne leur permettait pas trop d'examiner s'il y avait lieu de faire usage du libre arbitre ; mais le destin, qui jadis avait commandé aux dieux de l'antiquité, appesantit un jour sa main sur le Jupiter de notre époque, et une maladie de rien, une affection dont le nom n'est pas même français, vint enfin révéler au grand Capitaine que la nature et le ciel, les médecins et le croup, sont des puissances qui bravent les batailles et les conquérants.

Le fils de Louis Bonaparte, regardé comme l'héritier présomptif des trônes de l'Europe, mourut de la diphtérite, et cet événement fit dans le temps un bruit dont retentirent au loin les salons, les académies et les journaux. Napoléon, étonné de ce que la science médicale ne s'était pas accommodée à ses volontés et même à ses désirs les plus légitimes , ordonna au monde savant de concourir, pour un prix de douze mille francs, au perfectionnement des méthodes curatives de cette terrible maladie. L'ordre impérial était daté du 4 juin 1807, de Finckeinstein , et ce ne fut qu'en 1811 que Royer-Collard fit un rapport sur les divers mémoires présentés : Jurine , Albert de Brêmen , Vieusseux, Caillau et Double , furent les plus remarquables des concurrents , et furent couronnés ou mentionnés.

Dès ce moment une forte impulsion fut donnée à l'étude du croup , et l'on vit Royer-Collard , Valentin , MM. Blaud , Desruelles et Guersent , soit dans les Dictionnaires de médecine , soit dans des ouvrages spéciaux , enrichir le domaine de la science de leurs écrits et de leurs recherches.

Enfin M. Bretonneau vint et tenta de refaire la doctrine admise , en détruisant même les idées basées sur les faits : il veut qu'on considère le croup , l'angine maligne et la gangrène scorbutique comme une seule et même phlegmasie ; bien plus, il prétend, appuyé sur des faits , que si la diphtérite a son siége ordinaire dans l'arrière-bouche et le larynx , elle se propage dans la bouche , les fosses nasales , les téguments extérieurs , les membranes muqueuses des organes génitaux. MM. Trousseau et Ramon ont prouvé la vérité de ces assertions : tantôt ils voient la peau devenir érysipélateuse , et puis produire la membrane diphtéritique ; tantôt ce sont les vésicatoires qui, après l'épiderme enlevée , se couvrent de la même membrane.

Les diverses observations sur le croup ont amené des dissentiments parmi les médecins : ainsi, M. Bricheteau ne veut pas qu'on confonde cette maladie avec l'angine maligne et la gangrène scorbutique, et il en établit sagement les différences.

MM. Bretonneau et Lobstein pensent que le croup se produit par contagion ; M. Louis et quelques autres ne le croient pas : un journal étranger, le *Siebold's journal*, rapporte une observation de M. Rast sur une petite fille de six ans, qui a été atteinte douze fois du croup; ce qui est contraire à la manière d'agir de tout principe contagieux.

Il est aujourd'hui avéré que cette affection peut atteindre les adultes ; on en cite des faits.

Tous ces travaux, ces études, ces opinions, feraient facilement croire à la génération présente que la connaissance du croup ne date que de quelques années, si nous omettions de dire que les anciens ont traité cette maladie sans l'avoir bien distinguée de ses analogues : Hippocrate, Cœlius Aurelianus, Celse, Galien, donnent des faits qui se rapportent à une espèce d'angine très meurtrière, et l'on voit qu'Arétée employait l'alun. C'est sur la fin du seizième siècle que Baillou, ainsi qu'on le voit dans ses Consultations médicales, parle d'une manière trop claire de cette affection pour s'y méprendre : on y lit que, par une autopsie cadavérique, il avait reconnu la fatale membrane tapissant la trachée-artère.

Malgré ce trait de lumière, la science resta stationnaire jusqu'en 1748, que Ghisi, en Italie, et Star, en Angleterre, observèrent cette maladie ; mais peu d'années après, et successivement, Roland Martin, Rosen, Wilke, Bergius, Hillary, Van-Bergen, François Home, Murray, Crawfort, Michaelis, apportèrent leur tribut de recherches et de travaux à l'histoire de cette maladie. Mais encore on s'aperçut qu'il manquait beaucoup à la lucidité du diagnostic et à la précision de la thérapeutique ; les faits plus nouvellement recueillis par Vieusseux dans un mémoire couronné par la Société de médecine, et ceux publiés par Vichmann, Pinel, Archer, Swilgué, Portal, Chaussier, Desessarts et Carron, prouvèrent que la science avait marché, et pourtant des faits plus nouveaux encore disent qu'on est loin du but.

Plusieurs méthodes de traitement ont été essayées avec des succès divers.

Beaucoup de praticiens s'en tiennent aux émissions sanguines ; mais M. Bretonneau les repousse comme nuisibles, et s'en tient préférablement aux fumigations de chlore et à l'attouchement de la fausse membrane avec l'acide hydrochlorique concentré. C'était bien là le traitement employé avec bonheur par Van-Swieten ; cet illustre praticien trouvait que l'esprit de sel marin était la seule ressource pour fondre et dissoudre la concrétion pelliculaire. Lepecq de la Clôture appuie cette médication de sa pratique particulière : il dit que, pendant les épidémies de 1771 à 1776, l'application topique de l'esprit de sel guérissait presque tous les malades.

M. Guibert a une prédilection telle pour l'émétique , que quelques praticiens ont trouvé de l'exagération dans ce moyen.

Rush, Hamilton , Autenrieth , MM. Guersent, Billard d'Angers et Marcus font usage du calomel ; ce dernier le donne à la dose extraordinaire de deux cents grains par jour. Jean Stearns , des Etats - Unis , proclame le mélange du calomel avec le verre ciré d'antimoine.

Le sulfure de potasse , regardé par Chaussier comme un spécifique , fut recommandé par le Gouvernement lui-même. Cette substance avait déjà été recommandée sous la forme de sirop par Willis et Boerhaave,

Hoffmann , médecin du grand-duc de Hesse , et MM. Serlo et Mahis , ont obtenu d'heureux succès du sulfate de cuivre à la dose de deux , trois et quatre grains.

Le *polygala seneka* a aussi eu sa vogue et ses succès. Archer prétend que cette substance ne manque jamais son effet , en l'administrant quand la concrétion membraniforme commence à paraître.

M. Grahl, de Hambourg , proclame une méthode douce et facile , et , si elle a des succès , elle ne peut manquer de se répandre : elle consiste à plonger dans un bain chaud les deux bras de l'enfant pendant dix ou quinze minutes ; on recommence toutes les heures. Des éternuements , des écoulements de mucosités , une respiration plus libre annoncent le mieux qui s'opère, et le malade est bientôt rétabli.

M. Wauner, médecin à Rambouillet , a obtenu des résultats avantageux des bains de vapeur d'eau.

M. Harders, de St-Pétersbourg, conseille les affusions froides : cette méthode, tout-à-fait hyperboréenne, peut avoir des succès dans la localité où elle a pris naissance.

Enfin, que n'a-t-on pas essayé ? vomitifs, purgatifs, fumigations, lavements, cautères, et, malgré tous ces secours, la suffocation est imminente ; il ne reste plus qu'une seule ressource : c'est la trachéotomie.

Cette opération est très ancienne (voyez *Angine*) ; elle fut inventée par Asclépiade, et plus tard décrite par Avicenne et Paul d'Egine : ce dernier fait la remarque qu'elle est rarement suivie de succès. Dans nos temps modernes, Louis, Maunoir, Pelletan et Dupuytren l'ont pratiquée fréquemment, et assurent qu'elle réussit très bien pour l'extraction des corps étrangers, mais très rarement dans le croup.

Cependant la plupart des praticiens disent que les insuccès sont dus au retard qu'on met à faire cette opération ; on attend trop souvent que les forces du malade s'épuisent, que les poumons s'engouent et que l'asphyxie soit trop avancée.

Toutefois, l'incision de la trachée-artère ne suffit pas : il faut voir quels soins minutieux, quelle adresse, quelle prévoyance sont nécessaires pour que la réussite soit assurée. M. Trousseau raconte que, sur vingt-un cas de trachéotomie, sept seulement ont été sauvés ; il est vrai que cette opération était faite comme un dernier espoir de salut, et par conséquent peut-être un peu tard.

Après l'ouverture de la trachée-artère, qui

n'est qu'un moyen dilatoire, il faut détruire la membrane diphtéritique. MM. Bretonneau et Trousseau se servent pour cela d'une dissolution de nitrate d'argent ; d'autres praticiens ont préféré
l'acide hydrochlorique , d'autres encore l'acide
phosphorique : ce dernier acide a la propriété de
dissoudre les produits fibrineux et membraneux
qui menacent d'asphyxier le malade , malgré
l'opération. M. Auguste Boyer, dans la *Gazette
médicale* de 1834 , raconte la manière de procéder à cet égard.

CHAPITRE XV.

COQUELUCHE, BRONCHITE ÉPIDÉMIQUE.

Les anciens copiaient la nature telle qu'elle se présentait, dans sa marche régulière comme dans ses désordres : aussi reconnaissons-nous les tableaux qu'ils nous ont laissés dans toute leur naïveté, et sans aucune de ces précisions systématiques que nous avons adoptées entre nous pour nous entendre ; il faut lire leurs œuvres, et non s'en rapporter aux titres de leurs chapitres, pour les comprendre mieux.

La coqueluche a passé pour une affection nouvellement décrite, et cependant Hippocrate, Avicenne et Mésué en ont parlé, et nous ne savons pas trop ce que les modernes ont ajouté à son histoire. M. Andral lui-même dit : « Dans « l'état actuel de la science, il est impossible « de caractériser anatomiquement la coquelu- « che. Il y a à la fois élément inflammatoire et « élément nerveux ; » ce que nous ne comprenons pas trop, parce qu'il n'y a pas d'inflammation sans le concours du système nerveux : c'est la faute de la logique médicale, et non celle de M. Andral.

Plusieurs médecins croient que le siége de cette affection est dans les nerfs pneumo-gastriques et trisplanchniques.

M. Webster, médecin de l'hôpital des enfants à Londres, pense que la coqueluche dépend d'une affection de la tête et non pas des organes respiratoires.

Waldschmid, Ettmuller et Dolæus croyaient qu'elle était occasionnée par le séjour de mucosités acides et ténaces dans l'estomac.

La bronchite épidémique est une maladie particulière au premier âge, et cependant elle attaque les adultes et même les vieillards. Stoll, Millot, MM. Gardien, Guersent et Th. Guibert l'ont remarqué. Elle atteint indifféremment les enfants de toutes les classes de la société, et plus souvent les filles que les garçons; elle est contagieuse et épidémique, et comme telle elle attaque rarement le même sujet plus d'une fois dans sa vie.

Son traitement a subi tous les essais possibles, et il est résulté que les meilleurs moyens de guérison ont obtenu plus ou moins de succès, et que tous quelquefois ont été plus ou moins nuisibles.

Brown dit franchement que dans la coqueluche le traitement par les vomitifs est funeste; ce qui est bien opposé à la pratique d'un grand nombre de médecins. Cette affection, suivant lui, cède au traitement sthénique.

Marcus, médecin d'un grand mérite, quoique d'un esprit versatile et léger, après avoir été partisan du Brownisme, finit par recommander les antiphlogistiques et surtout les saignées générales.

Sydenham dit que cette maladie, si rebelle et si opiniâtre, se guérit par la saignée et par les purgatifs doux et réitérés ; c'est la seule méthode qui lui ait réussi.

Huxam ordonne aussi la saignée, s'il y a pléthore ; mais il insiste sur les vomitifs doux et les purgatifs : l'ipéca, l'oxymel, la rhubarbe, le calomel, les fleurs de pêcher.

Jean Burton vante beaucoup un certain remède composé d'extrait de quina et d'une petite partie de cantharides et de camphre.

Loiseleur-Deslongchamps et M. Dufresnoy, de Valenciennes, vantent le narcisse des prés comme un excellent remède.

Willis prescrivait un régime très sévère, et ordonnait le bochet fait avec les bois sudorifiques et la corne de cerf, et par intervalle les antispasmodiques.

Baglivi citait le polypode de chêne comme un bon remède.

Cheyne proclame comme un excellent moyen un sirop fait avec les cloportes, le vin blanc et le sucre.

On sait la vogue et les grands succès qu'obtint la pommade à laquelle Autenrieth a donné son nom. Cependant M. Guersent ne s'en soucie pas, il la trouve trop irritante ; il lui préfère des frictions sur la poitrine avec l'essence de térébenthine ; il se sert encore avec beaucoup de succès de pilules composées parties égales d'extrait de belladone, de ciguë et d'oxide de zinc.

Hufeland a recommandé l'usage de la belladone ; mais, dans la troisième période de la maladie , il employait l'extrait de jusquiame.

M. Ramm traite et guérit la coqueluche avec
l'extrait de pulsatille à la dose d'un demi-grain,
et même un grain , trois fois par jour.

M. Kopp recommande expressément l'assa-fœtida comme très avantageux : ce médicament
modère la toux, et termine promptement la maladie.

M. Webster, déjà cité , établit le traitement
sur des saignées locales au front et derrière les
oreilles , ensuite sur le calomel , la digitale et les
épipastiques.

On lit, dans la *Gazette des Hôpitaux* de 1834,
que M. Corsin s'est servi avec succès d'un emplâtre de ciguë , de diachylum et de poix de
Bourgogne. M. Thiel a employé l'acide hydrochlorique étendu dans de l'eau édulcorée.

Enfin, M. Andral termine ainsi son article sur
la coqueluche : « Les méthodes de traitement,
« qui réussissent très bien dans certaines cir-
« constances, sont sans effet dans d'autres , et
« cela tient à des modifications de l'organisme
« ou du monde extérieur, dont la nature et l'es-
« sence nous sont complétement inconnues. »

CHAPITRE XVI.

INFLAMMATION DE POITRINE ; PLEURÉSIE ET PÉRIPNEUMONIE.

Cette maladie est très remarquable par la promptitude de l'invasion, la rapidité de l'accroissement et le danger de la terminaison.

Dans les autres affections les plus graves, une disposition primitive, une faiblesse des organes, dénonce à l'œil du médecin exercé l'orage qui se prépare, et la prévoyance ne dicte point alors des soins superflus ; mais ici le trait de la mort atteint soudainement la santé la plus florissante. Ce sont de jeunes gens, ce sont des hommes dans la force de l'âge, ce sont de jeunes femmes qui succombent, et par des causes bien différentes.

Tous sont autant de victimes que se partagent les excès dans les pénibles travaux des champs et les exercices plus agréables de la chasse, de la danse et de l'équitation. Les mouvements de l'air, les changements de température, la transition subite d'un état de vie à un autre, ne sont pas moins funestes; et l'on dirait quelquefois que la mort n'est plus ici le résultat de l'imprudence, mais bien une fatalité qui doit nous atteindre partout en dépit de nos soins.

Lorsque dans ces réduits charmants, embellis par le luxe et animés par les sons de la lyre, vous êtes entraînée par les émotions du plaisir et des efforts qui nous étonnent, vous ne vous doutez pas, Clytia, qu'au seuil de ce sanctuaire du plaisir vous touchiez à la porte du tombeau ; à peine de retour dans les bras de votre mère ou de votre époux, le germe funeste se développe ; vous vous faites illusion encore, mais la tendresse de vos parents est bientôt désabusée : en vingt-quatre heures le mal se confirme, et quatre jours après nos larmes attestent à vos voisins étonnés votre imprudence et votre perte et nos regrets.

Aucune maladie n'est mieux connue que celle-ci, à ce que disent les médecins de nos jours. L'anatomie pathologique démontre à l'œil son siége et ses ravages ; le pronostic établit l'époque certaine de sa terminaison ; la thérapeutique fournit des moyens assurés contre le danger : et pourtant d'inconcevables exceptions renversent tout cet édifice médical, et jettent quelquefois le médecin le plus sage dans le scepticisme le plus décourageant.

En effet, les inflammations de poitrine ont une terminaison plus diverse et plus différente encore que les causes qui les ont produites, et qui pourtant sont très nombreuses. On leur donne le terme de huit jours pour leur issue ; quelquefois elles devancent ce temps, d'autres fois elles vont beaucoup au-delà ; dans quelques circonstances leur aspect est plus effrayant que dangereux , et dans d'autres le malade expire au moment où le médecin s'attendait à voir couronner ses soins du plus heureux résultat.

Ces surprises , ces déceptions , ces démentis de notre art , viennent de ce que nous avons l'habitude de croire là où il faut douter ; de mettre le positivisme où règne l'incertitude ; de fixer des limites où il ne peut y en avoir ; de donner à la nature les bornes de notre esprit ; de méconnaître la force qui meut la matière, pour n'étudier que celle-ci ; et de voir enfin dans nos organes malades des faits consommés , au lieu de rechercher comment ils sont produits.

Enfin , que savons-nous dans les inflammations de poitrine si communes et , dit-on , si connues ? Assurément, entre la pleurésie et la péripneumonie, l'action morbide ne peut s'expliquer de la même manière : dans cette dernière affection , la gravité du mal naît de la difficulté que l'organe pulmonaire éprouve à remplir ses fonctions , plutôt que par les conséquences ordinaires de l'hypérémie, et c'est l'asphyxie qui termine la vie. Mais qu'il y ait vomique , caverne , hépatisation , pourvu qu'il reste au poumon un lobe dans son intégrité pour absorber encore l'air vital , l'existence se soutient ; et quoique celle-ci perde un peu de son énergie, toutes les fonctions marchent encore assez pour arriver au terme commun où tout doit finir.

La pleurésie ne se présente pas sous des rapports semblables : on en guérit , et l'on devrait toujours en guérir ; mais on en meurt souvent sans qu'on puisse expliquer pourquoi l'un a lieu plus que l'autre, et sans qu'on puisse attribuer au trouble des fonctions de la plèvre la cessation de la vie.

Il faut donc rester dans l'empirisme plutôt que de consentir à reconnaître, au-delà de la lésion matérielle, une autre lésion non appréciée différemment que par l'issue funeste de la maladie.

Pour quiconque étudie et réfléchit, l'inflammation pleurétique est loin d'être toute l'affection ; elle n'est tout au plus que le signe de l'impression funeste qui a frappé l'organisme.

Il y a sans doute là quelque chose de typhoïde : non pas que l'on sache mieux ce que c'est que typhus ; mais la sinistre étymologie de ce mot supplée en quelque sorte à ce qu'on ne sait pas, et l'on se représente un résultat de malédiction et de mort, né du courroux des dieux et des vapeurs pestilentielles de la terre. Excusez-moi, contemporains, cette expression a vieilli ; mais c'était ainsi que les anciens expliquaient un état morbide, que nous expliquons plus mal qu'eux, parce que nous rabaissons à une portée commune des faits que nous ne pourrions comprendre qu'en nous élevant nous-mêmes.

Certainement les modernes ne se placent pas ainsi dans les régions élevées qui dissimulent la mesquinerie des combinaisons scientifiques, et parce qu'ayant répudié dans leurs explications les rapports de l'être créé avec la puissance créatrice, ils ont pris sur eux-mêmes l'engagement de tout dire, et sont forcés à chaque instant de se démentir.

Mais enfin il y a quelque chose de frappant dans le langage des adeptes de Cos, de Gnide et de Smyrne : ce sont de certaines opinions particulières aux médecins qui ont précédé ces écoles, et l'on voit la famille des Asclépiades et Hippocrate lui-même en faire hommage aux générations médicales antérieures ; ils en parlent, comme nous, dans nos velléités de justice et de raison, nous parlons d'Hippocrate lui-même. Ce dernier, en traitant de la pleurésie grave, dit, dans le 2ᵉ livre des *Coaques :* « Les anciens « ont nommé ces malades *frappés, attoniti.* » Il dit encore en parlant des pleurétiques, dans le livre du *Régime des maladies aiguës :* « Les « anciens croyaient que ces malades périssaient « comme les *foudroyés, siderati.* »

Assurément on ne peut se dissimuler qu'une funeste sidération ne frappe quelquefois, sans raison médicale, les sujets les plus vigoureux, les mieux constitués, ceux à qui tout était promis pour rester longtemps sur la terre ; c'est une pleurésie, dit-on alors : certes ! une telle pleurésie ne comporte pas une simple hyperémie de la membrane séreuse ; il y a ici quelque chose de plus.

L'honorable et bénévole praticien qui exerce sur la foi de l'école ne s'inquiète guère de ce qui a été dit il y a deux mille ans, ni si Hippocrate a été devancé par d'autres ; il s'en rapporte. Mais aussi quand de foudroyants mécomptes viennent l'arracher à la douce quiétude de son

expérience bornée, s'il n'a la force d'esprit nécessaire pour remonter aux causes extra-maté-
rielles de ses revers médicaux, il se dit : « La
maladie était grave, le malade est mort. » Il ne
peut s'exprimer autrement, c'est toute la mesure
de sa logique.

Ce n'est pas là un médecin tel qu'on l'entend
dans le siècle des lumières, mais c'est un médecin tel qu'on en fait.

La pleurésie, si bien décrite, quant à ses
formes extérieures, par les anciens et surtout
par Arétée qui peut nous servir de modèle, est
une affection inconnue relativement à sa nature
intime. Le scalpel, qui dans ces derniers temps
s'était chargé de répondre à toutes les questions,
n'est devenu plus tard, après mûre réflexion,
qu'un moyen d'erreur ; parce qu'en nous mon-
trant le seul objet qui le compète, il détourne
nos yeux de dessus d'autres objets qui doivent entrer dans des considérations communes à tous.

C'est ainsi que, dans l'inflammation pleurétique, il nous montre la membrane séreuse tuméfiée, engorgée, suintant des liquides séreux ou
purulents, recouverte de concrétions membra-
niformes; mais il ne nous explique pas que ce
sont là les résultats d'une despumation nécessaire
(nous nous servons ici du terme de Sydenham),
d'une despumation qui eût pu se faire d'une
autre manière et par d'autres voies , suivant les
conditions où se trouvent la maladie et le malade :
une sueur, un flux d'urine , une évacuation quel-
- conque , naturelle ou provoquée par l'art, eût
amené une solution différente , et la suppuration

ou la formation de tissus anormaux n'eût pas eu lieu. Il ne faut donc pas regarder ces tissus ou ces liquides épanchés comme des états consécutifs nécessaires ; ce sont des excrétions qui n'ont pu se faire jour. Le moindre routinier de village sait tout cela.

Sous quelque rapport donc que nous soyons amenés à traiter la question de la membrane séreuse, nous sommes en mésaccord continuel , et si les poumons ont une importance majeure par leurs fonctions, il y a aussi pour leurs lésions un degré de gravité qui peut se justifier jusqu'à un certain point suivant l'état de la science ; mais la plèvre ! nous ne connaissons pas ses relations avec le principe de la vie, et son importance est trop minime dans le jeu de nos fonctions : elle est du luxe dans l'économie animale, aussi bien que la rate et le thymus.

Nous avons dit ce que les anciens , antérieurs à Hippocrate , pensaient des pleurétiques ; nous allons voir qu'en s'éloignant de ces idées primitives , les opinions ont singulièrement varié depuis Hippocrate lui-même

La pleurésie a été appelée fièvre pneumonique , phlegmon de la plèvre , maladie costale , passion pleurétique, dard , pointe , plèvre enragée , péripneumo-pleurésie. La péripneumonie a, de son côté, reçu les noms de pneumo-pleurésie, pulmonie-pneumonie , péripleumonie pulmonaire, et pulmonie. Cette nombreuse nomenclature indique assez les nombreux rapports de ces deux affections , qui, en effet, dans la pratique ne constituent ordinairement qu'une seule et même maladie.

Bordeu, le sage Bordeu, fondé sur l'étude d'Hippocrate, réunit tous les arguments propres à démontrer que la pleurésie et la péripneumonie ne sont qu'une seule et même affection dans laquelle il y a quelquefois une tension inflammatoire, mais toujours un engorgement humoral.

Pringle, qui d'abord avait distingué les pleurésies d'avec les péripneumonies, se rétracta en disant que ces maladies étaient une seule et même affection, attendu que les poumons étaient toujours affectés sans la plèvre, et la plèvre jamais sans les poumons.

Valentin, de Nancy, va bien plus loin ; il pense que la pleurésie proprement dite n'existe pas, elle n'est qu'une affection secondaire ; aussi le traitement qu'il met en usage se ressent de son opinion : il a obtenu, dit-il, de si grands succès, dans les inflammations de poitrine, des vomitifs, qu'il s'en sert dans tous les cas ; rarement il a eu recours aux saignées, et seulement comme auxiliaire : il a plus souvent employé les vésicatoires sur le point douloureux.

Le savant Triller, que Goulin a dénigré par jalousie d'érudition, Triller qui a fait de grands travaux dans ces maladies, les appelle, ainsi que Dehaën, pleuro-péripneumonies. Il rapporte que Pierre Servius, ayant, dans une pleurésie épidémique à Rome, ouvert plus de trois cents pleurétiques, ne vit pas dans un seul la plèvre affectée, mais bien la surface et même un lobe du poumon détruits et gonflés de matière putride. Haller, Lieutaud, Morgagni, ont confirmé

cette assertion. Ce dernier, en même temps,
d'après une suite d'observations contradictoires,
dit avoir remarqué des vestiges d'inflammation
de la plèvre dans les cadavres de quelques sujets
qui n'avaient éprouvé aucune douleur au côté; il
cite, entre autres, un individu atteint de pleurésie
avec douleur au côté droit : l'ouverture du cadavre fit voir la lésion de la plèvre au côté gauche.
Lieutaud dit bien que la toux, la douleur et la
difficulté de respirer, peuvent encore manquer à
l'inflammation pulmonaire : il en a vu des exemples dans l'épidémie qui régna en 1754.

Chesneau ne s'arrête pas au point de côté pour
établir son diagnostic ; il prétend que le pouls
dur dénote particulièrement la vraie pleurésie :
« Il me suffit, dit-il, que la dureté du pouls
« caractérise parfaitement ce mal. »

Hippocrate admettait plusieurs affections aiguës de la poitrine : si la bile et la pituite s'arrêtent au côté, dit-il, elles produisent la pleurésie ; si elles se fixent sur les poumons, elles
forment la péripneumonie : il ne distinguait ces
maladies en inflammatoires, en bilieuses et en
érysipélateuses, que par rapport au traitement.
Il ne donne pas une description aussi précise de
la pleurésie qu'Arétée, mais il insiste tellement,
surtout dans les *Coaques*, sur les signes que
fournit l'expectoration, que tout ce qu'il dit est
frappant de vérité.

Dioclès de Caryste, qui parut peu de temps
après Hippocrate et qui méritait de lui être
comparé, suivant Pline, est le premier médecin
de l'antiquité qui ait bien distingué la pleurésie

d'avec la péripneumonie : il place le siége de la première dans la plèvre, et celui de la seconde dans le parenchyme pulmonaire.

Au contraire, Démétrius d'Apamée, suivant Cœlius Aurelianus, n'admettait pas cette distinction, et soutenait que la pleurésie et la pneumonie constituent la même maladie à des degrés différents.

Celse, qui a parfaitement résumé dans ses excellents livres toute la médecine des anciens, donne les vrais caractères de la pleurésie; mais aucun, ni Hippocrate lui-même, n'atteint au degré d'exactitude et de précision que met Arétée dans la description de l'inflammation de la membrane pleurétique.

Voici encore quelques opinions sur la nature de la pleurésie :

Aristote la définit : une coction ou un épaississement dans la matière liquide;

Apollonicus : une affection passagère et soudaine qui a quelquefois son siége dans les parties du poumon, et qui n'est souvent accompagnée d'aucune tumeur;

Asclépiade : un écoulement d'humeurs passager et rapide qui a son siége dans les parties intérieures du côté, accompagné de fièvre et de tumeur;

Gordon : un apostème chaud, qui a son siége dans les tuniques qui tapissent l'intérieur de la poitrine;

Van-Helmont : un déchirement de la plèvre, laquelle se sépare des côtes, non point par le poids de la pituite qui découle du cerveau, comme

les anciens l'ont cru, mais par les efforts convulsifs de l'archée, ou une acidité étrangère engen-
drée par cette même archée ;

Junker : une fièvre aiguë, continue, inflammatoire du deuxième ordre, par le moyen de
laquelle le principe actif dirige les humeurs vers
la poitrine ;

Sennert : une inflammation des côtés, s'éten-
dant jusqu'aux poumons par le moyen de la veine-
cave ou de la veine-azigos.

Quant aux moyens curatifs, Hippocrate, dans
son livre du *Régime dans les maladies aiguës*,
cite un moyen de soulagement très employé
contre les points de côté : c'est l'application de
l'eau chaude dans une outre ou une vessie ; il
parle encore de quelques applications sèches
qui, dit-il, calment mieux la douleur que la saignée. Le bain est très avantageux pour les pleurétiques et péripneumoniques, qui avaient l'habitude d'en faire usage en bonne santé. Cependant,
dans le même livre, si le sujet est vigoureux et
que la saison soit convenable, il prescrit la saignée du côté malade, même jusqu'à défaillance.
De plus, il purgeait souvent et surtout dans la
péripneumonie, qui ne se guérit pas, suivant lui,
sans évacuation, surtout si elle est violente ; il
recommandait, entre autres moyens médicaux,
un look fait avec le miel, les pignons et le galbanum.

Arétée veut qu'on applique les sangsues sur
le point douloureux, qu'on fasse des scarifications au même endroit, et enfin qu'on applique
des ventouses et des cataplasmes. On remarque

qu'il est le premier médecin qui ait appliqué les cantharides à l'extérieur ; du reste , ici , comme dans toutes les affections aiguës , il ne prescrivait presque rien , mais il surveillait beaucoup le régime.

Asclépiade saignait dans la pleurésie à cause du point de côté , et , par une bizarrerie de sa pratique , il ne saignait pas dans la péripneumonie ; mais c'étaient le régime et tous les secours de l'hygiène qui lui offraient ses principaux moyens médicaux.

Celse recommande la saignée , ou tout au moins , si le malade est faible et la douleur médiocre , les ventouses , et pour boisson , la décoction d'hyssope et de rue ; il prescrit aussi les sinapismes sur la poitrine.

Alexandre de Tralles , celui des anciens qui se rapproche le mieux d'Hippocrate et pour la définition de la maladie et pour son traitement , admet plusieurs espèces de saignées , conseille de faire des scarifications, et puis de finir par des ventouses.

Cœlius Aurelianus est moins satisfaisant ; mais il faisait un grand usage des ventouses.

Les Arabes , en se conformant aux principes des médecins précédents, avaient renchéri sur la nécessité de saigner.

Les médecins modernes offrent plus de divergence dans leurs opinions que les anciens , par conséquent le traitement présente plus de particularités.

Les émissions sanguines avaient surtout provoqué de graves discussions, à cause de leur importance dans les affections de poitrine ; ainsi la théorie de la saignée, à la renaissance des lettres, occasionna une dispute relativement au côté où elle devait se pratiquer : Brissot, d'après Hippocrate, Celse et Galien, voulait qu'on saignât du côté affecté ; ses adversaires, soutenus de l'autorité d'Arétée, de Cœlius Aurelianus et des Arabes, défendaient le contraire. Son opinion prévalut à Paris ; mais, en Espagne, elle fut condamnée par un décret de l'université de Salamanque.

Il y a quatre-vingts ans que, dans les maladies inflammatoires et fébriles, on faisait six et même huit ou dix saignées, et depuis on est tombé dans un excès contraire.

Mais enfin, depuis quelques années, on a rappelé de cet oubli de la saignée, et M. Bouillaud surtout a préconisé une méthode qu'il appelle jugulante et qui consiste à saigner copieusement coup sur coup. Cependant cette méthode n'est pas nouvelle, elle rappelle les temps de Botal : Huxam, il y a cent ans, faisait des saignées promptes et copieuses ; Sydenham en faisait autant, Dehaën autant.

Willis veut aussi que l'on traite les malades par des saignées copieuses et fréquentes, ou par les sueurs.

Hecquet, qui de son temps jouissait d'une grande réputation, démontrait que la saignée du pied entraînait les plus grands dangers ; il préférait souvent l'artériotomie à toute autre saignée.

Barthès employait volontiers les vomitifs ; néanmoins il donnait la préférence à la saignée, même dans la pleurésie et la péripneumonie maligne.

Sydenham a dit que, dans le commencement de ces maladies, l'ouverture de la veine pouvait tenir lieu de celle de la trachée-artère ; cependant il convient qu'il y a des cas où la saignée peut être nuisible. Quelquefois il purgeait de deux jours l'un avec des minoratifs , d'autres fois il purgeait et saignait alternativement.

Hoffmann regardait ces affections comme des fièvres inflammatoires ; il jugeait la saignée utile au commencement, et recommandait de tenir le ventre libre avec les minoratifs.

Tissot et Buchan assurent que deux saignées ne nuisent presque jamais dans les premiers jours d'une pleurésie. Devoulonne dit : « Je fais « saigner le malade , non pour la guérison de « la maladie qu'il a , mais pour prévenir un en- « gorgement inflammatoire qui n'existe pas en- « core, et que je crains. »

Méad conseille de saigner autant qu'il le faut pour enlever la douleur et la toux. Si cela ne se peut, il faut user d'un vésicatoire. Son commentateur, Clifton Wintringham, dit : « Mon expé- « rience m'a appris que la saignée seule guérit « cette maladie , et que tout ce qu'on nous « débite de la résolution et des efforts de la na- « ture sont de véritables chimères. »

Coste veut qu'aussitôt que le poumon est enflammé, on désemplisse les vaisseaux par plusieurs saignées répétées vivement et continuées jusqu'à ce que la respiration soit libre et que la fièvre ait presque disparu ; il vante en même

temps les effets merveilleux du nitre et des alca-
lis pour faire expectorer, et rejette toutes les
substances grasses.

On trouve également, parmi les meilleurs praticiens, des partisans plus modérés de la saignée,
et même d'autres qui n'en font pas grand cas.

Ainsi Baglivi dit qu'il faut se servir de la saignée avec beaucoup de circonspection, quoique
très utile ; il ajoute que les purgatifs sont nuisibles au commencement, et les forts diaphorétiques encore davantage : c'est par l'expectoration
que, suivant lui, ces maladies doivent se guérir,
et non par des évacuations qui ne viennent pas
de la partie affectée.

Duret convient qu'on doit commencer le traitement par la saignée, mais ensuite il a une plus
grande confiance dans les purgatifs.

Pierre Foret, son contemporain, d'après des
observations recueillies en Hollande, et d'après
lesquelles ces maladies seraient tantôt épidémiques et tantôt sporadiques, et ayant, en grande
partie, des symptômes communs aux fièvres,
en concluait qu'elles devaient être traitées comme
ces dernières.

Baillou, regardant toutes les douleurs de côté
comme des fluxions, admet la saignée et les
purgatifs ; mais il préfère ceux-ci, et ajoute :
« Nous saignons et nous multiplions les saignées
« à mesure que les douleurs augmentent ; nous
« faisons mal, parce que nous troublons la mar-
« che de la nature, et nous causons la mort de
« bien des malades. »

Huxam divise ces maladies en inflammatoires

et en humorales : dans les premières il regarde
la saignée comme absolument nécessaire , et se
borne en général aux adoucissants et aux tempérants ; mais ce qu'il y a de particulier dans sa
pratique , c'est une prédilection pour le diacode,
surtout après la saignée.

Il n'est pas le seul qui ait employé un tel calmant dans les inflammations de poitrine ; Barbeyrac , entre les saignées et les minoratifs, veut
qu'on use sans difficulté des narcotiques au commencement et dans les progrès de la pleurésie ,
quoiqu'elle soit jointe à la péripneumonie : il n'y
a pas de remède , suivant lui, plus propre que
le laudanum à arrêter la fluxion.

Barbette dit qu'il n'y a pas de meilleur remède
sur la fin de la maladie, que le sirop de nicotiane
ou de tabac.

Rivière admet quatre espèces de péripneumonies , d'après les quatre humeurs galéniques ; il
rapporte , ainsi que Zacutus Lusitanus, des exemples de guérison par les scarifications et les ventouses , et tous les deux recommandent dans les
topiques l'*album græcum.*

Ettmuller dit que , de tous les secours qu'on
peut donner aux pleurétiques , les sudorifiques
sont les plus salutaires , entre autres, l'antimoine
diaphorétique.

Wagret regardait comme spécifique un certain
remède de son invention, et qui fut rendu public
par ordre du duc d'Orléans , régent. Ce remède
n'était autre qu'une décoction sudorifique à laquelle on ajoutait du quina et de l'eau-de-vie ;
en même temps il fallait faire deux ou trois sai-

gnées , surtout aux pieds. Il disait qu'on n'avait jamais vu un malade passer le cinquième jour sans être guéri.

Sylvius Deleboé employait principalement les sudorifiques , et avec succès.

Ruland était également très heureux avec des potions antimoniées , et surtout avec le kermès minéral.

Théophile Lobb guérissait la vraie pleurésie sans saignée , mais avec des sudorifiques , des cordiaux, des emplâtres et des vésicatoires.

La plupart des modernes emploient beaucoup les vésicatoires, quelques-uns sur le lieu où se fait sentir la douleur directe , et qu'on présume être le siége de la maladie ; d'autres sur le lieu de la douleur réfléchie , ce qu'ils expliquent par la sympathie. Cette dernière pratique est celle de Pouteau.

Tennent , médecin à Philadelphie , employa le premier, avec beaucoup d'avantages , le *polygala seneka* contre les inflammations de poitrine. Méad , Duhamel , Jussieu , Trew et autres, éprouvèrent également les vertus de cette plante. De Saint-Fresne , médecin de Caen, dans les péripneumonies suppurées , avait éprouvé les heureux effets du polygala de Virginie.

La matière qui fait l'objet de ce chapitre ne nous permet pas trop un certain ordre dans l'exposition des opinions et des traitements divers dans les inflammations de poitrine, et l'on a dû s'apercevoir que nous avons parlé plus spécialement de la pleurésie ; ce qui nous obligera à dire quelque chose de plus sur l'hypérémie du parenchyme pulmonaire.

Généralement, au début des pneumonies , on place la saignée au premier rang des ressources médicales : cependant M. Louis contrarie un peu cette pratique ; il démontre, par les faits et la statistique qui s'en suit , que la saignée au huitième jour a été plus favorable qu'au deuxième et au troisième : ce qu'il attribue à l'âge plus avancé des malades.

Galien avait bien parlé dans le même sens ; et depuis , Frank avait dit aussi qu'il fallait pratiquer les émissions sanguines chaque fois qu'elles étaient indiquées : cela rappelle qu'Hippocrate saigna Anaxion le huitième jour , ainsi qu'on le voit dans le 3e livre des *Epidémies*. Cependant la plupart des praticiens soutiennent qu'il n'est pas prudent de saigner passé le troisième jour, pour ne pas arrêter les crachats ; Pringle le dit formellement.

Pinel appliquait ici sa méthode expectante , en raisonnant l'emploi des doux-amers, des aigrelets, des mucilagineux, avec quelques diurétiques , eccoprotiques, pédiluves et doux épipastiques ; il ne se souciait pas de prodiguer les évacuants.

La nouvelle école italienne, fondée par Rasori, Tommassini et Borda , proclame hautement les avantages du contro-stimulisme opéré par la digitale , l'eau de laurier-cerise , et surtout le tartre stibié ; Rasori emploie cette dernière substance jusqu'à la dose extraordinaire de plusieurs onces dans le cours d'une péripneumonie.

M. Peschier, de Genève, regarde aussi l'émétique comme un remède miraculeux.

Nous avons cité plus haut les médications singulières de Lobb et de Barbeyrac ; mais voici, en 1834, celle du docteur Campagnano, de Naples, qui n'est pas indigne d'y faire suite : ce praticien fait boire de la limonade glacée à ses pleurétiques et à ses pneumoniques, après quoi il les fait jeter dans un bain froid. Pourquoi pas ? Van-Helmont, qui n'était pas dépourvu de génie, recommandait le sang de bouquetin et le priape de taureau. La méthode de M. Campagnano peut être bonne, mais nous lui préférerions l'homéopathie ; les procédés de celle-ci sont plus doux, le malade a le temps de voir venir les choses et de mettre ordre à ses affaires.

Après tant de sentiments divers, d'opinions contradictoires, de méthodes curatives spéciales relativement à une maladie de tous les jours, de tous les lieux, de tous les sexes et de tous les âges, il nous reste à parler d'un procédé d'investigation qui fit du bruit dans le temps, et qui le méritait sans doute, mais qui absorba, en faveur de deux médecins contemporains, la part de gloire qui revenait à leurs devanciers. La percussion et l'auscultation furent des perfectionnements dus d'abord à Corvisard, ensuite à Laennec, et la science médicale leur a de grandes obligations ; mais ceux-ci ne furent point inventeurs. On trouve qu'Hippocrate, dans le livre des *Maladies*, § 45, employait la succussion de la poitrine pour reconnaître les liquides épanchés. Avenbrugger, il y a quatre-vingts ans, publiait diverses propositions sur l'art de percuter les parois thorachiques pour établir le diagnostic des affections de la plèvre, des poumons et du cœur.

L'idée première de l'application de l'ouïe, pour enrichir le diagnostic, n'est pas, comme on le voit, née au dix-neuvième siècle ; mais, à cette époque, elle a enfanté la pectoriloquie sur tous les tons : râle, crépitation, bruits métalliques, bronchophonie, égophonie, cacophonie peut-être ; et pourtant telles sont les choses de la science médicale, qu'après ces observations, ces études si scrupuleuses, si ingénieuses même, nous sommes obligés de revenir à la recherche de la cause première, et de finir par demander toujours pourquoi les pleurétiques sont si souvent *attoniti et siderati*.

CHAPITRE XVII.

RHUME.

Nous venons de parler des maladies les plus graves, les plus fréquentes, les mieux étudiées, et pourtant les plus souvent funestes à l'humanité; et nous avons dit : Tant qu'un voile mystérieux nous cachera la nature réelle de la pleurésie, et que nous ne serons pas en état de formuler son étiologie en aphorismes bien clairs, les déclamations contre l'empirisme ne seront jamais que les récriminations d'une sottise contre une autre, et nous n'aurons aucun droit de rejeter avec dédain le fait raconté par Leclerc : il s'agit d'un certain Lucius, qui, averti par Esculape, fut guéri de la pleurésie par l'application, sur le lieu de la douleur, d'un épithème de cendres prises sur l'autel, et mêlées avec du vin. L'école moderne se rirait d'une pareille médication, et cependant tous les jours nous voyons des Diafoirus faire accroire aux Georges Dandin que telle drogue doit produire tel effet ; quelquefois la drogue est nuisible, et la nature guérit malgré elle : c'est peut-être le cas de Lucius ; cependant, outre l'effet réel du topique, il y a ici confiance dans un pouvoir surnaturel dont rien ne contredit la présence, mais qui a l'avantage immense de raffermir l'esprit et de soutenir le courage. Il est des situations douteuses où la vie tient à ce qu'on nomme le je ne sais quoi, quand les parties nobles ne font plus ou font mal leurs fonctions : un malade alors, pressé de connaître sa position, ne motive pas trop sa confiance d'après les explications verbeuses où on lui démontre que sa pleurésie est une inflammation de la séreuse costale produite par l'irritation qu'a causée le refoulement du sang dans les capillaires par l'action subite du froid. Cette exposition, il est vrai, est garantie jusqu'à un certain point, par le respect dû aux opinions du jour, de toute ressemblance avec celle des médecins de Molière ; mais elle fait naître des réflexions tellement commandées par le doute, que le malade, pour s'élucider dans le pathos médical, regarde la composition matérielle de son être comme un bâtiment décrépit ou un mur lézardé, en faveur duquel il n'y a d'autres chances heureuses que d'être réparé, mais non rétabli : le défaut de croyance au principe actif et conservateur, l'abandonne aux comparaisons d'objets matériels; il ne voit pas en lui l'homme émané de Dieu, mais seulement l'homme créé machine.

Après cette digression nécessaire, nous arrivons à une sorte d'affection assez commune, et qui n'acquiert de gravité qu'en raison de ses complications ou de la négligence que l'on met à seconder les efforts de la nature et de l'art.

Le rhume est l'inflammation de la muqueuse

de la gorge, des fosses nasales et de toutes les voies aériennes ou adjacentes; il prend le nom de coriza, d'otite, de bronchite et de catarrhe pulmonaire, suivant la partie qu'il a envahie. Ses caractères généraux sont l'accablement, les lassitudes spontanées, l'engourdissement, la toux, l'expectoration; sa terminaison a lieu par une expectoration muqueuse, des sueurs, un **flux** d'urine, ou une épistaxis. Quand on est jeune, le rhume de poitrine est quelquefois le début de la phthisie; quand on est vieux, il peut se changer en catarrhe chronique ou en hydrothorax.

Hippocrate, au livre *de Locis in homine*, explique les diverses espèces de rhumes ou de catarrhes; il parle de leur transformation en inflammation pulmonaire.

Les délayants, les diaphorétiques, le repos et la diète sont les moyens les plus usités, et ordinairement les seuls suffisants.

Pinel appliquait ici sa méthode expectante et ne prescrivait que des boissons mucilagineuses et sucrées, et sur la fin, des vapeurs aromatiques.

Le rhume de longue durée prend le nom de catarrhe chronique, et fait souvent, par son opiniâtreté, le désespoir des malades et des médecins; c'est alors que les charlatans se présentent et offrent aux enrhumés un déluge de sirops, de juleps, de pastilles, de tablettes, sous divers noms, et les malades n'en guérissent pas mieux.

Le rhume peut devenir épidémique, et sa nature n'est plus alors limitée à l'inflammation simple de la muqueuse des bronches, il y a en

outre un élément morbide plus intime et démontré par ses effets. Lieutaud dit, en parlant des
fluxions catarrhales : « La malignité qui accom-
« pagne souvent les maux de gorge, comme les
« fluxions sur le poumon, ne permet pas de
« douter qu'elles ne viennent d'une cause étran-
« gère au degré de chaleur de l'air, et que la
« transpiration arrêtée n'y ait moins de part que
« l'intromission d'une matière venimeuse, qui
« peut produire les plus grands désordres. »
Ces rhumes ou catarrhes épidémiques reçoivent un caractère particulier d'un symptôme prédominant tout spécial ; ils n'observent pas dans
leur marche les saisons ou les climats : quelquefois ils se bornent à une province ou à un
royaume, d'autres fois ils sont universels ; ceux
de 1780 et de 1762 envahirent tout le globe.

Leur traitement ne repose pas toujours sur les
moyens ordinaires : les essais, l'expérience, la
raison médicale concourent à créer la médication
la plus avantageuse ; et, malgré cela, tous les
secours sont quelquefois au-dessous de la violence
de l'épidémie. La grippe de 1743 fut très meurtrière en Europe.

Chesneau voulait que, dans les rhumes opiniâtres, on recourût à la diète sudorifique, et qu'on
la continuât pendant quinze ou vingt jours et
même quarante.

Sydenham et Huxam saignaient quelquefois
dans le rhume ; mais ils voulaient que leurs malades fussent couchés, de peur de les faire tomber en faiblesse. Le premier purgeait souvent,
et même tous les deux jours ; Huxam n'était pas

de cet avis : il préférait le vin d'antimoine , comme le meilleur émétique dans ce cas.

Dans le catarrhe chronique , le docteur Germani emploie avec succès les bains de mer , toutefois avec quelques préparatifs , tels que saignée , prises d'ipéca et bains d'eau douce.

Des remèdes particuliers ont quelquefois été prônés outre mesure : ainsi l'on voit qu'un certain Pierre Formi , de Montpellier , avait célébré le capillaire du Canada et celui de Montpellier d'une manière si exagérée , que ces plantes en conservent encore leur crédit.

Mais si les capillaires , les fleurs de violettes , de mauves, de tussilage, de sureau, le lierre terrestre et le lichen d'Islande obtiennent une certaine confiance dans les rhumes , ils la méritent jusqu'à un certain point ; et nous n'en pouvons pas dire autant du poumon de renard , des cendres de crâne humain, du nid d'hirondelle, et d'autres substances aussi bien imaginées et qui ne sont plus en faveur.

❖

CHAPITRE XVIII.

PHTHISIE, PULMONIE.

L'immortel auteur des *Nuits* transportant dans ses bras paternels sa fille adoptive sous le ciel du Languedoc, pour ranimer aux rayons d'un soleil plus ardent une étincelle de vie prête à s'éteindre, Young nous a tracé le tableau le plus vrai et le plus touchant de la tendresse d'un père disputant à la mort une tête chérie déjà penchée sous la fatale faux. L'histoire de Narcisse est celle de ces enfants bien-aimés qu'une maladie lente et inexorable arrache aux bras de leurs parents, à l'époque la plus brillante de la vie.

C'est à dix-huit ans, vingt ans, vingt-cinq ans que la phthisie marque ses victimes et les choisit parmi ceux qui furent le mieux partagés des dons des grâces et de l'esprit ; elle a fait plus répandre de larmes, elle seule, que la catégorie tout entière des autres maladies. Qui de vous n'a pas été attendri au récit de la mort d'une jeune fille, et qui de vous n'a pas pleuré ?

Il semble que tout se réunit ici pour mieux exciter nos regrets. Cette jeune personne, en dépit du mal qui la consume, semble animée d'une intelligence supérieure ; elle parle , ses lèvres mourantes persuadent encore , et elles persuaderaient la consolation , s'il s'agissait d'une perte moins douloureuse : grâces, bonté, pénétration , douceur, résignation ; ses excellentes qualités prennent un nouvel essor ; son esprit brille pour la dernière fois, et elle expire en souriant. C'est pour cette fin déplorable que la comparaison du cygne fut trouvée : il chante avant de mourir.

Un tempérament délicat , des poumons faibles , une poitrine étroite ou mal conformée , une disposition héréditaire , sont les causes les plus communes de la phthisie ; et il serait imprudent d'affirmer qu'elle est contagieuse, comme on le croit assez dans le monde.

Dans les commencements , le soupçon du danger n'a pas encore éveillé la sollicitude des parents : c'est une maladie ordinaire , c'est un rhume ; et, comme tout le monde veut être expert dans un rhume, la foule des médicaments assiége le malade, les soins obligeants pleuvent de toutes parts , et si quelque chose étonne cette cohue de médecins officieux, c'est de rencontrer un rhume obstiné ; pourtant une toux sèche, un petit crachement de sang , un mouvement de fièvre , une chaleur mordicante dans la paume de la main, une rougeur vive aux pommettes, annoncent l'orage et marquent ce premier période.

Au second tout s'aggrave. C'est l'époque des angoisses d'une mère ; l'inquiétude et l'espoir se combattent dans son cœur ; le médecin est un dieu sur le front duquel les profanes cherchent à lire un sort qu'ils redoutent , et ses paroles

précieuses portent à son gré la terreur ou la joie:
pourtant il faut se hâter de porter des secours.
La fièvre se prononce, la respiration est gênée
ou douloureuse, l'expectoration est salée, gluante
ou purulente, enfin le corps s'amaigrit et les
ongles se courbent.

Bientôt le troisième et dernier période succède
au précédent, quand la médecine n'a pu arrêter
sa marche : les cheveux tombent, les jambes
enflent, le corps se fond par la sueur et la diarrhée, et le malade expire doucement et sans
efforts.

Le diagnostic fait ici complétement faillite au
plus habile observateur dans les premiers temps
de cette maladie, alors que l'art offre des secours
qui peuvent n'être pas sans efficacité ; il ne fournit des lumières positives que pour prédire, dans
un degré plus avancé, une terminaison funeste
avec l'indication désespérante des moyens qui,
plus tôt employés, eussent pu sauver le malade.

Telle, avec sa marche insidieuse et sa fatalité,
se présente la phthisie au sein des familles et
dans une pratique médicale commune ; mais le
médecin qui a la force de se rendre indépendant
des opinions du jour se trace un plan d'études
d'après lequel les observations microscopiques,
ainsi que les travaux de dissection, sont seulement des moyens de reconnaître les limites de
nos investigations par nos sens, sans rien préjuger de ce que la raison humaine, éclairée d'autre
part, peut concevoir par elle-même.

En effet, où en sommes-nous ? On peut bien
aujourd'hui tenter de mettre un ordre dans le

conflit des nombreuses opinions sur la plus inexorable des maladies , et en reconnaître deux espèces ou plutôt deux classes assez distinctes , quoique amenant également de funestes résultats : la maladie tuberculeuse d'abord , que la plupart des médecins actuels appellent réellement phthisie , et la phthisie à laquelle se rapporte tout ce que nous nommons tabes , éthisie, consomption , marasme , affections chroniques accompagnées ordinairement de fièvre lente , et amenant peu à peu l'extinction de la vie par l'épuisement des forces.

Nous verrons si , quand le siècle a marché , il a fait marcher avec lui la science médicale dans la même proportion que les autres branches des sciences naturelles. Parlons d'abord de la maladie tuberculeuse.

Hippocrate , dont le nom revient toujours dans la mémoire de quiconque s'occupe de l'art de guérir , Hippocrate parle de la phthisie dans ses *Aphorismes* , dans ses *Coaques* , dans ses *Prédictions* ; mais, dans le livre des *Maladies* qui lui est attribué , il parle des tubercules qu'il appelle *phyma* , tumeur crue qui se développe dans les poumons , s'accompagne de toux sèche , puis se ramollit et entraîne la consomption. Dans le même livre il dit encore : « Il se forme aussi « des tubercules à la plèvre comme au poumon.» Dans le livre des *Affections internes*, il est encore question des tubercules. Mais où donc le patriarche de Cos avait-il puisé ses notions d'anatomie pathologique , pour être si éclairé sur la nature d'une maladie qui a été dans nos écoles modernes l'objet de tant de travaux et de recherches ? où avait-il pris que les tubercules se forment sur la plèvre, puisque la tuberculisation sur d'autres tissus que le parenchyme pulmonaire est une affection récemment reconnue et à laquelle on a donné l'apparence d'une découverte nouvelle ?

Que si nous fouillons dans les œuvres des autres médecins de l'antiquité, nous trouvons dans Arétée de Cappadoce une description de la phthisie pulmonaire, si vraie et si énergique, que les tableaux de cette maladie, faits par nos contemporains, ne sont que des pastiches décolorés ou des croquis imparfaits : nous ne serions plus ici que des copistes à talent symétrique et à phrases compassées.

En général, dans l'étude des maladies, notre esprit ne s'accommode pas facilement des opinions d'autrui, et surtout de celles des anciens ; nous avons justifié ces habitudes de contemption par l'insuffisance que nous avons reconnue des doctrines de nos devanciers, et la nécessité par conséquent de tout refaire, en prenant l'étude de la nature pour moyen, et les faits que nous observons pour d'incontestables résultats : de là nos opinions individuelles plus ou moins erronées, mais toujours erronées, parce que nous avons opéré avec les mêmes ressources dont se sont servis ceux dont nous voulons rectifier les travaux ; nous oublions toujours qu'en fait d'observations, les anciens ont vu aussi bien que nous, et que nous ne verrons jamais mieux, si nous ne cherchons pas à voir autrement.

La série assez longue des sentiments divers sur la phthisie et les moyens médicaux qu'on lui oppose, va le démontrer. Toutefois, nous commençons par mentionner l'opinion d'un médecin des Etats-Unis, M. Rush, qui prétend que la phthisie pulmonaire n'est point une maladie locale, mais bien une affection profonde de tout le système, et qu'une irritation locale ne la produit pas. Il y a là une haute pensée, plus philosophique que chez les auteurs suivants.

Il est convenu, pour le moment, de ne voir dans la phthisie que l'affection tuberculeuse ; la plupart des médecins actuels et l'Académie elle-même le veulent ainsi : c'est un progrès, car la sputation est un résultat morbide et nullement la maladie elle-même ; encore un progrès, et nous arriverons à la lésion primitive. Cependant les tubercules ne sont plus une altération spéciale aux poumons, mais bien une affection commune à tous les viscères, jusqu'aux os eux-mêmes : il s'ensuit que la pathologie a besoin d'être reconstituée pour s'entendre, et jusque-là l'empirisme conserve ses avantages comme sa nécessité dans la pratique.

Félix Plater, Morton, Morgagni, Bennet, Bonet, Thomas Bartholin parlent des tubercules, mais pas avec autant de précision qu'Hippocrate, Bayle ou Laennec ; on s'aperçoit qu'il y a eu repos dans l'étude de cette affection.

Cependant Barbeyrac, médecin du dix-septième siècle, distingue fort bien le tubercule crû de la vomique, et de ce qu'alors on appelait phthisie proprement dite.

Bayle, par lequel nous commençons, définit la phthisie : « toute lésion du poumon qui, livrée « à elle-même, produit une désorganisation « progressive de ce viscère, à la suite de laquelle « surviennent son ulcération et la mort. » Ses caractères extérieurs sont, suivant lui : la toux, la dyspnée, le marasme, la fièvre hectique, quelquefois une expectoration purulente. Il indique six espèces de phthisies pulmonaires qui se trouvent tantôt isolées, tantôt réunies : ce sont la tuberculeuse, la granuleuse, la mélancolique, l'ulcéreuse, la calculeuse et la cancéreuse. Il établit encore des distinctions quant aux progrès de cette maladie : ainsi il y a phthisie occulte, commençante, confirmée et portée au dernier degré ; il la croyait exister *sui generis*, pouvant occasionner l'inflammation, mais n'en étant jamais le produit ; il la regardait comme incurable et mortelle, aussi n'employait-il qu'un traitement symptomatique.

M. Sandras, dans un Mémoire publié il y a quelques années, établit, comme Bayle, que les tubercules produisent plutôt l'irritation et la phlegmasie qu'elles n'en sont produites.

Quant aux distinctions de Bayle, en espèces, d'après la forme des lésions, nous préférerions, comme étant plus rationnelles et plus pratiques, les distinctions basées sur l'étiologie même de la maladie, ainsi que l'ont établie les médecins du siècle dernier, entre autres Baumes et Portal.: alors nous nous en tiendrions aux phthisies scrofuleuses, arthritiques, rhumatismales, scorbutiques, vénériennes, nerveuses, etc., et, en

conséquence du vice producteur de la maladie,
s'ensuivrait la meilleure indication du traitement.
A cette occasion, Baglivi disait : « Si vous établissez
« avec soin la distinction des différentes espèces
« de phthisies entre elles, et que vous opposiez
« à une espèce donnée les méthodes de traite-
« ment qui conviennent à une autre espèce tout-
« à-fait opposée, vous exposerez le malade à une
« perte certaine. »

Enfin parlons des tubercules. M. Clark pense
qu'ils sont toujours la conséquence « d'une pré-
« disposition morbide de la constitution, sans
« le secours de laquelle ils ne sauraient être pro-
« duits par les seules causes accidentelles. »
Quand il n'y a pas de prédisposition héréditaire,
cette maladie peut être causée par la mauvaise
nourriture, un air impur, le défaut d'exercice
et de vêtements, la malpropreté, l'abus des
boissons alcooliques, et les affections morales.
M. Clark regarde le vice scrofuleux comme la
cause la plus commune de la consomption pulmonaire.

M. Andral parle dans le même sens : « Pour
« que, sous l'influence d'une congestion san-
« guine, des tubercules se développent dans le
« poumon, il faut qu'il y ait une prédisposition
« spéciale. Souvent même on peut dire que ce
« n'est pas parce que la congestion survient, que
« des tubercules se forment ; mais que c'est
« parce qu'il y a tendance à la production de
« ceux-ci, que, sous l'influence d'une cause qui
« nous échappe, la congestion s'établit. »

Deux médecins allemands, MM. Vezin et Lo-

rinzer, pensent que les tubercules du poumon
tirent leur origine de la suppression normale des
vaisseaux exhalants, par suite de laquelle l'action
pervertie des poumons et la matière retenue
provoquent une sécrétion morbide supplémen-
taire qui produit les tubercules.

Quant à l'organisation ou l'état primitif des
tubercules, Laennec appelait granulation miliaire
les petits grains transparents qui, gris ou jaunâ-
tres, deviennent les tubercules eux-mêmes.
M. Louis se rapproche beaucoup de cette opinion.

M. Rochoux a trouvé que de petits corps
moins gros que des grains de millet sont le
germe de la granulation de Laennec ; Bayle dit
bien aussi que ce sont de petits corps opaques
ressemblant à des grains de millet.

Béclard voyait là de petits grains gélatini-
formes.

MM. Magendie, Larcher, Roche, Bouillaud,
Cruveilhier, Van-der-Kolk pensent que les tubercules, avant que de passer à l'état solide ,
sont une sécrétion liquide ou purulente.

M. Donné croit qu'une particule de fibrine,
provenant d'une petite hémorragie, donne naissance au tubercule.

Hunter, Adams, Jenner et Baron sont persuadés qu'il s'agit ici de petites vésicules trans-
parentes qui finissent par être des hydatides.

M. Dupuy ne voit aussi là qu'un kyste contenant une hydatide : la matière tuberculeuse
se développe , suivant lui, entre ce kyste et
l'hydatide qu'elle finit par atrophier. Si cette

opinion prévalait, il ne serait plus question de la maladie tuberculeuse, mais bien de la maladie de l'hydatide.

Enfin, hydatides ou tubercules, cette production morbide n'est plus, au jour présent, un accident, une cause ou un effet de la phthisie ; c'est plutôt une spécialité pathologique qui aura son siége dans le cerveau, le foie, les mamelles, les reins, le péritoine, et partout. Mais il y aura toujours la phthisie particulière au poumon, que les praticiens sages continueront de traiter suivant le précepte de Baglivi, c'est-à-dire suivant les causes présumées.

Hippocrate admettait plusieurs espèces de phthisies, et son pronostic était fâcheux ; le traitement qu'il indiquait, et qui était commun à la plupart des anciens, avait cela de contraire aux idées adoptées aujourd'hui sur cette maladie, qu'il employait d'abord l'éternel ellébore, le péplion, le suc d'hippophaès, le vin blanc doux ou sec, le vin rouge, une bonne nourriture et des promenades un peu forcées. A part les drastiques, Brown n'aurait rien dit de plus ; mais Brown, dont on ne peut contester la loyauté, tout en réfutant son système, ne croyait pas à l'existence de la phthisie : « Combien de fois, dit-il, la pulmonie ayant parcouru tout son cours, et s'étant enfin terminée par la mort, n'a-t-on pas trouvé, à l'ouverture des cadavres, la substance des poumons aussi saine que jamais ? » Et il appuie son opinion par une citation de faits.

Néanmoins, il faut l'avouer, malgré la prédominance de nos doctrines antiphlogistiques, le traitement par les analeptiques et les corroborants n'a jamais entièrement perdu faveur auprès même des plus habiles praticiens ; et l'on cite si souvent des succès obtenus par l'usage des amers, du quina, des ferrugineux, du bon vin et d'une nourriture succulente, qu'il serait difficile de renoncer à une pareille médication : d'ailleurs, lors même qu'on ne voudrait pas admettre comme cause générale de la phthisie la débilité ou l'affaiblissement de l'élément vital par diverses circonstances, il se trouverait toujours que les scrofules, regardées généralement comme le germe producteur des tubercules, subiraient ainsi le traitement qui convient à leur nature, et qui par conséquent conviendrait à la phthisie.

Au nombre des partisans du régime tonique et restaurant, nous citerons, entre autres, Salvatori, Beddoës et Charles Pears ; ils célèbrent l'usage d'une solide alimentation, et surtout du bon vin. Plusieurs autres ont constaté l'efficacité de la conserve de roses ; Krüger, en particulier, cite des cas de guérison par ce moyen.

Le docteur Ramadge, à Londres, a envisagé le traitement sous un autre point de vue : le meilleur moyen de guérison, suivant lui, est de faire inspirer au malade la plus grande quantité d'air possible, et pour cela le faire marcher, courir, aller à cheval, aller sur mer, et, s'il est possible, lui donner des catarrhes ; par la raison qu'un catarrhe, rendant la respiration plus difficile, oblige à faire plus d'efforts pour respirer et pour dilater les vésicules pulmonaires.

Beddoës, qui était enthousiaste de la chimie, entrevoyait dans la phthisie un excès d'oxigène, et voulait, en conséquence, combattre cette maladie par l'ingestion de l'acide carbonique et de l'azote dans l'organe pulmonaire. Ferro émit, en 1793, une opinion tout opposée ; il prétendait que l'oxigène diminuait la tendance du poumon à l'état de phlegmasie, dissipait le spasme des cellules pulmonaires, et modérait la fièvre hectique : il concluait qu'il fallait faire respirer aux malades une plus grande quantité d'oxigène.

Marc avait fait une série d'expériences pour constater l'assertion de Beddoës ; les résultats n'en sont pas sans utilité pour la science.

M. Cottereau a fait des essais sur l'emploi du chlore gazeux, et, lorsque les succès n'ont pas été complets, il a au moins amélioré l'état du malade et prolongé son existence. On rapporte que M. Péan, étudiant, phthisique dans un degré très avancé, est très bien guéri par ce moyen ; et que M. Duméril, l'un des commissaires de l'Académie des sciences, a bien constaté la guérison.

M. Gannal est aussi un des premiers médecins qui aient fait un usage avantageux du chlore.

MM. Roche et Baudelocque, partant de l'idée que la phthisie n'est qu'une conséquence des scrofules, rejettent le laitage et le régime végétal, et adoptent une alimentation par les substances animales et l'usage du vin. Ils se servent, comme médicaments, de l'iode tant à l'intérieur qu'en bains, et en aidant l'effet par le jus de cresson et le clorure d'oxide de sodium en boisson.

Cependant beaucoup d'autres médecins, même

parmi les anciens, ont célébré la diète lactée ; il est vrai qu'ils communiquaient au lait des propriétés médicamenteuses , ce que nous ne faisons pas. Baynard est presque exclusif, surtout en faveur du lait d'ânesse et même du petit-lait.

Quelques médecins ont , dans ces derniers temps , obtenu des succès par le chlorure de sodium ; le cresson de fontaine avait été célébré précédemment par Boissieu, Pouteau, Baumès , Portal et Jeannet de Longrois.

Cramer , Ebeling, Chricton et Regnault, ont vanté le lichen d'Islande ;

Schwenche , Vogel , Dehaën , le marrube. Alexandre de Tralles donnait cette plante réduite en poudre et mêlée avec du miel ; il préférait cette substance à beaucoup d'autres.

Nous nous apercevons que nous manquons d'ordre dans la disposition des moyens médicaux que nous rappelons ; mais ils sont si nombreux !

M. Rostan a obtenu des succès inespérés du séton placé sur la poitrine.

Pringle , Jaeger , Quarin , Baumès parlent de leurs succès par l'usage du quinquina ; Morton et Van-Swieten assurent qu'ils ont guéri des phthisiques avec l'écorce du Pérou , même pendant que la suppuration était établie. Cependant Eller , Méad et Monro disent que cette substance est nuisible quand la suppuration a commencé.

Outre ce que nous venons de dire de lui , Morton veut qu'on emploie surtout la saignée , quoique le malade soit fort exténué , parce qu'il regarde cette affection comme une espèce de péripneumonie. Son raisonnement est tel , qu'il

appelle fièvre intermittente putride l'état sub-
séquent de cette affection, dans lequel les tubercules du poumon suppurent ; et cela arrive parce
qu'on n'a pas saigné suffisamment. Il regarde le
cautère appliqué sur la tête comme le meilleur
moyen d'une cure radicale ; il recommande encore l'opium contre la toux et la diarrhée qui
surviennent.

Sydenham , qui croyait surtout que la phthisie
était causée par le froid , vante tellement l'exercice de la promenade à cheval , qu'il dispense
les malades qui en usent des autres moyens de
guérison. Cela rappelle que Galien désirait que
les phthisiques passassent en Égypte. En général,
les anciens recommandaient beaucoup les voyages sur mer ; mais Carmichael Smyth a constaté,
d'après ses observations, que les salutaires effets
de ces voyages ne doivent être attribués ni à l'air
de la mer , ni au changement d'atmosphère , ni
à l'aspiration des particules résineuses du goudron , ni au mal de mer , comme plusieurs médecins l'ont cru , mais bien au mouvement passif
qu'imprime au malade le roulis du vaisseau.
Aussi cet auteur conseille - t - il l'escarpolette ,
comme un moyen préférable qu'on administre à
volonté et qui a eu d'heureux succès.

Lister croit que l'extrait de concombre sauvage serait avantageux. Bien des auteurs ont
vanté l'anti-hectique de Potérius ; d'autres regardent comme spécifique la décoction de fleurs
de grande pâquerette.

Ettmuller ne veut ni purgatifs , ni sucreries ,
ni sirops ; mais il recommande les vomitifs dans
les commencements.

Boyle vante et Van-Helmont conseille les boissons empreintes de fumée de soufre, avec lesquelles on peut guérir des malades désespérés.

Willis fournit des observations avantageuses à l'appui de l'usage de la fumée de soufre. Il rendait ces fumigations quelquefois assez actives, puisqu'il y joignait l'orpiment.

Thomas Bartholin, Méad, Lazare Rivière et enfin Bennet, médecin anglais, qui lui-même était atteint de phthisie, célèbrent tous les heureux effets des fumigations, soit sèches, soit humides, suivant les cas.

Billard, qui avait présenté à l'Académie de chirurgie un excellent mémoire sur cette affection, blâme l'emploi des fumigations humides ; et pourtant, dans certains cas, il se sert de fumigations où la cire est le principal ingrédient et le plus efficace.

Sylvius fait un éloge complet du baume de soufre, surtout pour les ulcères du poumon.

Barbette employait avec succès les acides tempérés.

Fonseca et Prévost font grand cas de la millefeuille en poudre, à la dose d'un gros par jour.

Pitcairn vante surtout le mercure doux dans les commencements de cette maladie.

Barbeyrac, outre les nombreux moyens de guérison qu'il indique, a une prédilection particulière pour la saignée et les purgatifs.

Marquet a obtenu de grands succès du baume de Lucatel, et il le vante en conséquence. Beaucoup de praticiens sont de son avis.

Haller, Bouvart, Cranz, Baumes, Sarcone,

Gleditsch, Collin, Coste, Stoll, Murray et autres, ont constaté les heureux effets du polygala dans la phthisie humide et autres maladies analogues, et ont remarqué que ce remède était nuisible dans les cas de sécheresse ou d'inflammation.

Brown assure qu'aucune pulmonie n'a jamais été guérie par les moyens antiasthéniques, tandis que le traitement stimulant est assez avantageux.

Cependant Reid, médecin anglais, employait fort heureusement la saignée répétée, les minoratifs, les rafraîchissants, ensuite l'ipécacuanha tous les matins.

Cependant encore, Du Boueix, professeur de médecine à Nantes, rapporte le cas d'une phthisie pulmonaire parvenue au dernier degré et guérie, dans cet état désespéré, par des prises répétées et continuées des poudres d'Aillaud (purgatifs résineux masqués avec de la suie de bois.)

Combien de fois n'a-t-on pas vanté les vapeurs du fumier de vache, et surtout les différentes espèces de lait?

Pourtant Raulin ne veut pas absolument qu'on fasse usage du lait, et il se fonde, d'après Willis, sur la facilité qu'a ce liquide de se corrompre, même quand il circule dans le corps après qu'on l'a avalé.

M. Hildebrand, professeur à Hamberg, sur dix-sept malades, en a guéri quatre parfaitement par l'usage du sucre de saturne mêlé avec l'opium.

M. de Metternicht, médecin à Mayence, annonce les heureux effets de l'extrait de quina dans cette même maladie.

Enfin, le malambo, écorce d'une espèce d'alcornoque , suivant M. Virey , a été célébré depuis peu d'années comme un excellent antiphthisique.

M. Heineken , professeur à Brême , vante l'usage de l'acide hydro-cyanique, à la dose de huit à vingt gouttes au moins , comme un excellent calmant.

Le traitement de la phthisie pulmonaire se base principalement sur les moyens hygiéniques : régime doux , diète lactée, promenades à cheval ou sur mer. Quant aux médicaments : les eaux minérales appropriées, l'eau de chaux, quelques baumes naturels, le lichen d'Islande , le lierre terrestre, sont les plus renommés , et pourtant pas toujours les plus heureux.

Il est bien entendu que tout ce que nous venons de dire ne s'applique pas aux phthisies accidentelles ou produites par d'autres affections ; leur cure dépend presque toujours de la maladie principale.

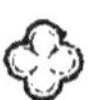

CHAPITRE XIX.

PÉRITONITE.

Il faut que la physiologie ou la médecine physiologique nous explique comment et pourquoi les inflammations du péritoine sont mortelles en deux ou trois jours et même en quelques heures, ou nous nous déclarons enfoncés dans l'empirisme le plus absurde et le plus arriéré.

Le génie de Bichat avait bien établi comment la vie se soutient sur les trois principaux organes, le cerveau, le cœur et les poumons, et comment la mort de l'un amène la mort des autres, et secondairement la mort des autres organes moins importants. Mais qu'a à faire ici le péritoine ? quelle est son importance pour faire cesser la vie si rapidement ?

L'inflammation des méninges, des membranes de l'estomac, des intestins et de la vessie, a une gravité qui se concevrait mieux, quoiqu'elle ne soit pas mieux expliquée ; il nous faut donc recourir aux idées que nous avons émises plus haut sur le principe de la destruction, et dire qu'il y a quelque chose de plus que l'inflammation dans la péritonite aiguë.

Chez les deux sexes elle peut être la conséquence de causes communes, et surtout de
perforations intestinales ; mais, chez les femmes
en couches, elle tient à quelque cause spéciale
qui rend cette maladie très meurtrière. Portal la
regardait comme la complication d'une autre
maladie, attendu, disait-il, qu'elle n'existe jamais
seule.

C'est depuis soixante ans environ qu'on la distingue des autres affections qui suivent l'accouchement ; des caractères particuliers ne permettent plus de la confondre ou de la méconnaître.

Cependant on ne peut disconvenir qu'elle n'ait
été observée par les anciens, puisque dans le
premier livre des *Maladies des femmes*, attribué
à Hippocrate, et qu'on croit appartenir à l'école
de Gnide, il en est fréquemment fait mention ;
les médecins modernes du dix-septième et du dix-
huitième siècle en ont parlé souvent sous différents noms, et presque tous les accoucheurs
distingués l'ont décrite, mais sans en fixer positivement le siége dans le péritoine.

Aussi le traitement se ressent de la manière
dont chaque praticien a envisagé cette maladie ;
elle a été traitée comme inflammatoire, comme
fièvre putride, maligne, pestilentielle, contagieuse, épidémique, etc. : il est vrai qu'elle
prend souvent des formes qui justifient les expressions.

La plupart des médecins anglais provoquaient
les sueurs, comme le moyen le plus assuré de
guérison ; cependant Huxam s'y opposait fortement. Willis dit qu'il n'a jamais vu des sueurs
critiques terminer cette maladie.

Charles Withe recommandait la pureté de l'air et une température plutôt froide que trop chaude; l'ipécacuanha et même les antimoniaux devaient être préférés, comme évacuants et comme sudorifiques.

Rivière, qui entrevoyait ici un principe de putridité, employait volontiers la potion qui porte son nom. Sydenham, Whytt, Barry, Lind, Pringle, Macbride faisaient aussi beaucoup usage de cette même potion, et ils attribuaient ses heureux effets au dégagement du gaz acide carbonique.

A l'époque où vivaient les médecins dont nous venons de parler, les saignées n'étaient pas en faveur, parce qu'on prétendait que la maladie était si aiguë, si rapide dans sa marche, qu'on n'avait pas le temps de rétablir les forces perdues par les émissions sanguines. Les fomentations et les bains de vapeur étaient peu estimés, parce qu'ils communiquaient une chaleur et une humidité qui accroissaient la putréfaction. Les vésicatoires étaient désapprouvés; et Manningham dit, qu'étant appliqués dans les trois premiers jours des maladies des femmes en couches, ils causent souvent la mort.

Plusieurs médecins regardaient les purgatifs comme d'utiles accessoires, et pourtant Baglivi les condamne comme des poisons.

Mais on ne peut rien conclure de tel ou tel traitement contre cette terrible maladie. Ernst Horn dit qu'elle suit imperturbablement un cours déterminé, contre lequel viennent échouer toutes les méthodes possibles de médication.

Burns déclare qu'il est plus facile de citer les remèdes inutiles que ceux qui ont obtenu des succès. Jœger soutient qu'on n'a pu lui citer personne qui se soit rétabli de cette maladie, quel que soit le traitement qu'on ait employé. Boer, plus confiant en son art, prétend posséder un spécifique qu'il appelle poudre puerpérale.

Sur la fin du dernier siècle, au moment où une cruelle épidémie de péritonite sévissait à Paris, Doulcet, médecin assez obscur, eut l'heureuse idée d'employer l'ipécacuanha dans un moment d'opportunité de la maladie ; le succès fut tel, que Doulcet fut comblé de gloire et d'honneurs. On donna son nom à sa méthode, qui consistait à donner la racine du Brésil à petites doses réitérées, et à aider l'effet purgatif par une potion kermetisée. Cependant l'ipécacuanha avait été employé avant lui, et il l'a été depuis ; mais les succès n'étaient plus les mêmes.

Ce médicament est fortement réprouvé par Broussais, qui lui préférait, outre les émissions sanguines, les bains froids.

Les bains froids, les douches froides, les fomentations froides eurent effectivement des prôneurs : on voit que Sutton, Hufeland, Van-Swieten et Sarcone en obtinrent des heureux effets.

On lit dans le *Journal de Médecine* de Toulouse, de 1827, qu'une péritonite fut guérie en quatre jours par l'usage de boissons glacées et l'application de la glace sur l'abdomen. Cullen et Schmucker étaient partisans de cette médication, mais d'autres praticiens ne la regardent que comme un accessoire au traitement par les émissions sanguines.

M. Vandenzande, professeur à Anvers, crut un moment voir se renouveler en sa faveur le triomphe de Doulcet ; après avoir éprouvé des revers de toutes les méthodes curatives proposées jusqu'à ce jour, il essaya le calomel et réussit à son gré. Sa méthode, consistant dans un mélange de ce proto-chlorure avec autant d'extrait de jusquiame et un huitième d'extrait d'opium, fut adoptée par la plupart des praticiens, qui en publièrent d'heureux résultats.

Le mercure lui-même en frictions a eu ses prôneurs depuis peu d'années :

M. Velpeau, qui, d'après ses études et ses observations, avait conclu que la péritonite puerpérale, abandonnée à elle-même, est à peu près constamment mortelle, que les émissions sanguines en guérissent quelques-unes, mais que les frictions mercurielles en guérissent le plus grand nombre. Ainsi que Laennec, il conseille ce dernier médicament en frictions, à la dose de deux ou trois gros toutes les deux heures.

Quelques médecins avaient songé à faire usage de l'huile de tartre par défaillance ; Guinot, entre autres, puis M. Bally ont publié des essais faits avec ce remède, et les résultats n'ont pas été très encourageants.

Méad, Huxam, Burserius ont vanté le camphre ; quelques effets heureux les autorisaient à cela, mais encore ce n'était point un spécifique.

Enfin, M. Brenan, médecin de Dublin, traite cette maladie avec succès par l'essence de térébenthine tant à l'intérieur qu'à l'extérieur. On lit dans les journaux anglais de 1826 à 1828, *London Medical Repository* et le *Medical and Physical Journal*, que MM. Douglas, Kinneir, Blundell et autres, ont obtenu de grands avantages de ce remède ; cependant MM. Joseph Clarke et Hamilton disent en avoir fait usage sans succès.

Au moment présent la méthode des antiphlogistiques prévaut, et surtout au début les émissions sanguines abondantes : la mode, le zèle, l'enthousiasme, la nature peut-être, se sont lassés des autres moyens médicaux, parce qu'il ne s'est trouvé que de l'empirisme dans leur application, et que le scalpel a borné ici nos connaissances médicales en les fixant à la membrane séreuse abdominale. Nous le répétons, et l'avenir plus raisonnable le dira aussi, il y a dans la péritonite quelque chose de plus qu'une inflammation.

CHAPITRE XX.

RHUMATISME.

Quelqu'un a dit que le rhumatisme est la maladie des gens forts et robustes ; pourtant l'individu robuste, né de parents sains , accoutumé dès l'enfance au soleil, à l'air , au froid, à la pluie, habitué à une vie sobre, laborieuse, régulière , ne connaît pas le rhumatisme.

Le principe morbide paraît être ici le même que celui de la plupart de nos affections : un signe et un effet de décadence, même dans l'âge de vigueur. L'homme fort , soumis aux causes débilitantes , éprouve des rhumatismes et en subit l'influence dans sa postérité; ses fils , si une vie pythagoricienne ne les réintègre pas dans la plénitude de la force vitale, seront sujets à la goutte; ses petits-fils seront phthisiques ou scrofuleux : le germe de la destruction circule ainsi dans le sang de plusieurs générations , et finit par éteindre la famille.

C'est une affection bizarre, capricieuse, opiniâtre , obscure, tantôt fixe , tantôt mobile, tantôt passagère , tantôt éternelle. Quelquefois elle attaque le corps presque en entier , quelquefois seulement une partie : alors elle prend le nom de rhumatisme articulaire , rhumatisme musculaire , torticolis , pleurodynie , péricardite, endocardite , lumbago. Quelques auteurs font une différence entre le rhumatisme musculaire et le rhumatisme articulaire ; M. Andral soutient que ces deux affections sont identiques.

Les anciens connaissaient peu cette maladie ; les modernes l'ont souvent confondue avec diverses affections douloureuses ou catarrhales ; beaucoup la confondent avec la goutte.

Cependant il ne conviendrait pas d'aller plus loin , sans rapporter ce que dit Hippocrate au livre *de Locis in homine :* « L'humeur fait des « enflures sous la peau , et, si elle change de « place, elle se transporte sur les articulations ; « elle y excite tantôt la sciatique , tantôt des « rhumatismes. »

Dès le seizième siècle, Baillou avait distingué le rhumatisme articulaire aigu d'avec la goutte ; mais c'est surtout depuis que Bichat a donné l'histoire des tissus, que cette espèce de rhumatisme est distinguée du rhumatisme fibreux et du rhumatisme musculaire.

Musgrave regardait le rhumatisme comme le résultat d'une humeur visqueuse alcaline ; la sérosité du sang verdit le sirop de violettes, et dépose un précipité blanc par le sublimé : c'était ainsi que s'expliquait la chimiâtrie du dix-septième siècle. Ce médecin recommandait fortement les vomitifs réitérés, et ensuite la térébenthine sous plusieurs formes.

Schmidt (nous ne dirons pas lequel , les

médecins de ce nom sont nombreux en Allemagne), Schmidt regardait la goutte et le rhumatisme comme étant de même nature : aussi appelait-il cette dernière maladie goutte générale ; il regardait la saignée comme absolument nécessaire au traitement , ensuite les forts émétiques, et plus tard de doux purgatifs.

Ettmuller appelait le rhumatisme goutte vague scorbutique, et croyait qu'il était produit par un sel scorbutique qui irrite les fibres. Les vomitifs d'abord , ensuite la saignée, sur la fin les volatils, les diaphorétiques, les absorbants, composent sa méthode curative.

Harris, après une saignée , ne voit rien au-dessus de la térébenthine de Venise , en assez forte dose, et dissoute dans un jaune d'œuf. Cheyne , Hume et Durand ont aussi donné la térébenthine à l'intérieur. MM. Récamier et Martinet en ont aussi fait usage.

Allen prétend qu'il n'y a point de meilleur médicament que la rhubarbe employée pendant longtemps, lorsque le rhumatisme est opiniâtre ; s'il est habituel , la mastication de la rhubarbe non-seulement le guérit , mais encore elle prévient la rechute.

Baglivi assure qu'il a obtenu des succès fréquents par l'usage du thé au lait, pris le matin à la dose d'une livre.

Forestus vantait beaucoup la décoction de racine de bardane , et Ruland celle des baies de genièvre.

Les médicaments bizarres et dégoûtants ont aussi eu cours , et peut-être même des succès.

Willis dit que la fiente de cheval, infusée dans du vin blanc ou de la bière, est un bon remède. On voit dans le XIe volume des *Mémoires de l'Académie des Sciences*, que l'urine de vache a eu pendant quelque temps une grande vogue tant à Paris qu'à Londres. Il y a à peu près un siècle que les peaux divines, inventées par un nommé Cordier, eurent un tel succès dans toute l'Europe, et leu r réputation était si extraordinaire, que tout le monde voulait être couvert de peaux divines.

Mais nous n'avons pas fini d'exposer la série des moyens curatifs proposés ou éprouvés ; ils témoignent par leur nombre qu'aucun n'est spécifique.

Cependant il faut avouer qu'à force d'essais, le traitement de cette maladie est devenu plus rationnel et plus méthodique.

La saignée générale, et répétée au besoin, est à peu près généralement admise comme le principal et le meilleur moyen médical dans l'état aigu. Baillou, Rivière, Sydenham, Pringle, Cullen, Scudamore, Lieutaud, Lazerme, mais Baillou surtout, avaient recommandé de faire des saignées promptes et répétées ; c'est la méthode que M. Bouillaud a remise dernièrement en honneur.

M. Piorry veut que l'on fasse des saignées très copieuses et peu répétées ; il assure que les saignées petites et réitérées affaiblissent le malade inutilement.

M. Roche fait faire au début une forte saignée, et recommence trois ou quatre fois, en mettant un jour ou deux d'intervalle.

Cependant Marquet avait éprouvé que les saignées faisaient traîner cette maladie en longueur, et qu'elle se guérissait plus vite par les purgatifs et les sudorifiques.

Aussi nous voyons que Sydenham, tout partisan qu'il était de la saignée, savait restreindre l'usage de ce moyen ; il préférait souvent purger son malade tous les deux jours, lui faisait prendre un calmant le soir, lui ordonnait pour boisson le petit-lait, et le guérissait très bien.

Broussais s'en tenait à la saignée locale préférablement ; il faisait couvrir de sangsues les articulations irritées. Mais M. Coze, de Strasbourg, renchérit sur lui : il fait faire une forte application de sangsues à l'épigastre, sans même aucune apparence de gastrite, et prétend que cette espèce de saignée est plus avantageuse de cette manière que celle qu'on peut faire sur la partie malade.

M. Mitchel, présumant que le rhumatisme tient à un état nerveux, préfère l'application de sangsues, de ventouses ou de vésicatoires sur le rachis.

M. Faure préfère les ventouses à pompe aux sangsues ; elles tirent plus de sang par les scarifications : leur avantage est incontestable surtout dans le rhumatisme chronique, ainsi que l'avait observé Larrey.

M. James Bayle, à Londres, emploie avec beaucoup de succès, mais modifié de manière à ce qu'il ne forme ni escarre, ni vessie : ce médecin tient le coton enflammé des deux bouts avec une pincette, à un pouce et demi de distance de la peau; il brûle ainsi, dans la même séance, plusieurs moxas, en changeant de place autour de l'articulation : il seconde leur effet par des liniments d'huile camphrée.

Après les émissions sanguines, le moyen médical le plus remarquable ici, c'est sans contredit l'émétique. Les médecins de nos jours ne l'emploient pas, comme ceux du dix-huitième siècle, dans l'intention de faire vomir, mais pour produire une certaine résolution, une dissolution, une révulsion, si l'on veut, du principe morbifique; cette substance se donne alors à grandes doses, suivant la méthode rasorienne..

Naygarth prescrivait l'émétique au début de la maladie, mais seulement pour provoquer le vomissement, tandis que Laennec le donnait comme fondant, et était souvent enchanté de ses succès.

MM. Vidal, Guersent, Andral, Récamier et autres, recommandent aussi cette substance; mais Dance n'y a pas foi : il conclut, d'après ses propres observations, que ce médicament n'a que des succès momentanés, suivis de promptes rechutes. M. Faréon est du même avis.

M. Guilbert a proposé un traitement basé sur ces deux indications : produire à l'extérieur une diversion puissante et prolongée; calmer par des remèdes internes l'irritation nerveuse entretenue par le rhumatisme.

Les sudorifiques ont eu souvent leur tour, et

avec succès ; cependant Scudamore en blâme l'usage dans tous les cas : il prétend qu'ils affaiblissent trop les malades.

Barthez faisait grand cas du gaïac. Pringle regardait la résine de gaïac comme spécifique : il la donnait tous les soirs à la dose d'un demi-gros ; il employait beaucoup aussi l'esprit de mindérérus. Reveillé - Parise avait préconisé cette dernière substance dans tous les rhumatismes graves.

Pinel usait avec succès de la méthode de Pringle, quoiqu'il avouàt les difficultés de la guérison.

Il est bien entendu que toute cette thérapeutique spéciale n'est bien applicable qu'après la période d'acuité de la maladie.

Ainsi Cullen recommande les purgatifs à hautes doses.

Tavaret donnait hardiment le quinquina, qu'il appelait dans ce cas *divinum remedium*. Naygarth, Nele, Small, Pringle, employaient aussi cette substance dans les mêmes cas.

M. Brachet prescrit volontiers l'opium, même à hautes doses.

Scudamore voulait qu'on administrât journellement le calomel à petites doses, ou bien des sels neutres.

MM. Copemann et Nallet ont préconisé le suc d'artichaut à la dose de quatre à six gros par jour.

Stork et E. Home ont célébré, peut-être outre mesure, la teinture de colchique.

M. Furnari a obtenu d'heureux effets du marrube blanc, soit en infusion, soit en vapeurs.

Le professeur Massuyer a recommandé l'acétate de potasse.

M. Lombard, de Genève, emploie préférablement, et avec succès, l'aconit, substance que Stork avait mise en usage le premier, et ensuite Barthez.

Les bains sont une des grandes ressources du traitement antiphlogistique, et à l'occasion d'un rhumatisme de l'extrémité supérieure, M. Récamier avait dit : « Il faut faire macérer le bras. »

Gastaldy, au commencement du siècle dernier, avait essayé avec succès et préconisait les bains froids. On sait que Scudamore n'aimait pas les bains chauds, parce qu'ils entretiennent la chaleur, augmentent la douleur et amènent la débilité.

MM. Récamier et Trousseau, dans le rhumatisme articulaire aigu, ont tenté avec succès les frictions mercurielles à grandes doses sur le ventre, comme dans la péritonite puerpérale. Ce dernier médecin a traité la même affection avec la morphine par la méthode endermique : il dit qu'on obtient des succès assurés, si la douleur est le symptôme prédominant.

Sedillot et Tsouder ont obtenu de bons effets des frictions faites avec l'éther acétique.

M. Vetch recommande les lotions avec l'infusion de tabac.

M. Rognetta avait proposé la compression aidée d'une forte chaleur et de l'évaporation d'un liquide spiritueux.

M. Varlez, chirurgien militaire, a fait un usage heureux de la compression dans plusieurs cas.

Enfin, quels moyens n'a-t-on pas essayés, et quels moyens n'ont pas eu des succès et des désavantages? Le camphre, le colchique, le mercure, les narcotiques, le sublimé, la racine de vétiver, etc.

L'acupuncture a quelquefois produit des effets étonnants : elle était connue de temps immémorial des Chinois et des Japonais, qui, dit-on, n'ont pas d'autres moyens médicaux contre le rhumatisme : elle fut apportée en Europe par Kœmpfer et Ten-Rhyne, il y a un siècle et demi ; mais dans ces derniers temps elle a été pratiquée par Béclard, Berlioz, Laennec, Demours et M. Jules Cloquet.

Quand enfin la maladie est décidément chronique, que le médecin a trop d'occupations, et que le malade s'ennuie, on envoie celui-ci aux eaux, et quelquefois il guérit.

Tant d'incertitudes, de doutes, de succès et d'insuccès, confirment la nature obscure de cette affection : il faut donc faire de nouvelles études, non limitées à la fibre et au tissu, mais dans une perspective qui nous laisse l'espoir et les possibilités.

✳

CHAPITRE XXI.

CÉPHALITE , ENCÉPHALITE.

Il n'est pas facile ici de s'entendre; on y trouve une grande confusion d'idées et de mots : l'anatomie pathologique ne donne pas beaucoup de lumière, et le diagnostic induit souvent en erreur.

Céphalite, encéphalite, cérébrite, cérébellite, céphalée, céphalalgie, phrénésie, méningite, arachnitis, coma, carus, cataphora, manie, folie, apoplexie, paralysie, ramollissement du cerveau, etc., toutes affections ou accidents morbides qui se rapprochent, se suivent, se confondent sous tant de rapports, qu'il est impossible de mettre quelque lucidité dans le chapitre dont nous nous occupons.

Cela vient de ce que toutes les affections cérébrales ont leurs principaux symptômes communs entre elles, quelle que soit leur nature, et quel que soit leur siége superficiel ou profond ; aiguës ou chroniques, elles présentent toutes une douleur fixe dans un point quelconque du cerveau, une abolition graduelle des fonctions de l'intelligence , une diminution progressive ou subite de la sensibilité et de la motilité.

C'est à tort que quelques médecins croient que l'encéphalite n'a été observée que de nos jours ; les anciens la connaissaient fort bien , et l'on ne peut se dissimuler que le sphacèle , dont parle souvent Hippocrate, ne soit la même maladie, et que ses phénomènes ne se rapportent à ceux que nous observons maintenant. Le prognostic est le même : on en meurt en trois ou quatre jours, dit l'Oracle de Cos.

Il en est question dans le livre *des Lieux dans l'homme ;* mais, dans le deuxième livre des *Maladies*, Hippocrate est plus explicite; il donne le traitement suivant : « S'il y a des douleurs fortes, après avoir rasé la tête , on y attachera autour du front une petite outre de cuir remplie d'eau aussi chaude qu'elle pourra être supportée..... Si la maladie est opiniâtre , après avoir donné un purgatif propre à purger la tête , on y appliquera le feu en huit endroits..... Il faut brûler les veines près des oreilles , jusqu'à ce qu'on ait arrêté leur battement..... Il faut faire couler le sang de la tête , après quoi on la rasera et on y appliquera les réfrigérants. Si les rafraîchissants ne réussissent pas , on changera de conduite , en appliquant l'outre pleine d'eau chaude.

Arétée pratiquait l'ustion , et dans certains cas il préférait l'artéirotomie.

Galien parle de cette maladie sous le nom de *Sphalerus* et de *Sphacarus;* Alexandre d'Aphrodisée , sous celui de *Coma-Cephalus ;* Aëtius , sous celui de *Siriasis.*

A la renaissance, Dodonée, Rivière, Bonet et Schenkius, observèrent des cas qui se rapportent parfaitement à l'encéphalite.

Prosper Alpin l'avait observée en Egypte, et la regardait comme un phlegmon du cerveau ; il parle des saignées abondantes et copieuses comme le principal moyen de guérison.

Malgré cela, il n'y avait pas encore beaucoup de lucidité dans l'histoire de cette phlegmasie : on rapporte que Sydenham, interrogé pourquoi il n'avait rien écrit sur les maladies de la tête, répondit qu'il ne les avait pas encore bien comprises.

Cependant il semblerait que Borsieri, il y a environ soixante ans, avait eu des idées assez précises sur cette maladie : il explique comment et en quoi elle diffère de la phrénésie ; celle-ci tient, suivant lui, à une altération extérieure, et l'encéphalite à une lésion de la substance même du cerveau.

Bang, médecin de Copenhague, vint peu d'années après, et donna des exemples des diverses formes de l'encéphalite.

J.-P. Frank traita aussi de cette maladie, mais en la confondant avec la méningite.

Baillie, Ludwid, Voigtel et autres, en traitant cette même affection, ne sont ni plus clairs, ni plus positifs.

Pinel, dont la spécialité d'études pouvait faire espérer de grandes lumières sur l'inflammation de la substance cérébrale, ne parle pourtant de l'encéphalite qu'à la troisième édition de sa *Nosographie*.

M. Récamier, dans sa *Clinique*, a donné le premier les caractères les plus vraisemblables de cette terrible maladie : invasion subite ou graduée, douleur gravative de la tête, somnolence ou insomnie, tintement d'oreilles, bégaiement accidentel, engourdissement des membres, formication, légers mouvements convulsifs, perte des sens extérieurs et de la mémoire ; quand l'invasion est brusque il y a somnolence ou coma, céphalalgie, diminution ou abolition de la sensibilité, mouvement automatique, paralysie plus ou moins partielle, déglutition difficile, respiration peu à peu embarrassée, puis stertoreuse, enfin mort.

Mais que l'invasion soit subite ou non, on porte la maladie au-dedans de soi longtemps avant qu'elle se déclare, parce qu'elle est souvent héréditaire : il est des familles où elle prend habituellement ses victimes ; il est d'autres familles qui ne l'ont jamais connue.

M. Bouillaud est allé plus loin que M. Récamier ; il prétend expliquer la différence des symptômes de l'inflammation du cerveau par la localisation de cette même inflammation.

Quant au traitement, on voit que les anciens retiraient de grands avantages des saignées révulsives, c'est-à-dire des saignées du pied ; dans ces derniers temps, MM. Serres et Chauffard ont constaté les heureux effets de ces sortes d'émissions sanguines.

Outre ces moyens indispensables, on a fait un usage fréquent de l'eau à l'extérieur, en affusion, aspersion ou immersion, et l'on a obtenu des succès, sauf les cas de lésion organique ou d'inflammations trop intenses, et qui n'auraient pas été précédées de la saignée. C'est ainsi qu'expliquent leur pratique J.-P. Frank, Gianini, Gérard et Carron d'Annecy.

Lorsque le traitement antiphlogistique le plus énergique ne suspend pas les accidents, on a proposé d'autres moyens plus violents : ainsi une large calotte de vésicatoire sur la tête, et même la ligature de la carotide. Cette opération a été pratiquée d'après la *Gazette médicale* de 1833.—L'ustion superficielle et même profonde : on se sert pour la produire d'une éponge gonflée d'eau bouillante, ou bien on imbibe quelques parties de la tête d'essence de térébenthine, et on y met le feu ; on se sert encore du marteau brûlant de M. Mayor.

M. Roux dit aussi qu'on ne peut point espérer de sauver un malade sans traitement énergique : il cite des observations de M. Segond, où l'on voit figurer au traitement des sangsues en quantité à la tête et à la région précordiale, frictions d'onguent mercuriel sur la tête, vésicatoires à la nuque et aux jambes, douze grains de calomel, lavement purgatif; le lendemain potion calmante, trois pointes de feu sur le sinciput, moxa à l'épigastre, lavement fortement purgatif : le succès fut prompt et heureux.

M. Gendrin recommande l'application de l'eau froide, pourvu qu'elle ne soit pas d'une température au-dessous de 10 à 12 degrés, et après des émissions sanguines préalables.

L'histoire de l'encéphalite amène naturellement celle du ramollissement du cerveau; mais cette dernière affection se lie également à d'autres maladies. Voyez *Apoplexie* et *Paralysie*.

CHAPITRE XXII.

PHRÉNÉSIE, MÉNINGITE.

Au chapitre de la *Céphalite*, nous avons dit les difficultés du diagnostic dans toutes les maladies qui affectent le système cérébral ; ces difficultés sont d'autant plus grandes ici que les méninges sont en contact avec le cerveau, et qu'elles ont avec ce viscère des relations analogues à celles de la plèvre avec le poumon.

Les symptômes les plus constants sont la fièvre et le délire, selon les praticiens ; la nature de la maladie serait l'imflammation des méninges, ce qui la fait appeler méningite ou arachnitis, selon que les unes ou les autres de ces membranes seraient plus spécialement affectées.

Nous avons déjà dit et répété ailleurs que la lésion matérielle dans toute maladie était un effet de l'action morbide dans les tissus, et que l'affection la plus grave et la plus prompte était celle qui touchait aux sources de la vie avant que les organes eussent reçu la fatale atteinte, et qu'enfin on mourait quelquefois avec des organes sains et bien constitués.

Ces idées sur la nature de l'élément de destruction se retrouvent chez quelques médecins dans toute la naïveté et la loyauté de la vraie pratique médicale. On lit dans Allen, qui écrivait sous l'inspiration des médecins les plus distingués de son temps, ce qui suit : « Les « dissections nous apprennent que la phrénésie « n'est pas causée par l'inflammation des mé- « ninges, non plus que la paraphrénésie par « celle du diaphragme ; mais on peut définir « la phrénésie, la phlogose de toute l'âme sen- « sible, etc. »

Nous n'accepterons pas cette phlogose comme une bonne explication ; mais nous remarquerons qu'il fallait alors, comme aujourd'hui, trouver l'expression convenable, et c'est ce qui nous manque souvent.

Mais qu'y aurait-il d'étonnant que la phrénésie fût comme la pleurésie, la variole, la syphilis, la rage et autres, c'est-à-dire une maladie existant et pouvant exister sans lésion apparente des organes ?

Toutefois on ne s'endort pas dans le *statu quo* d'une étiologie insuffisante à la raison médicale, et le nouveau travail de M. Becquerel prouve qu'on peut aller plus loin. Ce jeune médecin a fait remarquer, depuis peu, de petits corps grisâtres, demi-transparents, existant quelquefois au nombre de un ou de deux seulement, cachés dans la profondeur des scissures interlobaires du cerveau, et ayant de l'analogie avec les tubercules de la plèvre et du poumon. Serait-ce alors une affection tuberculeuse occasionnant par ces granulations un travail inflammatoire dans les méninges , et conservant ainsi l'analogie qu'il y aurait avec le développement de la phthisie ?

Mais encore, quels que soient la nature et l'effet de ces granulations , il reste à rechercher comment elles se sont produites.

On ne peut donc que louer M. Becquerel de sa tentative ; car Pinel, malgré ses études spéciales sur cette matière , n'avait pas avancé la science, et diverses thèses soutenues sur le même sujet n'ont pas débrouillé le chaos.

MM. Parent-Duchatelet et Martinet avaient jeté quelque lumière sur ces maladies, et avaient mieux établi la différence qu'il y a entre l'inflammation des méninges et celle du cerveau; cependant des faits et l'autopsie les ont démentis quelquefois, ainsi que la matière le comportait.

M. Senn, avec des opinions à peu près semblables à celles des précédents , a aussi rencontré des faits opposés à sa manière de voir dans la méningite.

M. Menière est venu ensuite, et n'a pas dû être plus satisfait de ses études et des résultats nécroscopiques.

Tant de travaux anatomico-pathologiques, tous remarquables par l'exactitude et la précision , multiplient les questions, mais ne les résolvent pas. M. Reynaud convient que dans l'état actuel de la science il n'existe aucun symptôme qui, isolé ou réuni à d'autres, puisse devenir un signe certain d'une lésion déterminée du cerveau et de ses membranes, et à l'aide duquel il soit possible de parvenir à la connaissance de

la nature et du siége de la lésion qu'on y rencontre après la mort.

La phrénésie cependant n'est pas une maladie nouvellement connue; Hippocrate l'a décrite, Cœlius Aurelianus aussi, et peut - être
même plus exactement que le père de la médecine.

Les auteurs modernes du XVIIe et du XVIIIe
siècle en ont parlé avec précision, et la distin-
guaient fort bien des autres cas analogues;
Boerhaave l'appelait phrénésie vraie, Fortis
phrénésie essentielle, et Juncker phrénésie idiopathique.

Ce qui expliquerait pourquoi les plus illustres
médecins des siècles passés distinguent si bien
la phrénésie d'avec les autres affections analogues, et se rencontrent merveilleusement dans
leurs descriptions, c'est qu'ils ont tous adopté
une même série de symptômes à peu près
constants et invariables, et traduisant également
pour tous une affection donnée appelée phrénésie, partant d'une action morbide primitive
et absolument indépendante des lésions matérielles : car Boerhaave lui-même, très explicite
quand il décrit la maladie, laisse planer tous
les doutes possibles sur son siége quand il dit
que la phrénésie vraie consiste dans l'inflammation du cerveau ou plutôt des deux méninges;
ce qui n'est pas très décisif.

Si le traitement varie, quand la maladie est
identique aux yeux des praticiens, c'est que
ceux-ci l'ont établi plutôt d'après les systèmes
médicaux de leur époque que d'après la nécessité

de la maladie elle-même ; et il est facile d'en juger par la comparaison des citations suivantes :

Ettmuller n'employait pas les émissions sanguines, mais il s'en tenait aux calmants froids : le camphre, le nitre et les épithèmes à la plante des pieds.

Waldschmidt faisait usage des mêmes moyens, et préférait les doux acides, les émulsions, et quelquefois le cinabre.

Palmarius avait mis à la mode ce qu'il appelait la potion divine, et qui n'était autre chose qu'une limonade.

Boerhaave avait plus de confiance dans les émissions sanguines ; il annonçait, ainsi que Ettmuller, que la phrénésie devait enlever le malade du troisième au septième jour, quoiqu'elle se prolonge quelquefois trois ou quatre semaines.

Freind faisait tant de cas de la saignée, surtout de la saignée de la jugulaire, qu'il était étonné de ce que tous les médecins ne la mettaient pas plus fréquemment en usage.

Dolæus approuvait aussi beaucoup les saignées copieuses, et principalement l'artériotomie aux tempes ; il approuvait les épithèmes, les vésicatoires aux jambes et les laxatifs, mais comme accessoires.

Cependant la spécialité que quelques auteurs ont voulu faire de la phrénésie, Sydenham et surtout Van-Swieten la regardent comme un état presque toujours symptomatique, et ils recommandent d'avoir égard à la maladie essentielle.

Au moment présent, les saignées du bras copieuses et réitérées et au début, ensuite l'application des sangsues aux tempes, à la nuque, et enfin les ventouses scarifiées, sont les grandes ressources de la médication.

Après les saignées abondantes, M. Foville recommande, comme un moyen heureux, les affusions d'eau froide, réitérées plusieurs fois par jour et même continuées après la disparition des accidents.

CHAPITRE XXIII.

DIARRHÉE, DYSSENTERIE.

Diarrhée, dyssenterie, lienterie, flux céliaque, flux hépatique, ténesme, méléna, etc., sont autant d'affections du canal alimentaire qu'on pourrait rapporter à la même maladie dans divers degrés.

Elles tiennent en général à des écarts dans le régime, à des affections de l'âme et aux variations des constitutions atmosphériques. Elles sont plus fréquentes chez les indigents et les habitants des campagnes, que chez les citadins et les riches.

La diarrhée ou cours de ventre est rarement à craindre, quelquefois avantageuse, mais souvent nuisible quand on a l'imprudence de l'arrêter subitement : les médicaments qu'on a proposés pour spécifiques, tels que l'ipécacuanha, la rhubarbe, le simarouba et le cachou, n'ont pas toujours réussi, parce que la cure dépend de mille circonstances qu'un médecin instruit peut seul apprécier et dont il peut tirer parti.

La dyssenterie ou flux de ventre sanglant est tantôt aiguë, tantôt chronique, et quelquefois épidémique ; elle se manifeste par la fièvre , la soif, les tranchées , les déjections de diverses couleurs , mais souvent teintes de sang. En général , quand il s'y joint des symptômes graves , tels qu'abattement des forces , langue sèche et gercée , aphtes , vomissements , pétéchies , hoquet, convulsions, la mort ne tarde pas à suivre.

Les ressources médicales sont très nombreuses , et pourtant souvent insuffisantes. Les médecins prudents, dans les cas d'épidémie, font des essais , pour ainsi dire, avant d'agir à coup sûr : c'est une expérience ajoutée à d'autres ; les médecins trop confiants en eux-mêmes suivent leur routine , et, d'accord avec l'épidémie, travaillent à dépeupler les campagnes.

La médecine moderne a modifié un peu la nomenclature de ces lésions intestinales ; on les appelle préférablement entérorrhée et colite , et on les distingue volontiers en forme aiguë et forme chronique.

Hippocrate parle plusieurs fois de ces maladies ; dans le livre des *Affections* , qu'on lui attribue, il décrit la dyssenterie et en donne le traitement :
« Les intestins, dit-il , sont raclés et ulcérés.
« Cette affection est de longue durée , très re-
« belle au traitement, souvent mortelle ; quand
« on l'a soignée avant que le corps ne soit épuisé,
« il y a espérance de guérison. Lorsqu'au con-
« traire le corps est épuisé , fondu, et que les
« boyaux sont ulcérés de toutes parts , il n'y a
« plus espoir de vie. » Plus bas il ajoute que le cours de ventre, la lienterie et la dyssenterie

sont trois maladies fort analogues ; leur origine est la même.

Le traitement que l'Oracle de Cos indique ne diffère pas beaucoup de celui que nous employons aujourd'hui, et dans beaucoup de cas il regardait la course et les plaisirs de Vénus comme les meilleurs remèdes.

Galien avait une prédilection particulière pour la décoction de feuilles de chêne.

Celse décrit bien la dyssenterie, et en fait remarquer toute la gravité : parmi les moyens qu'il conseille, il recommande l'eau froide pour boisson si la maladie est opiniâtre, et généralement des substances astringentes et même l'application de la moutarde. Dans la diarrhée, le vomissement et quelques applications sur le ventre suffisent ; mais rien ne raffermit mieux les intestins que la promenade en voiture et à cheval.

Sydenham dit que si le malade n'est pas trop faible, il faut sur-le-champ faire une saignée, puis donner un calmant, puis une potion purgative, et alterner ainsi le calmant et la potion ; pour boisson du lait coupé avec de l'eau, ou la décoction blanche qui a conservé son nom ; dans les cas de faiblesse trop grande, un demi-gros de rhubarbe avec le diascordium ; enfin, si la maladie était opiniâtre, le laudanum à fortes doses.

Cullen dit que la dyssenterie est produite par la constriction du colon, laquelle s'étend jusqu'au rectum. Il veut, en conséquence, que l'on combatte les efforts spasmodiques de ces intestins avec les minoratifs les plus doux. Suivant lui, la rhubarbe ne convient nullement.

Willis raconte que dans l'épidémie de 1670, à Londres, de tous les remèdes qui furent essayés, les cordiaux seuls eurent quelques succès, et surtout l'eau-de-vie brûlée avec du sucre; il raconte encore qu'il se servit assez heureusement, dans une autre épidémie, de la thériaque, tant à l'intérieur qu'à l'extérieur.

Ettmuller, dans la dyssenterie bénigne, veut qu'on commence par une dose de rhubarbe, puis qu'on fasse usage des narcotiques, des sudorifiques et des absorbants; mais, dans la dyssenterie maligne, il faut s'en tenir au traitement usité dans tous les cas de fièvre maligne : la saignée ni les lavements ne conviennent pas.

Ray rapporte, dans son *Histoire des plantes*, que le brou de noix, desséché, pulvérisé et pris dans du vin, avait autrefois fait des merveilles en Irlande, dans l'armée anglaise atteinte d'une cruelle dyssenterie qui avait résisté à tous les remèdes connus.

Méad dit qu'il est presque toujours à propos de tirer du sang, et qu'il est avantageux de faire vomir avec le vin d'ipécacuanha, même à plusieurs reprises; dans les intervalles, il n'est pas de meilleur remède qu'un scrupule de confection cardiaque et autant de craie de Briançon, et un grain d'extrait thébaïque. Malgré ces moyens et quelques autres, Méad ajoute que la mauvaise disposition du corps rend quelquefois tous les secours inutiles.

Il y a un siècle environ que Geoffroi avait

publié, comme un spécifique dans la dyssenterie, le mélange de verre d'antimoine pulvérisé avec un huitième de son poids de cire jaune.

Pierre Frank a vu des diarrhées chroniques, réputées incurables, se guérir radicalement par l'usage du verre d'antimoine ciré.

On sait que les Helvétiens tirèrent habilement parti de l'ipécacuanha dans la plupart des maladies, et surtout dans la dyssenterie : cette racine a eu et a encore souvent beaucoup de succès, mais l'honneur de son importation appartenait au droguiste Afforty, qui ne sut pas profiter de la circonstance.

Loiseleur-Deslongchamps crut trouver un excellent succédané de l'ipécacuanha dans le narcisse des prés ; il en essaya l'emploi avec assez de bonheur ; et dans ces derniers temps M. Passaquay, de Saint-Amour, a constaté les heureux effets de cette plante dans une épidémie de colite : il en résulte qu'elle est un excellent anti-dyssentérique.

Wilkinson, dans les cas de diarrhée, dyssenterie et colique, préfère l'écorce d'angusture au quinquina, au colombo, au quassia et à tout autre médicament.

Stoll, dans les diarrhées et dyssenteries, faisait le plus grand cas de l'*arnica montana*, qu'il appelait le quinquina des pauvres.

Callisen et De Meza se servaient très heureusement de la décoction de benoite.

Rasori et Tommassini ont démontré, d'après la doctrine du contro-stimulisme, l'utilité de la gomme-gutte dans la dyssenterie.

Pisani, adoptant les mêmes principes et les mêmes errements, a, dans une dyssenterie épidémique, à Mantoue, laquelle, dit-on, pourrait n'avoir été qu'une diarrhée, employé largement l'émétique, le jalap et la crême de tartre.

Nous avouons que nous confondons parfois le traitement de la dyssenterie avec celui de la diarrhée ; mais la diarrhée avec fièvre et la dyssenterie bénigne ont tellement des rapports, que c'est souvent la même affection : nous l'avons dit à la tête de ce chapitre.

On lit, dans le Journal d'Hufeland, que M. Meyer a employé avec bonheur le nitrate de soude dans une dyssenterie épidémique.

M. Chomel a constaté que la colite faible, ou avec peu de fièvre, se guérissait facilement par l'usage des opiacés ; mais si la fièvre est vive et les douleurs intenses, on doit préférer les évacuations sanguines.

Broussais, comme on le pense bien, adoptait les émissions sanguines, et repoussait d'une manière absolue toute espèce de purgatifs, qui pourtant dans certains cas font des merveilles.

MM. Trousseau et Bonnet ont éprouvé que les diarrhées aiguës, avec ou sans fièvre, avec ou sans coliques, avec ou sans exhalation de sang, sont rapidement guéries par le sulfate de soude ; s'il y a constipation et colique dans le cours de la maladie, cette substance est encore très avantageuse : il n'y a, selon eux, exception que dans les cas de diarrhée symptomatique.

Le professeur Duméril emploie souvent, dans les diarrhées chroniques, un gros d'alun par jour et deux pots de véhicule. Cullen faisait aussi un grand usage d'alun.

Dower, le premier, a mis en usage le mélange si avantageux de l'ipécacuanha et de l'opium, maintenant très employé aux armées, où les diarrhées et les dyssenteries sont très fréquentes.

Baglivi regarde le petit-lait comme spécifique; Freind recommande l'ipéca. Dolæus parle avantageusement d'un remède qu'il a employé et qui se compose d'huile d'amande douce et de suc de citron, après avoir pris une dose de rhubarbe.

Clauder avait fait d'heureux essais avec la jusquiame.

Bjœrnlund, dans les *Mémoires* de l'Académie de Stockholm, vante les heureux effets du romarin sauvage (*ledum*) en décoction, à la dose de trois à quatre livres de décoction par jour.

Les médecins allemands, dans les cas désespérés, font aujourd'hui une dernière tentative par l'emploi du phosphore, et il en est quelquefois résulté d'heureux effets.

Baglivi attribue les diarrhées, pour la plupart, aux passions de l'âme, et dit que si la tristesse dure longtemps, les malades deviennent incurables.

Ettmuller pense que la diarrhée doit se guérir en fortifiant l'estomac, et témoigne à cet effet sa confiance dans la racine de tormentille.

On sait que la suppression de la transpiration est une des causes les plus fréquentes du cours de ventre; aussi Vaine Wright conseille, pour le guérir, l'usage d'une camisole de flanelle. Fuller, dans le même but, recommande l'exercice du cheval ou de la voiture.

M. Archambault a prouvé, il y a peu d'années, l'efficacité des vésicatoires sur le ventre, à l'anus, et même dans le rectum, dans les cas de diarrhée asthénique.

Sauvage ne comprend pas toutes les causes productrices de ces maladies dans sa *Nosologie;* et pourtant il fait vingt-une espèces de diarrhée, vingt de dyssenterie, et cinquante-huit autres espèces de divers flux de ventre.

CHAPITRE XXIV.

URÉTRITE, GONORRHÉE.

Cette maladie a porté successivement les noms de gonorrhée, blennorrhée, blennorrhagie, urétrite, suivant les progrès de la science médicale : quelques médecins la regardent comme indépendante de toute autre affection ; d'autres la considèrent comme le résultat d'une infection vénérienne.

Au nombre des premiers se trouvent Duncan, Bell, Bosquillon, Hernandez. L'un d'eux, Benjamin Bell, après avoir bien établi que la syphilis diffère de la gonorrhée, prouve que celle-ci a été décrite par Hippocrate, Celse, Galien, Cœlius Aurelianus, Mésué, Rhazès, Arnaud de Villeneuve, Valescus de Tarente, et Jacques de Bethencourt.

Il serait en effet bien étonnant que les anciens médecins n'eussent pas connu cette affection, puisqu'il en était fait mention chez les Hébreux : à cet égard, on ne peut pas être plus explicite que le 15ᵉ chapitre du *Lévitique*.

Cette maladie est difficile à traiter, et sa guérison est quelquefois assez dangereuse pour qu'on l'abandonne aux soins de la nature ; sa durée n'a pas de limites, on peut la guérir en deux jours, on peut la garder toute sa vie : les praticiens ne sont pas d'accord à cet égard.

Swediaur avait pour principe d'inoculer quelquefois le virus vénérien dans l'urètre, pour rappeler l'écoulement quand il a été supprimé trop tôt.

Astruc croyait que le virus vénérien étant détruit par les remèdes, l'écoulement gonorrhéique peut se guérir par l'usage des remèdes.

Guisard, de Montpellier, qui dans son temps avait une grande réputation pour le traitement des maladies vénériennes, disait que la gonorrhée est d'autant plus incommode qu'elle est longue et résiste souvent à tout.

De la Mettrie était encore plus tranchant sur les difficultés de la guérison : « L'urètre, disait-il, étant rongé par l'âcreté du venin, les remèdes ne font qu'augmenter le mal, et il en résulte un écoulement éternel. »

M. Cullerier et quelques autres pensent que la blennorrhagie doit être considérée et traitée comme une inflammation aiguë ; après le traitement antiphlogistique, ils emploient le baume de copahu.

M. Ribes met en usage le poivre cubèbe, et surtout le baume de copahu ; il le donne à la dose d'une once et plus.

Delpech préfère aussi cette dernière substance comme une sorte de spécifique que Chopart avait déjà mis à la mode ; cependant il avait publié, en 1828, que les blennorrhagies peuvent se guérir par les seuls efforts de la nature, au moins quatre-vingt-dix fois sur cent.

Lallemand, de Montpellier, et chirurgien dans le même hôpital que Delpech, soutient que le cubèbe et le copahu augmentent souvent les accidents, et que le meilleur moyen à opposer à cette affection est un traitement antiphlogistique. Cependant ce même praticien, dans les cas où l'urétrite était opiniâtre et invétérée, cautérisait le canal de l'urètre avec le porte-caustique, et il annonçait des succès.

M. Pitschaft donne pour spécifique contre les gonorrhées virulentes un traitement particulier, où la térébenthine de Venise entre dans toutes les potions qu'il fait prendre.

Les praticiens des âges précédents avaient aussi leurs méthodes particulières de traitement, où l'on voit recommandés la continence, le repos, les boissons tempérantes, les purgatifs, les saignées, les bains, le nitre, les semences froides et le nénuphar.

Ettmuller fortifiait l'estomac, raffermissait la partie malade par les astringents, et ouvrait quelquefois des cautères aux jambes par précaution contre une suppression trop prompte.

Blégny employait les doux purgatifs, les tempérants, et sur la fin les légers astringents.

Pitcairn ne voulait pas qu'on arrêtât l'écoulement de l'humeur par les astringents, mais seulement en continuant l'usage des doux purgatifs.

Barbeyrac traitait ses malades avec la saignée, les doux purgatifs et les émulsions.

Fordyce, et surtout Girtanner, recommandaient beaucoup les injections alcalines : ce dernier prétendait que les remèdes pris à l'intérieur étaient inutiles et même dangereux.

CHAPITRE XXV.

HÉMORRAGIE.

C'est encore ici que la science médicale est en arrière des faits qu'elle invoque : l'écoulement du sang, quelle que soit sa nature, est un phénomène consécutif à une lésion. Mais quelle lésion ? toutes les étiologies nous font faillite, et c'est peut-être pour cela qu'Hippocrate parle de l'hémorragie seulement comme d'un accident de quelque autre maladie, et ne l'envisage pas au-delà. Il faut arriver jusqu'à nos temps modernes, jusqu'à Brown, pour entendre dire que toutes les hémorragies sont asthéniques ou produites par débilité ; ou jusqu'à Stalh et Broussais, pour croire au contraire qu'elles sont hypersthéniques, à moins qu'on ne se range à l'avis de Pinel, et qu'on ne les considère comme pouvant être l'un et l'autre.

L'expérience, devant laquelle il nous faut toujours céder, nous apprend que les hémorragies sévissent préférablement sur les individus faibles. L'épistaxis atteint les enfants ; l'hémoptysie, les adolescents ; l'hématurie, les vieillards ; la ménorrhagie, les nouvelles accouchées ; la stoma-

cace, l'hématémèse et la diaphorèse, les cacochymes et les scorbutiques : Brown aurait donc
raison ?

Hecquet avait bien émis quelques idées originales sur les hémorragies, mais il disait moins
ce qu'elles étaient que ce qu'elles n'étaient pas.

Rasori avait depuis essayé de prouver qu'elles
étaient le résultat d'une transsudation ou exhalation des capillaires veineux trop pleins, mais il
n'explique pas mieux la cause de ce résultat.

Nous rentrerons donc dans l'empirisme, en attendant que la lassitude dans la collection des
faits, que le dégoût dans le recensement d'accidents physiques, que l'explication limitée de
quelques mouvements morbides, amènent d'autres réflexions, et ne bornent plus le langage
médical à dire : « Une hémorragie a lieu, parce
que le sang coule. » Au siècle présent, il faut
dire quelque chose de mieux ou rien du tout.

Les hémorragies, dites externes, dépendent
de la rupture ou de la blessure d'une artère ; et,
dans ce cas, les anciens n'avaient guère pour
ressources que les astringents, les styptiques et
la cautérisation. Les modernes ont de plus des
moyens mécaniques, tels que des lames de plomb,
le tourniquet et surtout la ligature.

Pierre Borel a fait mention des chevilles d'alun,
dont les chirurgiens de son temps lardaient les
chairs autour de l'artère coupée.

Au milieu du siècle dernier, Brossard, chirurgien de la Châtre en Berri, vendit au roi un
secret de son invention, très propre à arrêter les

hémorragies dans les cas de blessures d'artère :
le secret n'était autre que de l'agaric préparé.

Jean Bauhin avait auparavant constaté des
propriétés analogues dans le lycoperdon.

Horstius avait aussi observé que l'application
du laudanum arrête l'hémorragie de l'artère.

Belloq vantait les heureux effets de la cire introduite en bougie, ou en forme de clou, dans
les ouvertures par où le sang s'échappe.

Les médicaments les plus remarquables, ou
qui ont une réputation spéciale contre toutes les
hémorragies, sont, d'après un grand nombre de
médecins, le quinquina ; mais Whytt prétend
que cette substance sert plutôt à empêcher le
retour de certaines hémorragies, qu'à les faire
cesser quand elles existent.

Le ratanhia, dont la racine est vantée outre
mesure dans toutes les pertes de sang, par les
médecins espagnols et surtout par Hippolyte
Ruiz, est maintenant en grande faveur.

Alibert a poussé l'éloge de ce médicament jusqu'à dire que son usage est toujours suivi de
succès, et qu'on n'a jamais vu d'accidents suivre
son administration.

Hoffmann, d'après les observations des anciens
et les siennes propres, établit que la mille-feuille
a toujours obtenu des succès.

Le docteur Gartner avait proposé l'acétate de
plomb, et depuis, M. Krimer a trouvé que cette
substance a des succès dans tous les cas où les
autres moyens ont échoué.

Marc, dans les hémorragies dites passives,
faisait un usage habituel de deux gros d'alun

dissous dans une livre de petit-lait, pour les vingt-quatre heures.

L'huile de térébenthine passe pour un des meilleurs et des plus forts styptiques dans tous les cas d'hémorragie. C'était l'avis de Boerhaave et surtout de l'anglais Jacques Young, qui en a composé un traité sous le nom de *Char triomphal de la térébenthine.*

L'épistaxis ou hémorragie nasale est la plus commune de toutes les hémorragies, et n'est inquiétante que par sa violence et par sa durée.

Celle qui est produite par la pléthore, ou qui arrive au printemps, ou par l'effet du soleil et chez les jeunes gens, se calme assez facilement par le repos, les tempérants et les acidules.

Celle qui arrive comme symptôme d'une autre affection, doit être remarquée et soignée avec plus d'attention.

Celle qui vient à la suite d'une autre maladie, et qui peut en être regardée comme la crise, ne doit pas être contrariée, et il serait dangereux de l'arrêter.

Celle enfin qui a lieu chez les cacochymes, les vieillards, les personnes faibles, est souvent d'un mauvais présage et doit être arrêtée avec précaution.

On en peut dire autant de presque toutes les hémorragies.

Mais enfin, quand il faut arrêter l'épistaxis, on fait usage des moyens pharmaceutiques ordinaires, et, à leur défaut, on use de certains procédés chirurgicaux dont les principaux sont celui de M. Larrey : il consiste à introduire par les narines jusqu'à l'arrière-bouche un petit sac de toile comme un doigt de gant, et qu'on remplit ensuite de charpie pour opérer le tamponnement ; celui de Bell, qui prescrit l'introduction d'un boyau de cochon, tant profondément que l'on peut, et ensuite de le remplir d'un liquide froid, après quoi on le lie pour le fermer ; celui de M. Miquel d'Amboise, qui emploie aussi un bout d'intestin grêle de cochon : mais au lieu d'un liquide froid, il faut le remplir d'air en l'insufflant ; celui de M. Martin Saint-Ange, lequel a pour but de fermer les fosses nasales en arrière comme en avant ; mais il est assez difficile à appliquer : c'est ce qui oblige les praticiens à s'en tenir au tamponnement ordinaire avec la sonde de Belloc.

M. Gendrin, faisant observer que le sang ne s'échappe pas loin de l'ouverture des narines, conseille de toucher la place de l'écoulement avec un pinceau trempé dans une eau styptique quelconque.

Cependant tous les médecins honorables que nous venons de citer n'ont pas précisément la priorité dans les procédés qu'ils proposent ; car on lit dans Hippocrate, au livre du *Régime dans les maladies aiguës :* « Remède pour arrêter les « hémorrhagies du nez : Placez dans le nez de « la laine imbibée de suc de figuier pour l'ap-« pliquer à la veine d'où vient le sang, ou bien « faites un tampon qu'on pousse bien avant, ou « bien poussez-y du colcotar naturel avec le « doigt, puis pressez en dehors en serrant les « cartilages de chaque côté. »

L'hémoptysie est l'hémorragie du poumon : la toux, la douleur, la pesanteur, la démangeaison, l'oppression, la chaleur qu'on ressent à la poitrine, et surtout la couleur vermeille du sang, en sont les principaux symptômes ; elle est dangereuse si elle est rebelle et si elle tient à une cause permanente : dans tous les cas, il convient de remarquer quelle peut être cette cause, et d'en tirer des conséquences pour le traitement. Sauvage fait dix-sept espèces d'hémoptysie, toutes produites par des causes diverses.

Hippocrate employait la graine de jusquiame, et la plupart des médecins de l'antiquité la regardaient comme spécifique ; quelques modernes même en ont parlé avantageusement.

Sydenham saignait et purgeait à plusieurs reprises, et terminait par les astringents.

Morton dit bien que les astringents arrêtent l'hémoptysie, mais que le quinquina agit encore mieux.

Barbeyrac veut qu'on saigne et qu'on purge souvent, et surtout avec la rhubarbe ; il recommande plusieurs minoratifs, et à la fin les astringents.

Gordon célébrait les vertus de l'oxycrat.

Pinel faisait un heureux emploi de bols composés de nitre avec quatre fois autant de conserve de roses.

Van-Swieten recommandait la ligature des membres, comme dans d'autres hémorragies.

On a préconisé tous les révulsifs, les toniques, les astringents dont nous avons déjà parlé ; mais le plus grand nombre des praticiens recommandent les émissions sanguines. M. Andral est d'avis de saigner et de saigner encore, tant que la pneumorragie continue.

L'hématémèse est le vomissement de sang; mais encore il faut bien s'assurer si ce fluide vient directement de l'estomac, et si son écoulement est causé par un état pléthorique, par une suppression, par une congestion hépatique, une affection scorbutique ou toute autre.

Généralement on pense que cette maladie, ainsi que toutes les pertes de sang, est moins grave chez les femmes, parce qu'elle remplace leurs menstrues. Les anciens la confondaient avec le méléna; cependant Hippocrate donnait bien les caractères spécifiques de cette dernière affection.

Dodonée regarde ce vomissement comme tellement grave, qu'il n'a jamais vu qu'un seul homme en guérir, et il le fut par l'usage continué de l'absinthe.

Michelot et d'autres ont obtenu des succès de l'eau prise à la glace.

L'hématurie est l'écoulement du sang par la vessie; Sauvage en fait quinze espèces, d'après diverses causes, ce qui implique la nécessité de bien établir le diagnostic avant que de tenter une médication quelconque.

Les Grecs et les Arabes avaient grande confiance dans le lait de brebis, et l'on voit qu'Hippocrate et Avicenne le recommandaient souvent.

Ettmuller traitait l'hématurie à peu près comme l'hémoptysie, et recommandait spécialement la semence de jusquiame.

Mayerne parle d'un malade désespéré, qui guérit en prenant tous les jours, le matin, une bonne dose de lait de vache adouci avec du sirop de coings et de cannelle.

Houllier, Duret et Forestier, à l'instar des anciens, ordonnaient beaucoup le lait de brebis ; ce dernier y ajoutait un gros de bol d'Arménie par chaque quatre onces de lait.

Ménorrhagie, hémorragie utérine, accident grave et souvent fatal. C'est un médecin instruit, c'est un accoucheur célèbre, qui porte la terreur et la désolation dans les familles, par de funestes paroles ; c'est Mauriceau qui dit : « L'hémorra-« gie, après l'accouchement, est comme un de « ces malheurs de la destinée, que toute la pru-« dence humaine ne peut éviter. »

Hippocrate proposait de réveiller les sympa-thies de l'utérus par l'application de ventouses aux mamelles, et de produire ainsi une réaction. Depuis peu d'années, MM. Paterson et Rigby ont tiré partie de cette idée avec bonheur, en faisant approcher du sein de leur mère les enfants nouveau - nés : les contractions de l'utérus arrêtaient alors l'hémorragie.

Les anciens appliquaient des ligatures aux extrémités inférieures, et employaient beaucoup les pessaires astringents, dont les recettes se trouvent dans Paul d'Egine.

Ils faisaient encore beaucoup d'usage, à l'inté-rieur, des graines de jusquiame, même dans presque toutes les hémorragies ; mais Hippo-crate se bornait le plus souvent à faire des appli-

cations d'eau froide sur le ventre, dans les hémorragies utérines.

Moschion recommandait de faire élever les
jambes plus haut que le corps , et de les faire
croiser.

Galien préférait à tout les injections astringentes, et l'on voit que plus tard Prosper
Alpin en avait fait un usage heureux sur sa
propre femme.

Aëtius rapporte qu'une certaine accoucheuse,
nommée Aspasie , avait l'habitude de comprimer
le ventre des femmes récemment accouchées,
afin de prévenir les hémorragies.

Les modernes ont fait , surtout, usage des
moyens de compression extérieure et directe sur
le ventre : ainsi l'on voit que , sur la fin du dernier siècle, Mathieu Saxtorph annonçait comme
l'unique et la plus efficace ressource contre les
hémorragies utérines , une compression exercée
fortement sur l'abdomen , de manière à inter-
cepter le cours du sang dans les vaisseaux.

Puzos , Leroux , Osiander, recommandaient
aussi une forte compression sur l'utérus , avec
quelque différence dans la manière de l'opérer.
Dussé, célèbre accoucheur dans son temps, avait
l'habitude de comprimer la matrice avec les deux
mains par des étreintes circulaires sur la région
hypogastrique : ce procédé ne réussissait, suivant les praticiens, que dans les cas où il se
trouvait quelque corps étranger dans la cavité
utérine.

Levrat ajoutait à ce précepte celui d'appliquer
aussitôt une serviette trempée dans du vinaigre ,

et maintenue par un bandage de corps : cependant il faisait usage de la saignée et des aspersions d'eau froide.

La pratique de Puzos était à peu près semblable.

Lœfler faisait appliquer sur le ventre un sachet de laine contenant quinze à vingt livres de sable. Thélénius, autre allemand, employait un procédé à peu près semblable.

Plouquet et Ludwig-Rudiger agissaient d'une manière plus immédiate ; ils portaient la main dans l'utérus et pressaient sur sa paroi postérieure, de manière à comprimer l'aorte : Thulstrop avait obtenu des succès de ce procédé.

M. Ulsamer, de Wurtzbourg, comprime l'aorte en passant la main entre l'utérus et le paquet intestinal, et en déviant un peu à gauche. MM. Baudeloque neveu et Tréhan sont aussi grands partisans de la compression de l'aorte; ils s'attribuent même l'invention de ce procédé. Il y a trente ans que Boër, à Vienne en Autriche, avait parlé de la compression de l'aorte ; et c'est lui qui, alors, aurait la priorité.

Leroux, de Dijon, avait cru trouver un moyen infaillible pour arrêter les hémorragies utérines; moyen, dit-il, éprouvé par quatorze ans de succès : il s'agissait d'un tampon fait de linge ou d'étoupes, imbibé de vinaigre pur, et poussé dans le vagin et même jusque dans la matrice, si la circonstance l'exige.

Pasta, outre les pessaires et les injections astringentes, voulait qu'on cautérisât la face interne de l'utérus par des injections corrosives.

Bigeschi était fortement partisan de l'éponge imbibée d'oxycrat ou de vinaigre, et dirigée dans l'organe utérin.

Guillemeau regardait la saignée comme un remède souverain contre cet accident, et dit que les médecins les plus doctes en ont éprouvé les bons effets.

Lamotte, Chapmann et d'autres emploient beaucoup les aspersions d'eau froide, des acides sur le ventre, les reins, les cuisses : tous les praticiens conviennent qu'on obtient ainsi d'heureux effets, quand il n'y a pas spasme.

Leake recommandait l'immersion alternative des pieds dans l'eau froide ; il prétendait que les ligatures aux extrémités inférieures devaient produire un effet contraire à celui qu'on en attendait.

Les médicaments à l'intérieur ont aussi eu leur tour : Helvétius le père croyait avoir trouvé un spécifique contre les pertes de sang, dans des pilules faites avec l'alun et le sang-dragon.

L'italien Porta prouve, par des faits, les grands avantages qu'il a obtenus du tanin ; il prescrit cette substance en pilules de trois grains, et soutient que ce médicament réussit toujours, sauf les cas de lésion organique de l'utérus.

Smellie faisait un grand usage des narcotiques ; mais Hoffmann, qui s'en était servi avant lui, convient que parfois ils sont plus nuisibles qu'utiles. Leroux ne les employait que dans les cas de tranchées ou de syncopes successives.

Dans ces dernières années, le seigle ergoté

avait été donné avec succès, et l'on voit qu'en Italie MM. Spajrani, Hall, Bazzoni, Cabini et Pignacia en ont fait usage avec bonheur, non-seulement dans les métrorrhagies, mais encore dans toutes les hémorragies.

En France, M. Guillemot, d'après un certain nombre d'observations publiées il y a dix ans, prouve le grand avantage du seigle ergoté, qu'il appelle un remède héroïque, mais qu'il faut donner, dit-il, avec sagesse et précaution.

M. Foucault a publié un fait heureux obtenu par l'irrigation de l'eau froide directement sur le col de la matrice.

M. Evrat avait imaginé d'introduire dans l'utérus des citrons écorcés, et d'en exprimer le jus.

MM. Rittgen et Mapper conseillent, dans les hémorragies des femmes nouvellement accouchées, de provoquer le vomissement, pour nettoyer la matrice des caillots de sang : ce dernier voudrait qu'auparavant on tentât d'extraire les caillots de sang avec la main ; cela avait déjà été recommandé par Portal, Peu, Dionis, Delamotte, Hamilton, etc., et par Celse, il y a dix-huit cents ans.

M. Imbert, de Lyon, a renoncé à l'usage du tampon, à cause de ses inconvénients ; il se contente de rapprocher les cuisses de la malade, et de les lier avec un mouchoir : ce moyen simple lui a toujours réussi. Si la femme est maigre, il fait seulement placer un mouchoir roulé contre la vulve.

On trouve dans le *Journal médical* d'Edinbourg un exemple heureux de la transfusion.

Une dame , à la suite de son dixième accouchement, fut prise d'une hémorragie si terrible , qu'on la crut à peu près morte. M. Brown tenta la transfusion, comme une dernière ressource : il lui injecta, par la veine médiane, d'abord treize gros de sang; cinq minutes après, même injection : le pouls commença alors à se faire sentir; il fit une troisième, puis une quatrième injection, et la malade se rétablit.

Mais ce succès n'est pas le seul qu'on rapporte de la transfusion , et c'est ce qui a engagé quelques médecins à remettre cette opération en pratique, surtout dans les cas désespérés, comme le serait une violente métrorrhagie : M. Blundell, à Londres , en a obtenu un heureux effet. On lit dans le *London medical and physical* de 1825, que MM. Waller et Doubleday ont vu deux cas heureux de transfusion. La *Gazette médicale* de Londres, de 1834, en cite un autre cas également heureux.

Toutefois cette opération a quelque chose de si original dans son espèce , et de si merveilleux quand elle a du succès , qu'on peut bien s'expliquer l'enthousiasme qui l'adopta à sa renaissance: nous disons à sa renaissance, car plusieurs auteurs, entre autres M. Pariset , prétendent que les Egyptiens la connaissaient depuis longtemps, et qu'ils l'avaient transmise aux Grecs.

Mais enfin , cette idée de remplir les exsangues, de rajeunir les vieillards et de renouveler les cacochymes , parut si heureuse au XVIe siècle, que chaque nation s'en attribuait la priorité, et chaque médecin y entrevoyait la longévité indéfinie de ses malades.

Ainsi , en Angleterre , Porter proposa le premier la transfusion ; mais il fut peu écouté , et les miracles furent réservés à Wren , son compatriote , qui injecta , dans les veines d'un grand nombre de chiens , diverses substances , et fit croire à la réalité des promesses. Lower , autre anglais , eut la prétention d'avoir inventé cette opération , et s'en plaignait à Denis , qui , en France , faisait les mêmes réclamations.

En France , l'invention de cette opération fut attribuée par les uns à l'abbé Bourdelot , et par les autres au bénédictin Gabets.

En Italie , Libavius , qui en avait donné une excellente description , en fut regardé comme l'inventeur , et, peut-être avec plus de justice , comme le vrai promoteur.

En Espagne , on avait essayé de faire croire que François de la Reina avait parlé de la circulation du sang avant tout le monde , et avait insinué quelque chose de la transfusion.

En Allemagne , où les charlatans scientifiques ont toujours été en assez forte majorité , il se rencontra un nommé Major , hâbleur et vantard , qui se donna pour l'inventeur de l'opération qui devait renouveler le genre humain. Cependant , si l'on en croit Sturnius et Vehrius , le mérite de l'invention appartient à Maurice Hoffmann. Enfin, si grande était l'ardeur en faveur de la transfusion , et même de l'infusion (car on pratiquait l'une et l'autre au milieu du XVIIe siècle), que l'histoire a de la peine à reconnaître celui à qui appartenait réellement la priorité.

Mais toutes ces prétentions finirent par se

modérer, grâces aux leçons de quelques médecins sages et modestes qui prouvèrent fort pertinemment aux peuples de la terre, qu'autrefois, il y a un peu plus de trois mille ans, l'ingénieuse Médée, qualifiée sorcière injustement, rajeunit, par la médecine infusoire, le roi Jason, qui était vieux et en mauvais état.

Néanmoins la pensée de refaire ou de rétablir à neuf les infirmes et les décrépits sourit encore à quelques-uns des modernes, et l'on pensa que le secret de Médée ne pouvait pas être perdu à la renaissance des sciences et des arts. On vit donc Bils, Degraaf, Fracassati, peu de temps après Libavius, célébrer les merveilles de la transfusion ; en France, Denis et Emmerts multipliaient les cas où cette opération paraissait nécessaire, et, sous de légers prétextes médicaux, ils faisaient passer le sang des veaux dans les veines des hommes. Un maniaque que Denis soulagea mit le comble à l'enthousiasme ; mais ensuite, de deux hommes qu'il crut guérir par le même moyen, l'un mourut : sa veuve poursuivit l'opérateur ; le Parlement s'en mêla, défendit la transfusion, et l'horreur succédant à l'admiration, la médecine transfusoire fut rejetée entièrement.

Pendant ce temps, Folli, médecin des Médicis, faisait en Italie les mêmes essais que Denis en France, et se vantait d'avoir pratiqué la transfusion devant Ferdinand II ; mais on ne dit pas s'il fut plus heureux.

Un peu plus tard, en Angleterre, Edmond King et Thomas Cox firent leurs efforts pour propager la médecine transfusoire.

Pourtant, selon quelques médecins de nos jours, ce moyen médical ne doit pas être abandonné légèrement ; car nous avons cité précédemment des succès dans les cas de métrorrhagie. M. Dieffenbach a fait diverses expériences pour prouver les avantages de cette opération dans les sujets exsangues ; et, dans les écoles vétérinaires où on la met en usage, on constate quelques heureux succès.

M. Scipion Pinel a rapporté, il est vrai, des essais faits inutilement sur trois cholériques à Berlin : tous trois moururent ; mais le choléra résistait à tout.

CHAPITRE XXVI.

ANÉVRISME ET VARICE.

Petit, de Lyon, qui avait publié un *Essai sur la médecine du cœur*, fut admonesté dans le temps par la critique, sur l'ambiguité de ce titre. Les censeurs, dont les idées ne s'élevaient pas au-dessus d'une lésion matérielle, ne virent là qu'un langage figuré peu convenable à un ouvrage sévère ; cependant Petit avait raison : les douleurs morales, les affections vives, les sentiments violents d'amour, de haine, de surprise, de crainte, ont leur retentissement dans le cœur ; et c'est du cœur que partent ces maladies si graves qu'elles sont désespérantes, quand on n'a pu leur appliquer au début la médecine morale, c'est-à-dire le calme de l'esprit, le silence des passions, et le baume si salutaire des affections douces et modérées.

L'estimable Hufeland n'admettait ici qu'avec peine les lésions organiques : son expérience, disait-il, lui avait appris que ces dernières affections sont infiniment plus rares que les sympathiques ; aussi les moyens de guérison étaient presque toujours indirects : il voulait absolument qu'on remontât à la cause du mal , et ces moyens devaient alors être très variés et très différents.

Avant lui , et il y a cinquante ans , les altérations des organes circulatoires étaient effectivement considérées pour la plupart comme sympathiques , symptomatiques ou nerveuses. Depuis, de grandes études ont été faites , et nous n'oserions pas avouer qu'elles aient amené un véritable progrès , parce qu'on les a limitées aux effets et que ce n'est pas là la maladie.

Hippocrate a bien connu l'anévrisme , quand il dit dans le livre des *Maladies :* « Il se forme dans le poumon une tumeur avec toux violente et forte, difficulté de respirer couché , fréquente inspiration : la tête s'enfle ; on ouvre les narines ; la poitrine siffle, on y sent un poids, on y a de vives douleurs , on la sent brisée : le malade ne peut rester debout, ni assis, ni couché ; il faut tirer du sang du bras , des narines, de la langue, de partout. »

Galien a aussi eu connaissance des troubles morbides du cœur et de ses palpitations : il dit que quand la maladie dure longtemps elle menace de mort subite, et que ceux qui en sont attaqués dans leur jeunesse ne se font jamais vieux : du reste, il conseille la saignée dans un cas pressant.

Paul d'Egine, sans bien s'expliquer sur les maladies de cœur, parle fort clairement de l'anévrisme des extrémités : il recommande l'opération, et la décrit de manière à ce qu'elle ressemble à celle qui est pratiquée de nos jours.

Vesale est le premier qui , à la renaissance ,

ait donné une idée des maladies organiques du cœur : puis successivement sont venus Lancisi, Valsalva, Albertini ; puis Morgagni, Sénac, Corvisard, Dundas, Burns, Testa, Dreysig, Scarpa, Laennec, Bertin ; MM. Bouillaud, Andral et Louis. Laennec a rendu d'éminents services par sa méthode d'exploration, et Bertin a bien déterminé la différence existante entre l'anévrisme et l'hypertrophie : celle-ci consiste dans le développement anormal des tissus ; c'est l'épaississement, tandis que l'anévrisme n'est que la dilatation extraordinaire des ventricules.

Ces affections sont très graves ; le professeur Lallemand ne veut pourtant pas qu'on les regarde comme incurables, surtout chez les jeunes sujets : il cite assez de faits heureux pour faire croire à son opinion.

Valsalva avait établi la méthode qui porte son nom, et qui consiste à affaiblir le malade graduellement par les émissions sanguines et la privation de nourriture : demi-livre de bouillon le matin, un peu moins le soir ; pour boisson, de l'eau dans laquelle on ajoutait quelques gouttes d'eau de Rabel, et du sirop de grande consoude ou de coings : c'était le seul régime permis, et l'on obtenait quelques succès. Marc-Aurèle Severin guérit, à l'aide d'un régime très sévère, Charles IX, atteint d'un anévrisme commençant.

C'est encore le traitement mis en usage par beaucoup de praticiens ; il est empirique, mais il s'applique à tous les cas morbides du système vasculaire : inflammations, hypertrophies, anévrismes, perforations, déchirements soit du

cœur , soit de l'aorte. L'anatomie pathologique ,
dans ces derniers temps , s'est enrichie d'un
nombre prodigieux de lésions partielles , inconnues jusqu'à ce jour ; mais elle n'explique ni
leur influence réelle sur la vitalité des individus ,
ni les modifications que pourrait leur apporter
un traitement quelconque ; et le travail de
M. Thurnam , curieux sans doute, instructif
sous le rapport philosophique et spéculatif , confond et annule les prétentions du diagnostic et de
la thérapeutique.

A cet égard , le livre publié récemment par
M. Pigeaux est assez explicite pour que nous
ayons raison de dire : la science médicale devient du pathos dès qu'on la base sur des faits
accomplis , au lieu de l'établir dans l'actualité des
faits eux-mêmes. M. Pigeaux dit fort bien que
les maladies du cœur, ainsi que toutes les autres,
sont des épiphénomènes d'une disposition morbide de l'organisme , et que les plus heureuses
médications ne reposent que sur ce principe.

Les dilatations anormales des oreillettes du
cœur et des veines constituent un ordre particulier de lésions, qu'on regarde comme un état
morbide passif, et qui prend le nom de varices
pour les veines , ou phlébectasie , et conserve
celui d'anévrisme pour les oreillettes.

Hippocrate piquait les varices ; Celse conseillait
de les brûler ou de les emporter.

Aëtius fait mention de la ligature et de la
cautérisation.

Avicenne , quand les résolutifs n'avaient pas
réussi , recommandait d'ouvrir les varices et

d'en extraire le sang, qu'il appelait un sang mélancolique.

Ambroise Paré et Guillemeau employaient en partie le procédé de Celse : ils cautérisaient les varices ; cependant ils n'excluaient pas la ligature.

Home fit revivre la ligature, et fut imité par Carmichaël Smith, Travers et Béclard.

Vacca Berlinghieri s'en tenait à l'incision et à l'excision ; c'était aussi le procédé de J.-L. Petit, surtout quand les veines étaient agglomérées.

Richerand incisait le vaisseau variqueux dans toute son étendue, et livrait la plaie à la suppuration.

Fricke avait un procédé qui consistait à passer un séton ou une aiguille à travers le vaisseau. Le sang se coagule ordinairement autour du corps étranger, et les parois qui le contiennent s'épaississent : on a remarqué cependant que la guérison n'était qu'apparente, et qu'au bout de quelque temps la veine se dilatait de nouveau et la varice reparaissait.

M. Davat, d'Aix-les-Bains, a amplifié et perfectionné le procédé de Fricke ; aussi obtient-il des succès plus constants. Ce praticien traverse la veine en deux endroits avec une aiguille, et la serre avec un fil disposé en huit de chiffre ; l'oblitération qui s'en suit est plus complète et mieux permanente que par les autres procédés.

MM. Gensoul et Bonnet, de Lyon, ont préférablement fait usage des caustiques, malgré les inconvénients qu'ils leur ont reconnus ; il leur semblerait même que la cautérisation expose moins à la phlébite et à l'érysipèle que l'incision.

La pâte de Vienne a été proposée dans ces derniers temps par quelques praticiens, avec une prédilection qui ferait présumer de grands avantages dans tous les cas de varices.

M. Rima, de Venise, découvre la veine, en excise environ un demi pouce, et applique des plumaceaux gradués au-dessus et au-dessous de l'excision, et maintenus par un bandage : la *Statistique des opérés et guéris* la recommande vivement aux praticiens.

Cette méthode a quelque rapport avec celle de Delpech. Le professeur de Montpellier mettait la veine à découvert dans l'étendue d'un pouce, et glissait au-dessous un morceau d'amadou ; il assujettissait avec deux bandelettes agglutinatives, de manière que la veine était aplatie, et ses parois mis en contact.

M. Brodie propose de diviser la veine variqueuse, en ne faisant à la peau qu'une très petite ouverture pour introduire l'instrument qui doit opérer : il en résulte une plaie intérieure facile à cicatriser.

MM. Breschet et Sanson ont imaginé une sorte de pince susceptible de s'appliquer à tous les cas de phlébectasie : des faits bien constants établissent qu'à l'aide de cet instrument on peut éviter le danger qui accompagne les autres procédés.

✳

CHAPITRE XXVII.

ÉRYSIPÈLE , FEU SACRÉ.

Les maladies , ou ce que nous appelons des maladies , sont des accidents symptomatiques d'une affection plus profonde , plus intime et immédiate aux sources de la vie : cela est devenu incontestable pour quiconque veut s'affranchir des limites étroites imposées par l'ignorance d'abord , puis par esprit de charlatanisme scientifique , et enfin par le quiétisme de la routine.

L'érysipèle est à coup sûr un de ces phénomènes dénonciateurs d'une altération autre que celle du derme. Hippocrate , dont le génie supérieur avait devancé toutes nos théories et avait puisé dans l'étude de la nature tout ce qui peut s'y trouver à la portée de l'intelligence humaine, Hippocrate connaissait bien cette affection, et il en parle souvent dans ses œuvres ; il la regardait comme susceptible d'atteindre tous les viscères, et comme dépendante d'un état bilieux primitif ; il ne la croyait nullement semblable à l'inflammation : celle-ci a un siége fixe , l'autre est variable par sa mobilité, son étendue, ses complications , et devient très dangereuse par les métastases.

Enfin l'érysipèle est la crise d'une maladie qui tient au tempérament de l'individu ; mais elle n'est pas tellement nécessaire à la manifestation de cette même maladie, que celle-ci ne puisse avoir d'autres crises de natures différentes.

Cette affection est souvent avantageuse aux vieillards, et souvent suspecte chez les adultes ; il ne faut pas alors la contrarier, et il est plus prudent de l'abandonner à elle-même.

Cependant diverses méthodes de traitement ont été proposées par les médecins modernes seulement ; car les anciens, surtout Arétée, Alexandre de Tralles, Paul d'Egine, ne s'écartent pas ici des idées d'Hippocrate, et l'on voit que Galien développa amplement la manière de ses prédécesseurs. Les Arabes pensaient de même.

Fernel, Baillou, Sydenham, Ramazzini, Baglivi, professaient sur l'érysipèle les mêmes principes que les anciens, et la regardaient aussi comme le résultat d'une altération bilieuse. Boerhaave, Dehaën, Stoll, Hoffmann, Selle, Pinel, malgré quelques divergences de doctrine, ne s'écartent pas beaucoup de la même manière de voir et de traiter cette affection ; ils la regardent comme le produit d'une altération humorale pernicieuse.

Leurs indications thérapeutiques sont toutes générales ; elles consistent à modifier la disposition vicieuse, et à en éliminer les produits par les excrétions ordinaires.

M. Andral attribue l'érysipèle à des causes le plus souvent externes ; mais M. Chomel pense

que l'inflammation du derme par l'insolation ,
les cantharides, la moutarde ou tout autre agent
extérieur, n'est pas l'érysipèle tel que l'entendent la plupart des médecins, l'érysipèle de
cause interne et de principe inconnu.

Freind, en parlant de cette maladie et de
toutes les affections éruptives, dit : « Que si elle
« est un peu grave, on doit saigner sans crainte.
« Je puis assurer hardiment, fondé sur une
« longue et fréquente expérience, que je n'ai
« jamais pu remarquer que la saignée fît rentrer
« ces sortes d'éruptions. »

Sydenham veut qu'on commence la cure par
la saignée ; le lendemain il fait donner un doux
purgatif, puis un calmant, et enfin il fait appliquer quelques épithèmes chauds, stimulants et
toniques. Rivière agissait d'une manière à peu
près semblable.

Ettmuller, au contraire, ne veut point de
purgation, point de saignée et point de topique ; il recommande seulement l'usage des diaphorétiques, et surtout du rob de sureau.

Méad est d'avis de commencer le traitement
par une saignée abondante, et d'user ensuite des
minoratifs.

Lazerme dit qu'après avoir saigné, on doit
réitérer les purgatifs.

Verduc, au contraire, dit que les purgatifs
sont inutiles, et qu'on doit user des alkalis et
des apéritifs chauds ; et au nombre de ces remèdes il place le café et le thé.

Sauvage, en avouant que la nature seule
guérit l'érysipèle, veut qu'on lui aide avec les

remèdes généraux : la saignée et les purgatifs.

Lieutaud dit que les purgatifs ne conviennent qu'à la fin de la maladie, quoiqu'il soit avantageux de tenir le ventre libre. Il parle d'appliquer des résolutifs, tels que l'esprit-de-vin camphré, l'eau de chou et autres.

Barbette, Turner, Fuller proposent et recommandent divers épithèmes.

MM. Tourdes et Rennes, de Strasbourg, disent avoir reconnu les avantages des cataplasmes, et cependant presque tous les auteurs les reprouvent ; Fabrice d'Aquapendente les repousse formellement.

Quelques médecins et surtout M. Velpeau ont essayé la compression avec succès, non-seulement dans cette maladie, mais aussi dans d'autres affections inflammatoires aiguës.

MM. Ricord et Casimir Broussais ont tenté de guérir l'érysipèle par les onctions mercurielles.

MM. Malgaigne et Gouzée ont essayé la méthode réfrigérante, qui consiste dans l'emploi du camphre mouillé. M. Gouzée a essayé de plus les lotions froides avec l'eau et un peu d'alkool, et annonce que cette méthode lui a toujours réussi. Cela nous rappelle qu'Alexandre de Tralles et Baillou font mention du traitement par le froid, et nous venons de dire que Lieutaud faisait usage de l'alkool camphré.

Dans le *London Quaterly* de 1834, on voit que l'érysipèle a été traité avec succès par M. Bullock, à l'aide du colchique d'automne à la dose de dix à quinze grains.

Beaucoup de praticiens de nos jours assurent

que deux grains de tartre stibié abrégent la maladie mieux que tous les moyens médicaux.

Diverses inflammations cutanées sont prises à tort pour l'érysipèle : ainsi le zona, qui dure vingt-cinq ou trente jours ; ainsi l'érysipèle phlegmoneux, que Béclard, Dupuytren et Duncan regardent comme un phlegmon diffus, se traitent d'une manière différente. Dans cette dernière maladie, Dupuytren, Béclard, Beauchêne, Hutchison, MM. Copland et Earle conseillent et pratiquent des incisions longitudinales, qui pénètrent toute l'épaisseur des téguments avant que la suppuration soit établie. Petit de Lyon, et ensuite Dupuytren et Larrey, conseillaient l'application d'un vésicatoire pour circonscrire l'inflammation ; on avait aussi essayé la compression.

※

CHAPITRE XXVIII.

ROUGEOLE.

Cette maladie, ainsi que la plupart de nos affections, a reçu son nom d'après son phénomène le plus apparent, l'éruption de petites taches rouges imitant les morsures de puces : c'est seulement alors, il est vrai, que son élément morbide se fait reconnaître pour sa spécialité ; jusque-là le diagnostic est voilé aux sens, et la raison seule peut nous éclairer sur la nature des éventualités pathologiques. Comme toutes les maladies aussi, elle a un premier âge indéterminé dans le cours de la vie, mais qui finit à la première épidémie, c'est-à-dire à l'époque où les conditions de son développement se rencontrent; puis un second âge, que nous avons l'habitude d'appeler époque d'incubation ; puis un troisième, qui est le temps d'irritation ou temps fébrile, puis le quatrième, qui est l'époque de l'éruption ; puis enfin les âges subséquents plus ou moins nombreux, en raison de l'aptitude du sujet à toutes les altérations organiques possibles.

C'est une chose extrêmement remarquable dans l'histoire de cette affection, que, bénigne et peu dangereuse naturellement, elle se complique, avec autant de facilité, d'une succession de lésions si diverses et si graves, que la maladie primitive perd son caractère et disparaît, pour ainsi dire, sous des formes angineuses, scarlatineuses, varioliques, pleurétiques, pneumoniques, putrides, adynamiques et autres ; enfin, son élément semblerait quelquefois être celui de toutes les altérations.

On ne retrouve pas grand'chose dans la médecine ancienne sur l'histoire de la rougeole, surtout au-delà du VIIe siècle : Avicenne qui vivait dans le Xe en parle clairement, et même il parle de la complication variolique à pustules noires, que Sydenham a observée plusieurs fois.

Huxam, Waston, Lepecq de la Clôture, Consbruck, Stork, Dehaën, Polinière, Willan et M. Rayer ont publié des faits de rougeole épidémique, contagieuse, et avec des complications différentes.

Sydenham donnait à ses malades des boissons béchiques, et tous les soirs une once de sirop de diacode ; il terminait le traitement par les purgatifs. Il avait observé que la diarrhée était un des symptômes de la maladie, tout comme la constipation l'était de la petite-vérole.

Barbeyrac traitait la rougeole comme la variole : il saignait et purgeait suivant l'indication du moment, sans beaucoup d'égards pour l'éruption.

Gontard veut qu'on saigne d'abord, surtout si le malade est adulte ; qu'on fasse vomir et qu'on purge ensuite tous les deux jours, soit que l'éruption se fasse ou qu'elle ne se fasse pas ; cependant il n'entend pas , comme Barbeyrac, traiter cette maladie comme une petite-vérole.

Ramel, médecin provençal , avait obtenu d'heureux succès d'une méthode d'après laquelle il demeurait spectateur tranquille jusqu'après l'éruption , c'est-à-dire passé le quatrième jour ; alors il purgeait , en fortifiant les organes gastriques avec la rhubarbe : il avait remarqué que la manne et les sirops ne convenaient pas.

Freylich , et depuis M. Thaer , ont employé fort heureusement les lotions d'eau froide dans la rougeole, pendant trois à quatre minutes : ils font remarquer que l'eau doit être plus froide en sens inverse de la chaleur du corps.

M. Tortuand, médecin allemand , vante le soufre , tant à l'intérieur qu'à l'extérieur, comme un excellent préservatif de la rougeole.

CHAPITRE XXIX.

VARIOLE ET VACCINE.

Qu'est-ce que la variole ? C'est une maladie qui est inhérente à la constitution de l'homme ; qui reste silencieuse ou se manifeste suivant certaines influences atmosphériques, telluriennes, sidérales ou autres que nous n'apprécions pas encore ; qui prend son nom de l'un de ses phénomènes les plus constants et les plus saillants, l'éruption des pustules, qui néanmoins peut se développer sans cette même éruption, attendu qu'il y a des varioles *sine variolis*, ainsi que quelques médecins, entre autres Sydenham, l'ont observé ; qui peut encore exister sans fièvre, ainsi que le démontrent des exemples qui ne sont pas rares.

Qu'est-ce donc que la variole ? Cette question, qui peut se faire à propos de tous les désordres de l'économie animale, se résout à peu près par ce que nous venons d'exposer.

Des médecins ont dit que c'était une maladie propre à l'homme seul : cependant Jansen avait observé à Amsterdam des boutons varioleux sur un singe ; et si nous ne pouvons pas multiplier ces remarques, c'est que nous n'avons pas encore assez de singes.

On lit dans Dolœus : « La petite-vérole a chez
« nous son origine dès la première conforma-
« tion; ce mauvais germe y demeure assoupi
« pendant quelque temps, jusqu'à ce que l'occa-
« sion se présente de se produire au dehors......
« Entre une multitude d'hommes, à peine un
« ou deux, pendant le cours de leur vie, sont-
« ils exempts de cette maladie. »

Nous nous permettrions d'ajouter à cette dernière phrase de Dolœus, que très probablement
tout le monde sans exception porte avec soi le
germe funeste, mais que la vie est trop courte
pour lui fournir les occasions de développement
dont il peut avoir besoin. On sait que Louis XV
en mourut à 70 ans. Van-Swieten cite une
femme octogénaire qui termina sa longue carrière par une variole; et dans la *Gazette de
santé*, n° 36, on voit l'histoire d'un nommé
Lapeyre, de Chabannois, qui eut la variole à
l'âge de 94 ans et demi, et qui en guérit parfaitement.

Sydenham dit : « En quoi consiste la petite-
« vérole ? J'avoue que je n'en sais absolument
« rien, et je ne crois pas que personne soit
« mieux instruit que moi sur cela. Il me sem-
« ble néanmoins qu'en examinant avec soin ses
« symptômes, on peut juger qu'elle consiste
« essentiellement dans une inflammation du
« sang..... mais une inflammation différente des
« autres inflammations, et pendant laquelle il
« se fait une ébullition, puis une expulsion

« de la matière, sous forme de petits abcès. »

Pouteau, doué d'un certain génie, soutenait que la variole dépendait de l'irritation sympathique des solides ; et cependant cet auteur vivait sous l'empire des doctrines humorales.

Cette terrible maladie, qui, avant la vaccine, ne le cédait par ses funestes conséquences qu'à la peste d'Égypte, ne paraît pas avoir été connue des écoles de Gnide et de Cos ; on en trouve des notions exactes seulement chez les Arabes, et d'abord dans ce que l'on sait d'Aharoun, médecin du VIIe siècle, qui en a parlé le premier : ce n'est que trois cents ans plus tard que Rhazès en a fait la description.

Ensuite, est-il bien établi que cette affection n'est pas d'une époque antérieure au temps des Arabes ? M. Moreau de Jonnès assure qu'elle a été connue dans l'Orient de temps immémorial, et jusqu'en Chine, où, dit-on, on en compte jusqu'à neuf espèces ; il prouve également que la vaccine était en usage dans les temps les plus reculés : pourtant Helbigius donne comme une chose certaine que les Indiens n'ont point été attaqués de la petite-vérole avant le commerce des Hollandais dans leur pays.

Si l'on en croit la Chronique de Marius, qui vient à l'appui de cette dernière opinion, ce fléau aurait ravagé la France et l'Italie en 570, à peu près à la même époque où Aharoun écrivait ses *Pandectes* ; et cependant on assure que ce dernier auteur n'a écrit que d'après les ouvrages des Grecs, ce qui ferait supposer que la variole est antérieure à tout ce que l'histoire nous a conservé d'elle.

Récemment , M. Perron a dit que la variole est venue d'Arabie, d'où elle a pénétré en Egypte , d'où elle est venue en Europe. Toutefois , si cette maladie est d'origine étrangère , elle s'est mieux acclimatée parmi nous que la fièvre jaune , la peste ou le choléra ; mais elle a cela de commun avec toutes les épidémies exotiques , qu'elle est plus meurtrière dans les climats froids que sous la zône équatoriale.

La variole discrète ou confluente, la varioloïde et ses nombreuses variétés , la varicelle , vérolette , vérette , varioline, sont toutes une même affection , suivant quelques médecins , entre autres Selle, Sarcone , Thompson et M. Blaud. Cette maladie, développée franchement pour servir de type , présente une éruption de pustules bien arrondies , légèrement ombiliquées et de couleur un peu nacrée , et se termine heureusement du douzième au quatorzième jour. Mais que d'exceptions et de complications viennent changer cette forme régulière !

Il y a des varioles qui durent trois ou quatre jours , d'autres vont jusqu'au neuvième : c'est parmi elles qu'on trouve la variété *sine variolis*. Sydenham , Méad , Lobb , Boerhaave , Boyer , Moublet, Fouquet, Valentin, Desoteux , Dimsdale et Frewin en ont parlé ; ce dernier appelait cette variété *espèce courte*. D'autres varioles vont jusqu'au troisième et au quatrième mois.

Quant à la nature particulière des pustules, les différences ne sont pas moins grandes : Méad avait observé une variole vésiculaire ; Freind , Huxam , Helvétius , une cristalline ; C.-L.

Hoffmann , une pierreuse ; Conringius , une sèche ; Helvétius , une miliaire ; Sydenham , une noire , etc.

D'autres médecins ont plus récemment systématisé la doctrine de la variole et de ses différentes variétés.

Ainsi , M. Albers , de Berlin , d'après une étude sur plus de 500 variolés , distingue deux espèces de varioles , la purulente et la lymphatique : celle-ci est celle que nous appelons varioloïde ; or , M. Albers fait sept variétés de varioles lymphatiques : la confluente , l'ombiliquée , la siliqueuse , la verruqueuse , l'inflammatoire , la typhoïde et la scrofuleuse. Ce qu'en France nous appelons varioloïde , M. Albers l'appelle variole lymphatique modifiée ; il en voit la cause dans un seul défaut de développement , ce qui provient de ce que l'organisme a , par la vaccine ou les varioles antérieures , perdu plus ou moins de sa faculté d'accepter le virus variolique : aussi assure-t-il que les variolés et les vaccinés sont susceptibles de contracter la variole lymphatique, et jamais la purulente.

M. Rayer, sous le nom d'éruptions varioliques, comprend plusieurs inflammations cutanées , vésiculeuses, pustuleuses, aiguës ou contagieuses: il les range en deux séries , dont l'une comprend les varioles pures et légitimes et servant de type; l'autre renferme les éruptions anormales , telles que la varicelle pustuleuse ombiliquée ou varioloïde , la pustuleuse conoïde , la pustuleuse globuleuse, la papuleuse et la vésiculeuse. Il regarde toutes ces éruptions comme produites par la même cause, contagieuses ou épidémiques, et ne paraissant guère les unes sans les autres.

Cependant, malgré toutes les distinctions que nous venons de citer, nous sommes encore obligés de revenir sur la valeur des mots pour nous entendre : en France, la varioloïde est une maladie intermédiaire entre la variole bénigne et la simple varicelle ; tandis qu'en Angleterre, aux Etat-Unis et ailleurs, la varioloïde est une affection grave, et selon quelques-uns beaucoup plus grave que la variole la plus intense, confluente ou non.

Cette varioloïde exotique sévit comme toutes les éruptions varioliques, et en même temps qu'elles ; elle atteint également les vaccinés et les variolés, et ne se modifie guère que par la vaccination ; elle se fait remarquer par la forme tuberculeuse des pustules qui ne contiennent que de la sérosité au lieu de pus, et ne s'accompagne pas de la fièvre comme dans la variole.

M. Albers, au contraire, assure que lui et plusieurs médecins qu'il cite ont observé que la varioloïde est bien loin d'offrir le même danger que la variole : il a toujours vu un certain nombre de varioles devenir mortelles, et aucun de varioloïdes.

M. Moreau de Jonnès, dans un mémoire à l'Académie, soutient que la varioloïde (la variole lymphatique de M. Albers) était une espèce nouvelle, venue de l'Asie centrale par l'Amérique du nord et l'Angleterre, et qu'elle a été apportée en Europe par des navires venant des Etats-Unis ;

la varioloïde alors a renforcé l'épidémie de variole : aussi depuis cette époque cette dernière
est bien plus fréquente.

Enfin aucune affection n'a été plus controversée que la varioloïde dans sa nature, ses
rapports, ses effets, et la discussion en est au
même point que ci-devant.

Quelque graves que soient certaines affections
sporadiques, elles n'inspirent jamais les terreurs
que jettent parmi les populations ces affreuses
épidémies que les anciens attribuaient à un
courroux céleste : par celles-ci la mort se promène sur la tête de ceux qui nous sont chers,
malgré notre savoir et nos soins; et la variole,
plus cruelle que toutes ses analogues, marque
ceux mêmes à qui elle laisse la vie, de l'empreinte
ineffaçable de ses funestes effets.

Ainsi donc, le sexe, qui accepte les charmes
de la figure pour son premier et quelquefois
son unique apanage, s'en voit déshérité par
l'inexplicable injustice de la nature et du sort.
Mais le désir d'être belle, plus pressant chez
vous, Clytia, que le besoin de vivre longtemps,
fit trouver aux peuplades de l'Asie les premières
ressources de l'art médical contre le terrible
fléau. L'inoculation était pratiquée depuis un
temps immémorial dans la Circassie et la Géorgie,
quand lady Montagut, une illustre anglaise,
apprit à l'Europe, par son exemple, que les
visages les plus beaux de l'univers attestaient, sur
les bords du Kour et du Phase, les heureux
effets d'une opération si légère, que les femmes
s'en attribuaient uniquement le soin.

Lady Montagut, en mère tendre, mais éclairée, inocula ses enfants, et cet exemple fut rapidement suivi aux acclamations de toutes les mères : malgré cela, la mort frappait encore quelques enfants mal disposés ; ce qui justifiait jusqu'à un certain point les détracteurs de l'inoculation, quand Jenner proclama la vaccine.

Boerhaave avait depuis longtemps annoncé la possibilité d'éteindre le funeste fléau ; la réalité est enfin venue à l'appui du pressentiment, et l'heureux usage du cowpox a arrêté les dépopulations.

Cependant, comme s'il n'était pas donné à l'homme de créer par lui-même ou d'inventer quelque chose, la vaccination, si l'on en croit des savants, serait un procédé usité dans l'Inde depuis un temps immémorial : M. Moreau de Jonnès, entre autres, l'a prouvé, et, quelle que soit la vérité de l'assertion, la vaccine n'en est pas moins un bienfait; mais enfin, il faut l'avouer, chaque fois que nous faisons un pas dans l'aride sentier des sciences, il semble que l'humiliant adage, *nil novum*, vient nous frapper dans nos spéculations de bienfaisance et d'humanité, comme dans nos calculs d'égoïsme et d'orgueil.

Ainsi, l'inoculation et la vaccination ne sont pas plus l'une que l'autre enfants de nos climats ou de notre époque ; des traces évidentes, autant que l'histoire ait pu nous les conserver, et des faits aussi positifs que l'observation ait pu les recueillir, nous disent que nous avons seulement perfectionné les procédés opératoires et médicaux.

Nous tenons pour certain que l'inoculation était en usage au Bengale, dans l'Indostan et en Chine ; Mungo-Park a trouvé qu'elle était pratiquée depuis longtemps parmi les nègres de la côte de Guinée.

Mais si les découvertes nouvelles trouvent quelquefois d'aveugles enthousiastes, quelquefois aussi elles rencontrent d'aveugles détracteurs. A son début l'inoculation trouva des opposants dans le peuple, le Parlement, la Sorbonne et la Sainte-Inquisition. Messey, prédicateur exagéré de ce temps, criait en chaire : « Que c'était « là une invention diabolique ; cela est si vrai, « disait-il, que le diable a autrefois greffé sur « Job la petite-vérole confluente. »

Nous avons entendu le professeur Alphonse Leroi dire, qu'en vaccinant on inoculait aux hommes le virus des bêtes. Nous ne pouvons à cet égard prononcer sur les secrets de la Providence ; mais il y aurait bien entre l'homme et les animaux une certaine promiscuité d'humeurs, de virus et de maladies, dont nous ne nous doutons pas. De Caro soupçonnait que les Arabes, vivant si intimement avec leurs chevaux, pourraient bien avoir pris la variole des eaux aux jambes de ces animaux : pourquoi pas ? Jenner a bien trouvé la vaccine parmi les Anglais vivant familièrement avec leurs vaches.

Jenner avait lui-même reconnu que les eaux qui suintent des jambes des chevaux donnent naissance au cowpox chez les vaches ; il avait remarqué aussi que les maréchaux-ferrants étaient moins sujets que les autres à contracter la variole.

Cependant , avant Jenner , Sacco , médecin de Milan , et Lafond , médecin français établi à Salamine , avaient fait usage des eaux des jambes des chevaux, sans passer par l'intermédiaire des vaches. Sacco surtout avait multiplié ses expériences, et l'on voit qu'il avait vacciné des chiens , des chats , des bœufs , des lapins , des lièvres , des loups , des ours , des singes , des écureuils , des rats , etc. , avec un certain succès ; il avait fait naître ensuite chez l'homme la vraie vaccine , par l'inoculation de la clavelée dans toute la Lombardie et le Milanez.

Avant Sacco , Rabaut , ministre protestant à Montpellier, proposa à Pew , chirurgien anglais, qui se trouvait alors dans cette ville , d'essayer la vaccine des vaches pour produire la petite-vérole. Chaptal le rapporte ainsi, et dit que cela se passait en 1781.

Avant cette dernière époque et en 1769 , Faust, de Gluckstadt, publiait un écrit sur l'inoculation de la variole des vaches.

Avant encore , en 1765 , Suton et Fewster communiquaient à la Société royale de Londres des notes et mémoires , d'après lesquels ils constataient que les personnes une fois atteintes du cowpox ne paraissaient plus susceptibles de contracter la petite-vérole.

Avant encore , en 1713 , un allemand nommé Salger fit paraître à Londres un traité sur la petite-vérole des vaches , *De lue vaccarum*.

Il est dit ailleurs que longtemps auparavant on vaccinait les hommes, dans le Holstein et le Jutland, avec la petite-vérole des vaches.

Et cependant les travaux de Jenner ne parurent qu'en 1798. Jenner était de bonne foi ; mais ses compatriotes allégèrent un peu ses scrupules, et lui aidèrent à croire qu'il était l'inventeur de la vaccine. L'égoïsme des Anglais fit taire une priorité qui en Europe appartenait aux Français et aux Allemands, et qui en Asie appartenait aux Indiens; mais les Indiens n'avaient alors ni corporations scientifiques, ni journaux, et leurs découvertes restaient sur place.

L'inoculation et surtout la vaccine sont les meilleurs préservatifs de la variole; mais si, par une funeste négligence, vous avez omis de pratiquer ces bienfaisantes opérations sur vos enfants et sur vos jeunes filles, l'art vous offre encore les moyens de sauver la beauté de celles-ci ; et c'est beaucoup pour elles et pour la société entière.

On trouve bien chez nos prédécesseurs quelques moyens médicaux pour effacer les taches et amollir les cicatrices, mais la plupart sont insignifiants ou ridicules.

Barbette paraît mieux remplir l'indication : il conseille l'huile de myrrhe par défaillance, et l'huile de jaunes d'œufs.

M. Robert fait faire des embrocations d'huile d'olive sur les croûtes.

M. Perreau, chirurgien du Lazaret de Bordeaux, emploie avec succès les lotions de chlorure de sodium.

M. Schoclein, allemand, se sert avec une heureuse réussite des lotions de solution aqueuse de potasse caustique.

M. Georges , anglais , pour prévenir les cicatrices , fait couvrir les surfaces dénudées de pierre calaminaire préparée et pulvérisée.

En Amérique on emploie généralement et avec succès l'exclusion de la lumière , pour prévenir les cicatrices vicieuses de la variole.

M. Eichorn , allemand , recommande , pour éviter une éruption abondante de pustules au visage , de tenir cette partie à l'abri de l'air , et , pour cela , d'oindre le visage avec de l'huile d'amandes douces et de l'onguent mercuriel.

M. Picton , américain , veut au contraire que l'air circule librement autour du malade , mais qu'on ne donne aucun accès à la lumière.

MM. Serres et Gariel avaient éprouvé que l'onguent mercuriel avait une propriété abortive des pustules. M. Nonat a constaté la même vertu dans l'emplâtre de *vigo cum mercurio.*

Par un procédé différent , on a tenté de détruire directement les pustules : on voit dans Allen qu'il faut les percer avec une aiguille ; mais l'expérience a appris que ces pustules étaient plus longtemps croûteuses et difficiles à cicatriser.

M. Serres les cautérise avec le nitrate d'argent fixé sur son porte-pierre ; mais quand la surface à cautériser est étendue , il se sert de la dissolution de ce sel avec un pinceau de charpie. Cette méthode appelée *ectrotique* exige néanmoins pour sa pleine réussite quelques autres soins médicaux , entre autres l'application de sangsues et de cataplasmes suivant les circonstances.

M. Bretonneau avait fait quelques essais sur la cautérisation des éruptions pustuleuses de la peau, et notamment de la variole : il en résulte que les pustules de la variole peuvent jusqu'au troisième jour de l'éruption être atteintes par le caustique ; que, plus tard, on n'obtient pas un aussi heureux résultat. La méthode de cet auteur est d'inciser le sommet des boutons, et ensuite de les brûler avec le nitrate d'argent.

La nature guérit seule les petites-véroles discrètes, mais les confluentes et toutes celles qui s'accompagnent de symptômes graves appellent les secours de l'art, et se terminent souvent d'une manière funeste : il faut ici tout ce qu'un vrai médecin peut réunir de talents et d'habileté pour n'être pas au-dessous des circonstances, souvent très difficiles.

Rhazès employait beaucoup la saignée, les acides et l'eau froide.

Albucasis était aussi grand partisan de la méthode réfrigérante, surtout au début de la maladie : il faisait saigner copieusement et boire de l'eau froide en abondance.

Dans le dernier siècle, on voit que Morton avait mis en usage une méthode de traitement qui se composait des diaphorétiques, des toniques et des cordiaux ; pendant que Sydenham en adoptait une autre tout opposée, et basée sur les tempérants, les rafraîchissants, et qui se soutint mieux par les succès. Or, c'est ici que l'Hippocrate anglais est admirable, moins sans doute par la combinaison et l'application du traitement antiphlogistique que par le courage

de braver à cette occasion les préjugés du vul
gaire , et par l'abnégation de ses plus chers in
térêts en faveur de l'humanité.

Freind , en suivant la méthode de Sydenham ,
avait un penchant bien décidé pour les purgatifs :
il disait qu'il n'existe aucune fièvre où la pur
gation convienne mieux que dans celle qui ac
compagne la petite-vérole.

Cade , médecin de grande réputation dans
son temps et ami de Freind , ordonnait préférablement les lavements , et avait moins de con
fiance dans la saignée et les purgatifs.

Sauvage établit ainsi le traitement : d'abord
saignée du bras, le lendemain saignée du pied ,
surtout si le sujet est chaud et pléthorique ; enfin
vomitif, puis purgatif.

Fischer , après la saignée et la purgation ,
voulait qu'on fît baigner le malade dans l'eau
tiède pour favoriser l'éruption.

Méad ayant observé que dans les varioles les
plus graves , quand il survenait un cours de
ventre avant le dixième jour , le malade était
sauvé , en concluait pour l'emploi des laxatifs ,
et disait que cette méthode lui avait toujours
réussi.

Brown prescrivait, suivant son langage , les
moyens asthéniques les plus puissants , et surtout le froid.

Desessartz proposait l'usage du mercure doux
et en avait obtenu d'heureux effets, quel que fût
l'état de cette maladie , simple ou compliquée.
Ce médicament avait été également loué par
Fouquet , Poissonnier , Rosen , Wanvoensel ,

Hillary et Huxam ; mais Valentin le réprouvait, et fournissait des arguments à l'appui de son opinion.

Cotugno préférait au calomel et à toute autre substance l'oxide de mercure sulfuré noir.

Ribeiro Sanchez, en sa qualité de médecin russe, célébrait les bains de vapeur, non-seulement dans la variole, mais encore dans la plupart des maladies.

Certaines méthodes de traitement sont quelquefois singulièrement opposées entre elles, sans compter celle de Morton et de Sydenham : ainsi, pour refouler l'éruption ou l'arrêter dans les varioles confluentes, Casimir Médicus employait à leur début le quinquina à grandes doses; Zeviani, au contraire, administrait cette substance pour empêcher la rétropulsion des pustules et prévenir leur affaissement, ce qui est un symptôme de mauvais augure. D'autres médecins ont, sur la variole, d'autres idées concernant l'usage de l'écorce du Pérou; et, dans les *Transactions philosophiques*, on en voit qui constatent d'heureux effets de cette substance aux diverses périodes de cette maladie.

Enfin Waldschmidt, dans son livre *Anchora salutis pro variolis*, vante une certaine liqueur composée par lui, de concert avec Dolœus, et qui fit beaucoup de bruit dans le temps et fut bientôt oubliée. On conçoit l'oubli de toute drogue dont la composition n'est pas rendue publique, et cependant Waldschmidt n'était pas charlatan.

CHAPITRE XXX.

GALE.

La gale est généralement mal vue dans la société, non pas qu'elle comporte des conséquences
imminentes pour la vie ; bien au contraire, elle
est un excellent prophylactique dans certaines
épidémies, et un bon moyen de guérison dans la
dyssenterie, la paralysie et quelques autres affections graves : en un mot, elle est précieuse à
l'humanité.

C'est donc par un renversement de principes,
un bouleversement d'idées, une confusion anti-
sociale, que le psora, dont la cause première
est assez innocente, est repoussé des salons où
sont admises tant d'infirmités à origine scanda-
leuse ou criminelle ; où l'on voit la jaunisse, le
spleen, les fièvres cérébrales, témoigner d'une
ambition déçue, d'une jalousie dévorante, d'une
vengeance manquée : préjugés et injustice que
tout cela ! Les anciens voyaient mieux les choses;
malgré leurs soins hygiéniques et leurs bains fréquents, ils vivaient assez bien avec la gale pour
la laisser dégénérer en affection lépreuse : c'est

seulement alors qu'ils lui donnaient quelque attention.

Toutefois, parmi nous, l'affection scabiétique tenait assez obscurément sa place dans l'ordre des dermatoses, lorsqu'une nouveauté médicale, en 1834, a réveillé subitement les sociétés académiques, et il a été annoncé au monde savant que M. Renucci venait de faire la découverte de l'insecte de la gale, le même insecte, absolument le même dont Avenzoar avait parlé il y a six cents ans, dont Scaliger avait fait mention il y a trois cents ans, dont Joubert et Ingrassias avaient donné des descriptions il y a deux cents ans, dont une foule d'autres auteurs avaient publié des gravures, des dessins, et même des détails biographiques depuis cent ans : témoin ce qu'en dit Bononius dans les *Transactions philosophiques*, n° 283, où cet auteur examine toutes les particularités de la forme, de la vie, de la propagation et des œufs de l'*acarus* de la gale, avec une attention si scrupuleuse que son mémoire est aussi instructif que curieux.

Enfin on vit figurer successivement, au rang des historiens du sarcopte, Thomas Moufet, Hauptmann, François Redi, Cestoni, Cosme Bonomo, Méad, Rivinus, Baccher, Linnée, de Geer, Wichmann, Fabricius, Casal; puis de nos jours MM. Galaise, Raspail, Albin Gras, Stannius, Baum, Hadams, Galès et de Siebold : jamais sujet étiologique ne fut mieux étudié.

Malgré tant de travaux et tant de certitude sur l'existence de cet insecte, quelques médecins n'avaient pu le retrouver : Alibert, Biett, Lugol,

Henri, Pelletier, Galeotti et Chirugi, entre autres, furent du nombre de ces derniers ; ils émirent du doute, et, sans les noms imposants qui maintenaient l'insecte dans le domaine de la médecine, ils l'auraient formellement rejeté au nombre de ces intermèdes avec lesquels on suspend de temps à autre le cours des sciences en faveur de l'industrie des tréteaux.

Cela venait de ce que malheureusement ces honorables médecins avaient négligé de lire l'ouvrage de Casal, et surtout le *Theatrum insectorum* de Moufet, où cet auteur annonce que le sarcopte se trouve à côté de la pustule, c'est-à-dire la cause à côté du mal ; assertion qui aurait fini par ressembler à une mystification nouvelle, si M. Renucci ne s'était chargé d'ajouter à sa découverte première la découverte d'un sillon longitudinal où se retire l'insecte à peu de distance de la pustule.

Mais tout cela a été cause que l'exact et laborieux Latreille, pour arrêter le cours de toutes les découvertes futures au sujet de la gale, a séparé fort sagement des mites et des cirons l'*acarus scabiei*, et l'a placé d'une manière invariable dans la famille des arachnides trachéennes halètres, où on le retrouvera dans quelques centaines d'années, pour peu qu'on l'oublie de notre vivant.

On traite et on guérit la gale de mille manières différentes : le soufre, le mercure, les oxides métalliques, les acides, les alkalis, sont les principaux moyens.

Willis disait que les onguents où entre le

mercure sont dangereux , et que le soufre doit être regardé comme le vrai spécifique ; il s'était fait , en conséquence , une méthode particulière de traitement.

Werloff , au contraire , employait habituellement le mercure sous forme de précipité blanc dans la proportion d'une partie sur huit d'onguent rosat.

Le botaniste Garidel , au commencement du siècle dernier , et le médecin Sumeire , sur la fin , avaient proposé la dentelaire comme un excellent antipsorique ; mais le dernier convient que ce serait un remède dangereux, si l'on ne faisait subir à cette plante une préparation en la faisant bouillir dans l'huile.

Jeanroi avait publié des expériences sur la racine de dentelaire ; et Hallé avait fait un rapport inséré dans les *Mémoires* de l'Académie de médecine , sur la même substance.

Borel voulait qu'on guérît la gale chez les soldats et les pauvres gens avec des lotions de savon noir ; mais , pour les gens riches , il conseillait un onguent fait avec de la crême et de la pulpe de racine d'ellébore blanc.

Les remèdes simples sont quelquefois dédaignés , parce qu'ils sont simples. Dans le royaume de Wurtemberg , les gens de la campagne plongent les parties affectées de la gale dans de l'eau chaude presque bouillante.

Bruckemann et Wolf avaient fait d'heureux essais avec l'*enula campana*.

Goulard faisait bassiner , soir et matin , les parties affectées avec l'extrait de saturne , et au bout de quatre ou cinq jours il faisait ajouter à deux livres de cette eau une demi-once de sel marin, et continuer les lotions.

L'abbé Quiret avait donné un remède qui guérissait le plus grand nombre de galeux en trois frictions : ce remède, qui fut approuvé par la Société royale de Médecine, consistait dans un œuf cuit avec du soufre, et ensuite broyé avec du vieux oing.

Carmichaël Smith et Rasori employaient l'acide sulfurique étendu d'eau.

Dupuytren proposait une solution de quatre onces de sulfure de potasse dans une livre d'eau, avec addition de deux gros d'acide sulfurique.

Le docteur Helmerich fait prendre un bain savonneux préparatoire ; puis il fait frictionner ses galeux, de six heures en six heures, avec une once d'un onguent sulfuro-alkalin. Ce traitement ne dure que trois ou quatre jours.

M. Fontaneille vante le sulfure de chaux avec excès de soufre, mis en friction seulement dans la paume de la main : ce moyen fait reparaître les gales anciennes.

Le professeur Delpech conseillait les onctions d'huile d'olive. Il y a dix-huit cents ans que Celse conseillait aussi le même moyen médical.

Plusieurs médecins ont vanté l'usage de la suie.

On sait quel succès obtint la pommade oxigénée d'Alyon, surtout dans les gales invétérées.

Le *Journal de Chimie médicale* parle des succès constants obtenus par M. Derheims, à l'aide du chlorure de chaux en lotions.

Il y a peu d'années, M. Albin Gras a publié

que l'essence de lavande était le remède préférable, soit à cause de son odeur agréable, de son bon marché et de la promptitude de ses effets : deux ou trois onces de cette liqueur doivent suffire pour le traitement.

Une méthode de traitement qui a fait assez de bruit est ce qu'on appelle la méthode anglaise : elle consiste à mettre le malade dans une chambre chauffée à vingt-huit degrés de Réaumur ; on lui fait prendre un bain chaud, dans lequel on le lave avec du savon ; on le frictionne avec un morceau de drap ; ensuite on le couvre d'un manteau de laine et on le met ainsi dans un lit où il reste pendant douze heures, afin de transpirer abondamment ; puis on le frictionne avec un onguent dont le soufre et le savon noir sont les principaux ingrédients ; ensuite le malade se recouche pendant douze heures ; puis on recommence alternativement les frictions et le repos du lit. Les malades guérissent ordinairement de deux à quatre jours : cependant cette méthode a ses inconvénients ; aussi ses partisans ne sont guère plus nombreux que ses détracteurs.

Cependant il est une autre méthode anglaise, par laquelle on est guéri en un jour ou un jour et demi : elle consiste à se frictionner tout le corps, et surtout les articulations, toutes les six heures et chaque fois, avec une once d'un onguent fait avec le soufre, le savon noir, le sain-doux, parties égales, et une petite quantité d'ellébore.

M. Leonhart publie, avec une prédilection toute allemande, un remède qu'il dit tenir du docteur

Borgen , et qui consiste dans le mélange de poudre de chasse , une partie sur quatre parties de sel de cuisine , le tout délayé dans de l'eau-devie. Au lieu de poudre de chasse nous avons vu , aux armées , employer la poudre à canon avec autant de succès , et sans les précautions minutieuses que recommande M. Leonhart.

Enfin , le nombre de remèdes ou de méthodes de traitement est prodigieux ; c'est dire que presque chaque médecin traite cette maladie à sa manière. Il n'est pas jusqu'à M. Steinestel , médecin allemand , ayant foi au dix-millionnième , qui a traité quatorze galeux par l'homœopathie , et en a guéri six en dix semaines. M. Vézin, autre allemand, qui cite ce prodige, dit qu'un septième a guéri en vingt semaines , et avoue que deux ont rechuté d'abord au bout de peu de jours , que trois autres ont aussi rechuté au bout de vingt semaines , et qu'enfin tous guériront, pour peu que M. Steinestel vive encore.

Voici qui est encore mieux, quoique ancien. On lit, dans les *Transactions philosophiques* , que M. Coxe a guéri la gale sur un chien d'un certain âge, au moyen de la transfusion, en dix ou quinze jours. Le rédacteur ajoute que ce remède est peut-être le plus prompt et le plus sûr contre cette maladie , tant dans les hommes que dans les animaux.

CHAPITRE XXXI.

DARTRES, TEIGNE, COUPEROSE, PUSTULES.

Sous ces expressions un peu vieillies, nous comprenons aujourd'hui une foule d'affections cutanées que les études les plus récentes n'ont pas encore tirées du chaos. Ce sont des maladies de deuxième, troisième, quatrième succession ; c'est-à-dire qu'elles sont des résultats d'éléments morbides antérieurs qui se sont succédé sous diverses formes, suivant les circonstances et le temps : la syphilis produit les scrofules, celle-ci les dartres, et par progression le dépérissement de la race humaine.

Vivez avec sobriété et régularité ; levez-vous matin, occupez-vous activement, plutôt à la campagne qu'à la ville : avec du temps et de la constance vous corrigerez ce qu'il peut se trouver en vous de levain vicieux, votre sang se purifiera et vous n'aurez pas des dartres.

Mais vous faites souvent tout le contraire ; aussi êtes-vous obligée de passer votre vie entre les bains, les pilules, les liniments, les embrocations et les voyages aux eaux minérales ; et

malgré tant de soins , on voit encore des esthio-
mènes rongeurs faire de tel visage , que jadis Le
Titien eût pris pour modèle , un objet de désespoir pour la victime et d'horreur pour tout le
monde.

Les anciens connaissaient bien les maladies
cutanées, et l'histoire rapporte assez quel affreux
dégoût inspiraient les malheureux atteints d'éléphantiasis, de lèpre ou de varus. La thérapeutique alors était arriérée, et ce n'est que depuis
Alibert et Willan que l'on trouve quelque ordre
et quelque méthode dans le traitement.

Pourtant , malgré les excellents ouvrages de
ces deux auteurs, on s'aperçoit qu'il règne encore beaucoup d'incertitude et d'obscurité dans
ces maladies ; on ne les classe pas encore d'après
leur nature réelle , mais d'après leurs formes
extérieures ; ainsi , Willan les distribue dans les
ordres suivants : exanthèmes, vésicules, pustules,
papules , squammes , tubercules et macules.
Cependant il est plusieurs espèces qui ne peuvent trouver place dans cette classification : tels
sont le lupus , la pellagre , les syphilides , le
purpura , l'éléphantiasis , l'inflammation des follicules sébacées , et la kéloïde.

Les dartres sont un des genres qui fournissent
le plus d'espèces et qui sont des plus difficiles
à traiter : dartre furfuracée , squammeuse , humide , syphilitique , scrofuleuse ; puis parmi les
affections cutanées les plus fréquentes viennent
les teignes , achor , favus , varus , prurigo , tous
avec leurs différentes espèces et variétés.

Malgré encore tant de soins qu'ont mis les dermatographes à bien distinguer les espèces, on confond tous les jours, par exemple, la mélitagre flavescente, la mentagre, l'esthiomène, la syphilide crustacée, la dartre squammeuse humide ; les diverses périodes de leur développement et l'influence de la médication leur donnent des rapports de ressemblance fréquents.

Un nombre infini de remèdes ont été proposés et essayés contre les dartres et la teigne, et ont ensuite été abandonnés : c'est qu'aucun n'est constant dans ses effets, et l'art est encore à la recherche d'un spécifique.

Cependant la plupart des praticiens, et M. Rust entre autres, s'accordent à regarder les antisyphilitiques et les antiscrofuleux comme les moyens médicaux préférables, surtout dans les cas de dartres invétérées.

Poupart, de Montpellier, dont le suffrage au siècle dernier était d'un grand poids dans cette maladie, prétendait qu'il n'avait point trouvé de spécifique, mais beaucoup de moyens qui doivent être variés suivant les circonstances.

Fouquet et Bertrand de Lagrésie avaient publié leurs nombreux succès par l'emploi de la douce-amère.

L'anglais Gardner emploie aussi avec un grand succès, et sans topique, la douce-amère, en poudre, en décoction et surtout en extrait, non-seulement dans le traitement des dartres, mais encore dans celui de toutes les dermatoses accompagnées d'une vive irritation.

Storck et Bonnel de la Brageresse avaient placé au-dessus de tous les médicaments, contre les dartres et la plupart des affections cutanées invétérées , l'extrait de *l'anemone pratensis* de Linnée , à la dose de douze à quinze grains , deux fois par jour.

Dufresnoy, de Montpellier, avait célébré les vertus du *rhus radicans* sous la forme d'extrait.

Turner , outre les remèdes généraux , avait une grande confiance dans les eaux minérales purgatives.

Sauvage , avant le traitement par les dépuratifs, ordonnait la saignée et les purgatifs pendant trois jours.

Smith, après les remèdes généraux , et surtout les purgatifs , que , disait-il , il ne faut pas épargner, conseillait le feu; et Lazerme dit aussi que, si les remèdes indiqués ne réussissent pas, il faut limiter les dartres avec une traînée de pierre à cautère.

Wedekind employait avec prédilection les bains de solution de sublimé contre toute espèce de dartres; il regardait ce moyen comme le plus puissant.

M. Fantonetti célèbre les grands avantages des bains de ciguë dans toutes les maladies cutanées , aiguës ou chroniques : érythème , impetigo, psoriasis, lichen , etc.

M. Schneider a fait un usage heureux de l'acide hydrocyanique en lotion.

M. Emery a obtenu de bons effets de la pommade de goudron dans le psoriasis ou dartre squammeuse d'Alibert.

On sait que Biett employait avec beaucoup de succès divers sels mercuriels en pommade.

MM. Bland et Marinus disent que la décoction de suie, ou le mélange de cette substance avec l'axonge, leur ont paru un moyen héroïque contre les dartres invétérées, la teigne faveuse et autres.

M. Dauvergne, après avoir éprouvé le peu d'efficacité de divers médicaments mercuriels, et de diverses préparations d'iode dans le traitement de l'esthiomène, a trouvé que le styrax liquide était le moyen médical le plus avantageux.

M. Bugliarelli compose une liqueur herpétique avec le soufre sublimé, l'alcool et l'acide hydrochlorique, mêlés et réduits par un degré de chaleur convenable ; il y ajoute, suivant le besoin, certaines proportions d'eau distillée de fleurs de sureau : le traitement est aidé par les bains, les laxatifs et surtout les pilules de Belloste.

MM. Gescard et Duroutgé, chirurgiens militaires, ont employé avec succès le charbon pulvérisé.

Enfin, beaucoup de médecins ont essayé la créosote, l'arsenic, le sublimé et autres médicaments très actifs, et ont obtenu des guérisons. Les caustiques auxquels ils ont donné la préférence, sont la poudre de Dupuytren, le beurre d'antimoine et le nitrate acide de mercure.

Mais encore les affections cutanées chroniques sont quelquefois si rebelles, qu'elles lassent le médecin et le malade; c'est alors qu'on les juge dépendantes de quelques autres affections internes, et surtout des affections des organes digestifs. M. Coudret a, dans ce sens, recommandé le traitement suivant : régime sévère et adoucissant ; usage longtemps continué de lavements émollients ; bains de gélatine plutôt au-dessous qu'au-dessus de vingt-six degrés.

CHAPITRE XXXII.

NÉVROSES, AFFECTIONS NERVEUSES.

C'est ici qu'on voit les effets les plus bizarres, les plus terribles, les plus imprévus, les plus effrayants, sans qu'aucune raison puisse s'en rendre compte ; un défaut d'harmonie, une impuissance, une fatalité révèlent quelque chose de mystérieux, de sacré ou d'infernal, et la science humaine est jouée par des déceptions qu'elle ne comprend pas.

C'est l'apoplexie aux effets subits et foudroyants, qui donne la mort soudaine ou la promet bientôt ; c'est l'épilepsie aux phénomènes hideux, aux formes divines ou sataniques ; c'est la léthargie, horrible image de la mort, qui livre à la tombe l'homme vivant encore, avec le sentiment de sa position et ne pouvant la dire ; ce sont les vapeurs, tissus éternels de souffrances physiques et morales, et qui n'appellent pas même autour d'elles la pitié due aux malheureux ; ce sont tant d'autres accidents si variés et si terribles, que les anciens en avaient fait une branche séparée de l'art sous la puissance du destin.

Les modernes ont tenté de nombreux efforts pour soumettre les affections nerveuses à l'empire de la médecine ; quelques succès épars, quelques effets de thérapeutique non constants, non rationnels, ont servi à les systématiser, mais non à expliquer leur nature intime.

Ce serait donc une entreprise vaine que de rapporter toutes les opinions à ce sujet ; il n'en résulterait tout au plus que des enseignements contre ce qui peut se dire de semblable à l'avenir.

Ainsi Sthal faisait ici triompher sa doctrine en annonçant les effets de l'empire de la volonté et de l'imagination sur les affections nerveuses, et il en voyait les résultats dans les embarras de la veine-porte.

Willis et ses sectateurs admettaient, dans le système nerveux, une certaine copule explosive des esprits animaux, et qui avait son principal siége dans le centre épigastrique.

Sydenham attribuait les affections nerveuses à l'ataxie ou stase, et irrégularité des esprits animaux.

Lange expliquait ces maladies par le moyen de ferments de différente nature, fixes, volatils ou mixtes.

Hygmore crut voir leur source dans l'irritation des nerfs de l'estomac, par la présence de l'atrabile et des humeurs crues.

Ettmuller imagina aussi une cause chimique, selon lui un acide dominant dans tous les sucs et produisant l'atonie des fibres.

Purchot et Chastelain suivirent la même voie.

et eurent recours à des sucs âcres, irritant le cerveau et le mésentère.

Pitcairn, au contraire, voyait seulement là un défaut d'élaboration dans le chyle.

Cheyne, dans un autre sens, entrevoit toutes les affections nerveuses dans les divers degrés de tension ou de fermeté, de relâchement ou de mollesse dans les solides.

Barthez se rapprochait de Cheyne, en disant que la dépravation des forces sensitives influait sur les forces motrices, d'où s'en suivaient des troubles violents, sympathiques ou consécutifs, et de là, enfin, des états dominants de spasme et d'atonie.

M. Andral, si judicieux, si réservé, tout en convenant de la difficulté d'apprécier la nature des affections nerveuses, assure qu'il est infiniment probable que ces mêmes affections ont leur point de départ dans les disproportions des éléments chimiques : ainsi la diminution de l'élément aqueux et l'augmentation de l'albumineux a lieu de l'enfance à la vieillesse ; ainsi le phosphore est en plus grande proportion chez les adultes. Mais nous nous permettrons de faire remarquer que ce sont là des résultats et non la cause ni le mode de production physiologique ou pathologique de ces mêmes éléments.

Mais tout ce farrago d'opinions diverses sur des principes pathogéniques, plutôt hasardés que démontrés, servira à prouver la versatilité et la faiblesse de l'esprit humain, et à précautionner quiconque s'aventurera dans les explications des phénomènes de la nature hors de la bonne voie, de cette voie qui laisse aux investigations et aux études l'espoir, les possibilités, et l'espoir encore après les déceptions ; attendu que toute doctrine qui, pour s'établir, préfère les conséquences aux causes, se limite elle - même et ne laisse rien.

Boerhaave, le grand Boerhaave, à l'époque brillante de sa vie, avait changé la science par sa doctrine toute physique ; et, dans les maladies qui nous occupent, il avait admis des vices et des altérations dans le sang : ce qui n'éclaircissait pas mieux la question. Arrivé à la fin de sa carrière, et dégoûté des théories mécaniques que lui-même avait créées, il recommandait à ses disciples la contemplation des effets nerveux comme un résultat ou une conséquence du principe immatériel qui régit l'univers et les êtres en particulier ; il avouait qu'avec toute la physique de son siècle, il s'était mépris dans les sciences physiologiques et médicales.

Roussel, le sage et éloquent auteur du système physique et moral de la femme, ne pouvait s'empêcher de plaisanter sur le fluide nerveux ; « fluide, disait-il, qu'on n'a pu ni trouver, ni apercevoir, ni saisir, qui a pris naissance dans les amphithéâtres, et qui se ressent de la matérialité de son origine. »

L'allemand Reil, pour satisfaire au besoin d'explication que demandent les phénomènes de la vie, avait imaginé une atmosphère nerveuse, de manière qu'une partie quelconque, apte à sentir suivant sa nature, éprouvait les effets dont elle avait besoin, dès qu'elle se trouvait dans cette atmosphère. Cette théorie, tout obscure qu'elle est, n'en témoigne pas moins une certaine répugnance à admettre les fonctions des nerfs comme les vibrations d'une corde à violon, ou les canaux conducteurs d'un liquide.

CHAPITRE XXXIII.

MIGRAINE.

C'est une douleur à la tête qu'il ne faut pas confondre avec la céphalalgie et la céphalée, mais qui est à peu près de même espèce que le clou hystérique.

Quelques médecins ont avancé que la migraine était la même affection que la méningite, que celle-ci pouvait être intermittente, et qu'enfin les succès de la quinine suffisaient pour le prouver. Si ce n'était pas là la théorie de Morton, c'était au moins sa pratique ; il employait ici le quinquina avec bonheur.

M. Piorry est le seul médecin qui ait produit l'opinion du siége de la migraine dans l'iris ; il donne des explications qui ne sont pas dénuées de toute vraisemblance.

Le traitement de cette affection est très varié, c'est-à-dire, très empirique. Linnée se guérissait lui-même en buvant un grand verre d'eau, et en se promenant pendant deux heures.

Baglivi présumait que le plus grand nombre des maux de tête dépendaient d'une grande susceptibilité nerveuse ; aussi employait-il beaucoup les narcotiques, et surtout la poudre de guttète. Dolœus avait grande confiance dans les cathartiques et le laudanum. Chesnau disait qu'un petit emplâtre de feuilles de renoncules écrasées, et appliqué sur la tête après l'avoir rasée, produisait des effets miraculeux. Théophime Serrier louait l'artériotomie. Greenfield soutient que le camphre, dissous dans un esprit céphalique, et attiré par le nez, est un excellent calmant. Ray prétend que rien n'est préférable au suc de lierre terrestre aspiré par le nez. Allen avance que le marum de Syrie, donné en poudre à la dose d'un demi-gros, est presque spécifique.

A l'époque où le perkinisme était à la mode, Rafne et Héroldt essayèrent ce moyen à Copenhague, et obtinrent quelques succès, mais qui ne furent pas continués.

M. Meyranx cite plusieurs observations de l'heureux effet de l'acupuncture pratiquée aux tempes dans le cas de migraine, et même dans quelques autres névralgies.

MM. Ricord et Mérat ont essayé avec succès l'acétate de morphine, à la dose d'un quart de grain dans de l'eau sucrée froide.

M. Magistel traite aussi la migraine par l'acétate de morphine; mais, si cette affection est opiniâtre, il donne ce médicament par la voie endermique : l'emplâtre vésicant se place aux tempes, et partout où il y a peu de cheveux.

Un autre médecin a proposé, il y a peu de temps, de comprimer avec le pouce le rameau du nerf frontal qui passe au commencement de l'arcade sourcilière jusqu'à sa réunion avec les deux autres. La guérison s'opère en moins de trente secondes. Si la douleur est trop violente du côté de la région occipitale, il faut comprimer derrière le cou , entre l'atlas et l'axis.

Enfin, les pédiluves, l'application de l'eau froide sur la tête, le café, les fleurs de tilleul , les sétons à la nuque , le cyanure de potassium , et beaucoup d'autres moyens médicaux , ont tour à tour été heureux ou inutiles.

CHAPITRE XXXIV.

GASTRALGIE , MAUX D'ESTOMAC.

Vous souffrez, Clytia ; vous et plusieurs personnes de vos amies avez des maux d'estomac qui vous paraissent à toutes des douleurs évidemment de même nature , et contre lesquels vous faites toutes usage d'un même remède dont vous avez entendu parler , et qui a guéri quelqu'un. Cependant cette médication n'a pas un succès égal pour toutes ; l'une de vous s'en trouve bien, mais une autre s'en trouve fatiguée , une autre un peu plus malade, une autre en danger de périr. Alors vous consultez le docteur, et il vous dit : Il y a un grand nombre d'affections d'estomac, telles que sensibilité extrême , état nerveux, inflammation de la muqueuse, ulcères , altération des liquides sécrétés; état sympathique du cerveau, du foie, des intestins ; enfin , hystérie et hypocondrie : de là les noms de gastralgie, gastrodynie, cardialgie , crampes , ardeurs d'estomac, pyrosis, malacie, pica, anorexie, boulimie, dyspepsie, polydepsie et autres accidents qui témoignent des affections de l'estomac, et sont différents dans leurs espèces. Mais telles

sont les difficultés de notre art, que, lorsque
vous seriez atteintes toutes du même mal, de
la même gastralgie, par exemple, vous éprou-
veriez des souffrances diverses, suivant votre idiosyncrasie, et même suivant l'heure, le lieu, la
saison où vous vous trouverez, et suivant les
affections morales qui vous agitent : ainsi, dans
cette maladie, il y a matière à occuper un médecin pendant toute sa vie à vous écouter, et à
occuper toute la Faculté pour vous guérir, sans
vous garantir un plein succès.

Il faut donc établir des distinctions avant de
penser au remède : elles seraient très nombreuses
d'après ce que nous venons de dire ; et peut-être
il suffirait de s'en tenir à la gastralgie, comme
étant la variété la plus fréquente et celle qui
vous atteint le plus souvent.

M. Mac-Adam est un des auteurs qui ont le
mieux étudié cette affection ; il lui reconnaît un
grand nombre de causes, et la distingue très judicieusement des autres maladies de l'estomac.

M. Barras, dont l'excellent ouvrage a obtenu
un succès mérité, confond volontiers la gastralgie
avec l'hypocondrie, et prescrit en conséquence
un traitement où figurent principalement les soins
hygiéniques.

Comme on le pense bien, Broussais et son école
ne voient là qu'un symptôme de la gastrite chronique. Hecquet en avait parlé à peu près dans
les mêmes termes, quelques expressions systématiques seules en font la différence.

Linnée avait parlé de la noix vomique comme

d'un médicament avantageux ; depuis, plusieurs médecins, entre autres M. Mellor, de Manchester, l'ont employée avec beaucoup de succès : M. Mellor la regarde même comme spécifique dans toutes les maladies de l'estomac ; il n'y trouve de contre-indication que dans l'irritation trop vive de la muqueuse, ou un état fébrile intense : il donne cette substance à la dose de quatre à cinq grains dans de l'eau de cannelle rendue un peu mucilagineuse. Hagstoem en portait la dose jusqu'à un gros.

Shaw (Pierre) regarde comme un remède très efficace la membrane intérieure du gésier des poules, réduite en poudre et avalée dans un véhicule, à la dose d'un gros ; cependant Shaw, premier médecin du roi d'Angleterre, était un homme d'un grand sens et très instruit. D'où lui venait cette médication ?

Schmidtmann, dans le doute où il était souvent sur la nature réelle de cette affection, voulait qu'on fît usage préférablement des adoucissants, des huileux, de l'eau de laurier-cerise; cependant on voit qu'il employait quelquefois les vésicatoires, et même la noix vomique.

Pomme voulait aussi qu'on s'en tînt aux adoucissants.

Whytt et Gorter, au contraire, recommandaient exclusivement les toniques ; mais Whytt pratiquait en Ecosse, et Gorter en Hollande, tandis que Pomme exerçait dans le midi de la France. Ne serait-ce pas là le cas d'étudier le livre immortel *De aere, locis et aquis* ? On se rendrait mieux raison de beaucoup de choses, trop excentriques pour les trouver toujours et partout les mêmes : telles sont les maladies.

Lorry et Tissot, praticiens sous un ciel plus tempéré, prescrivent des traitements plus variés suivant le besoin. Tissot faisait beaucoup de cas du *cassia lignea*. Barthez préférait l'infusion de racine de gingembre.

Les Anglais, dans un grand nombre de cas, font prendre abondamment l'eau chaude en boisson, ainsi que du thé.

Viridet avait grande confiance dans la gélatine, et les bouillons de poulet et de veau.

L'opium et tous les sédatifs ont aussi eu leur succès et leurs prôneurs. Trnka rapporte beaucoup de résultats heureux de l'usage de ces moyens.

MM. Villermé et Lambert les ont aussi employés, mais par la méthode endermique.

Whytt préférait comme calmant l'extrait de jusquiame, qu'il donnait seulement le soir pour provoquer le sommeil.

Quant aux toniques, ceux à qui l'on a généralement accordé le plus de confiance sont la rhubarbe, la gentiane, le quina, le colombo, le trèfle d'eau, l'absinthe, la petite centaurée, la valériane, le chardon-bénit, la chicorée, le fer, l'eau de Seltz, le fiel de bœuf, la glace, les bains froids, les emplâtres de thériaque et d'assa-fœtida sur l'épigastre, etc. Mais le médicament le plus en faveur, celui auquel on attribue le plus grand nombre de succès, c'est l'oxide blanc de bismuth. Odier et Delaroche, tous les deux de Genève, ont constaté les premiers les effets heureux de cette substance ; parmi ses autres partisans , on trouve Desbois de Rochefort, Baumes, Méglin , Marc , Lombard, et M. Trousseau.

Au nombre des médecins qui n'ont en ce remède qu'une confiance médiocre , et peut-être aucune , on trouve Schmidtmann , Jahan et Conradi.

Parmi tant de moyens de guérison ou de soulagement , nous n'oublierons pas celui dont M. Barras a obtenu de nombreux succès : il s'agit du gland de chêne brûlé , pulvérisé , et pris en infusion avec du sucre.

CHAPITRE XXXV.

COLIQUE.

Il y a colique et colique, comme dirait Montaigne ou Molière, et ce n'est pas un médiocre préjugé de croire que les douleurs du bas-ventre suffisent pour caractériser une affection qu'il faut souvent chercher ailleurs, et qui peut se trouver dans l'épine du dos, dans le tissu dermoïde ou dans le gros orteil.

Aussi rencontre-t-on, dans les auteurs, une foule de douleurs abdominales toutes symptomatiques ou sympathiques de quelque maladie de nature diverse et souvent inconnue. Il y a donc colique nerveuse, colique spasmodique, bilieuse, catarrhale, inflammatoire, vermineuse, calculeuse, squirrheuse, mésentérique, venteuse, hépatique, hémorroïdale, iliaque, néphrétique, utérine, arthritique, métallique; colique par le froid, par étranglement, par empoisonnement; colique du Poitou, colique de Madrid, de Hongrie, de Laponie, du Japon, des Caraïbes et de Surinam. Il faut consulter Fr. Hoffmann, Linné, Kœmpfer, Forestus, Towne, Tronchin et Tissot, pour apprécier les différences qui ont pu motiver cette nomenclature.

Les anciens comprenaient généralement, sous le nom de passion iliaque, les diverses espèces de coliques. Cependant, dans ses *Aphorismes*, Hippocrate distingue la colique arthritique; et au 2me livre des *Maladies des femmes*, il parle d'une autre sorte de colique qu'il traitait par les purgatifs joints aux hypnotiques : c'est au moins ce que l'on peut entendre du *peplum*, qu'on croit être le pavot écumant de Dioscoride.

Galien voulait que, dans les coliques habituelles, on laissât continuellement sur le ventre une étoffe de laine molle et légère : il semble que Galien pressentait l'usage de la flanelle.

Ettmuller, après avoir énuméré plusieurs médications d'après la nature diverse de ces maladies, ajoute que la décoction de camomille est bonne contre toute sorte de coliques, et que bien des gens la regardent comme infaillible.

Baglivi regardait aussi la camomille comme le remède par excellence, quelles que fussent les causes de la colique; il avait peu de foi dans l'opium, et employait préférablement la feuille de figuier sauvage réduite en poudre et mêlée avec la feuille d'orme.

Rivière ordonnait un gros d'aloès, six grains de scammonée, deux grains de laudanum sec, et quelquefois plus; cependant, pour calmer les douleurs, il donnait le baume du Pérou à la dose de vingt à quarante gouttes.

Waldschmidt avait éprouvé que l'avoine chaude, enfermée dans un sachet et appliquée sur l'estomac, avait une vertu spéciale dans presque tous les cas.

Willis préférait l'application d'entrailles chaudes d'animaux sur le ventre, et louait comme très avantageuses en été les eaux minérales ferrugineuses.

Purcell recommandait la saignée pour peu qu'il y eût indication, ensuite lavements émollients; si la colique provenait de cause froide, les lavements devaient se composer d'huile d'olive ou de lin et de vin des Canaries, ou bien d'huile de camomille et de genièvre; quelquefois on y ajoutait quatre grains de laudanum sec.

Sydenham dit qu'après avoir essayé plusieurs méthodes, il s'est toujours bien trouvé de l'emploi de la saignée, puis des purgatifs alternant avec les narcotiques. Il pensait mal des carminatifs.

Cependant Van-Helmont avait sa plus grande confiance dans les semences d'anis, dans toutes les coliques en général.

Forestus avait une prédilection toute particulière pour le sel gemme.

Mais enfin les localités modifièrent singulièrement ces sortes d'affections; on a cherché quelquefois, mais vainement, à établir l'identité entre la colique de Madrid, celle du Poitou et celle des peintres : le traitement est venu à l'appui du climat, pour établir les différences. Ainsi, lorsqu'en Europe nous traitons la plupart des coliques avec les lénitifs et les calmants, nous voyons qu'aux Antilles la colique des Caraïbes se guérit mieux avec le *pisselæum indicum* qui se trouve dans l'île des Barbades, que par tout autre moyen ; dans l'Indostan , on traite toutes sortes de coliques par l'application autour du nombril d'un anneau de fer rougi au feu ; au Japon , où cette affection est souvent endémique et atteint même les Européens , on obtient des succès miraculeux par l'acupuncture. En pratique médicale , on sent souvent le besoin de bien connaître le livre *De aere, locis et aquis.*

Tout ce que nous venons de dire est seulement relatif aux coliques en général ; mais celle de ces affections qui a fixé le plus l'attention des médecins , est la colique de plomb ou des peintres ; elle a comme les autres ses caractères particuliers. Et cependant on ne trouve rien , par l'autopsie , qui puisse justifier les désordres fonctionnels , et légitimer ses nombreuses méthodes de traitement ; puisqu'il est vrai qu'elle peut se guérir par les seules forces de la nature, ou céder aux puissances de destruction , sans qu'on ait raison d'affirmer qu'une médication quelconque eût pu modifier ces résultats.

Cette maladie , dont les symptômes ne sont pas toujours constants , avait fait croire à Willis que son siége était dans les plexus nerveux du mésentère , parce qu'elle se transforme quelquefois en paralysie.

Astruc l'appelait rachialgie , parce qu'il la regardait comme une affection spéciale des nerfs de la moelle épinière. M. Serres est de ce dernier avis, et croit encore que le siége primitif de l'affection est dans la moelle épinière elle-même. M. Ranque , d'Orléans , pense que c'est dans un ou plusieurs des plexus de la portion abdominale du trisplanchnique que réside la colique de plomb.

Le traitement n'est nullement identique, quoiqu'il doive être spécial ; car chaque pays, chaque hôpital, et quelquefois chaque médecin a le sien.

En Angleterre et en Autriche, on use de l'opium quelquefois combiné avec les purgatifs. En Irlande, à Dublin, on applique sur le ventre des compresses trempées dans une décoction de tabac, et l'on purge avec l'huile de tiglium. En Prusse, on emploie les huiles grasses, les narcotiques, les stimulants purgatifs ou sudorifiques. En France, à Paris, on fait usage volontiers du traitement dit de la Charité, et qui consiste en émétiques drastiques et sudorifiques. A l'hôpital Baujon, ce sont les saignées locales, les antiphlogistiques, et parfois les laxatifs. A l'hôpital St-Antoine, on donne tous les jours deux gros d'alun dissous dans quatre onces d'eau et édulcorés, en trois ou quatre prises ; quelques médecins y ajoutent de l'acide sulfurique. A Lyon, dans les hôpitaux, on donne une once ou deux de sirop d'opium dans une potion simple, et le soir un laxatif.

On conçoit que le nombre des méthodes curatives est considérable et deviendrait fastidieux, si nous ne nous limitions à quelques médications seulement les plus remarquables.

Sydenham employait le baume du Pérou à grandes doses et fréquemment répétées.

Sauvage voulait qu'après avoir calmé les douleurs, on fît usage des eaux acidules de Seltz, et des eaux martiales de Glaubert.

Towne, différent de quelques auteurs, distinguait la colique des Caraïbes de la colique métallique, et traitait cette dernière par les doux purgatifs, les anodins ; en outre, il employait fréquemment les pilules de Starkey et le baume du Pérou.

La méthode de Dubois, que Bouvart préconisait, consiste dans l'usage des purgatifs, et le soir un narcotique ; elle ne s'éloigne guère de celle de la Charité.

Le traitement lénitif, qui est en opposition au précédent, est celui qu'employaient Bordeu, Dehaën et autres : il consiste dans les potions, les lavements avec l'huile d'amandes douces, dans les fomentations émollientes, les narcotiques et les purgatifs doux.

Nous avons dit qu'à l'hôpital Saint-Antoine on basait le traitement sur l'alun à doses répétées : c'est ainsi que MM. Kapeler et Gendrin en agissent ; mais cette méthode avait déjà été mise en usage par Adais, Michaëlis et Grashuis, sans que les succès aient prévalu sur ceux qu'on obtient à la Charité.

M. Martin Solon a employé avec bonheur l'hydrochlorate de morphine à la dose d'un quart de grain en commençant, et dans tous les cas où la douleur était le principal symptôme.

M. Chevallier, pharmacien, avait proposé les

eaux d'Enghien et de Barrèges , ainsi que de légères solutions de sulfate de potasse. M. Rayer a fait l'essai de ces divers moyens médicaux , et leur a adjoint souvent un purgatif et les gouttes anodines de Rousseau.

M. Serres, d'après les idées qu'il a de la maladie, emploie avec succès les frictions faites le long du rachis avec la teinture de noix vomique. Cette méthode aurait ses avantages, surtout lorsque l'estomac ne peut ingérer les substances qu'on lui confie ; mais , dans ce dernier cas , M. Harlan a imaginé de donner l'acétate de plomb en poudre, toutes les deux heures , en le combinant avec un peu d'opium et le double de calomel.

Enfin , nous arrivons au traitement mis en usage par M. Ranque. Cet excellent praticien pense que quand il y a état fébrile il y a aussi état inflammatoire , et de là indication de combattre tout à la fois la névropathie et la phlegmasie : dans ce but, application sur le ventre et les lombes d'emplâtres assez compliqués , mais où l'on voit figurer la thériaque , la ciguë , le camphre , le soufre , le tartre stibié ; puis liniments et lavements analogues, et en même temps boissons adoucissantes. Si la douleur change de place , M. Ranque est d'avis de lui courir après avec ses épithèmes et ses liniments : on la saisit de cette manière à la tête, au cou , et partout où elle peut se montrer ; et cette dernière réflexion sur une colique qu'on peut trouver ainsi à l'occiput ou aux tibias, n'est point de notre part l'exagération ridicule d'une doctrine particulière : elle est la conséquence de hautes considérations sur le principe des maladies, et ressort de la nécessité de reconstruire l'édifice médical sur d'autres bases que celles de la localisation.

CHAPITRE XXXVI.

CHORÉE , DANSE DE ST-GUY.

Distinguez, Clytia : ce n'est pas le plaisir qui détermine ici cette série de mouvements désordonnés et bizarres auxquels souvent votre sexe se livre malgré lui , par une impulsion tyrannique non encore expliquée.

Quelque chose de surnaturel , disent les uns , de diabolique , disent les autres , force à danser de jeunes et intéressantes filles à qui le repos ferait contentement et santé; fréquemment la superstition interprète la chorée en mal, et y voit un résultat d'ensorcellement. Il est fait mention dans Allen de deux jeunes demoiselles, filles d'un ministre anglican , lesquelles , un beau jour , se prirent à danser avec tant d'ardeur , de constance et de salacité , que leur père en eut peur et les crut ensorcelées: heureusement que bientôt un traitement médical mit fin à ce bal involontaire. Il est encore dit que cette maladie est épidémique , contagieuse , susceptible de se transmettre par imitation , et qu'elle attaque ordinairement les enfants des deux sexes , mais préférablement les filles : cependant les hommes

n'en seraient pas exempts, et Pline rapporte
que les soldats de Germanicus contractèrent une
maladie qui avait beaucoup de rapport avec la
chorée, et qui les faisait danser sur les bords
du Rhin.

Il est bien avéré que, dans les grandes réunions
de femmes, le scélotyrbe se développe quelquefois d'une manière aussi prompte que singulière,
et que dans les couvents ou les pensionnats il
se manifeste plus souvent que partout ailleurs.

On ne sait où placer le siége de cette affection,
pour se conformer au système actuel de nos
connaissances médicales. M. Serres a trouvé
qu'il pourrait bien être dans les tubercules qua-
drijumeaux. Nous ferons remarquer, ainsi que
nous le faisons ailleurs, que les lésions appa-
rentes, tant dans le mésocéphale que dans les
ganglions et les nerfs, sont des résultats de
lésions secondaires et même tertiaires ; car les
mouvements convulsifs de la chorée dépendent
primitivement d'une débilité spéciale du système
nerveux, et causent, par leur réaction, des états
hypersthéniques qui produisent à leur tour des
lésions matérielles mieux appréciables à la vue
et au tact.

Passons au traitement : il est varié, et parfois
singulier comme la maladie elle-même.

Nous avons dit, dans l'avertissement de cet
ouvrage, que nous avions confiance en la thérapeutique pour nos études médicales, plus que
dans les autres branches de l'art de guérir. La
thérapeutique donne la contre-épreuve des mouvements morbides qui s'opèrent dans nos organes,

et multiplie les côtés par où les maladies peuvent être envisagées ; avantages que ne donnent pas la chimie et la nécropsie , opérant sur la matière indépendamment des forces vitales.

A l'époque actuelle, l'instinct médical , plus que le raisonnement peut-être , nous a conduit à faire des diverses médications la base de la pratique ; mais c'est encore de l'empirisme , parce que nous ne retirons pas de l'application au corps humain, des diverses substances médicamenteuses, toutes les conséquences qui peuvent en découler et nous fournir de nombreux documents sur le principe vital et son mode d'action dans les maladies. On y viendra un jour : le pressentiment que nous en avons est le principal motif qui nous a déterminé à citer le remède favori , le médicament préféré de tel ou tel auteur , plutôt que les raisons pathologiques qui en ont décidé la prescription.

Sydenham avait adopté un traitement méthodique qui consistait à saigner le premier jour , à donner un purgatif le lendemain , et le soir une potion adoucissante. On recommençait ainsi trois ou quatre fois de suite à saigner , purger et calmer.

Dehaën racontait avoir vu plusieurs guérisons par l'électricité.

Cullen établissait sa médication suivant la constitution du sujet ; mais il avait une prédilection pour les toniques et les fortifiants.

Stoll avait employé heureusement l'extrait de belladone, à la dose d'un grain , puis de deux.

Murray obtenait des succès avec l'extrait de

datura stramonium, à la dose de quatre jusqu'à douze grains.

Poissonnier-Desperrières avait célébré le camphre.

Follin avait obtenu la guérison d'une chorée opiniâtre par l'usage de bains tièdes longtemps continués.

Starck employait les purgatifs drastiques. Depuis, MM. Guersent, Chapman et Hamilton ont aussi employé les purgatifs énergiques.

Cartheuser célébrait le gui de chêne.

Alibert avait préconisé le nitrate d'argent à la dose d'un quart de grain, en augmentant successivement; mais M. Esquirol répudie ce médicament.

Chaptal avait fait quatorze cures avec le quinquina, la cascarille et la poudre de guttète.

Duncan et Martin avaient obtenu quelques succès avec l'oxide de zinc, à la dose de six grains en six prises, en vingt-quatre heures.

Méad usait des lotions froides, des toniques et des préparations martiales.

M. Elliotson employait le même traitement, et surtout le sous-carbonate de fer à doses considérables, et il cite une centaine de guérisons.

Bouteille ordonne une saignée, mais surtout la valériane et l'opium.

Richerand employait habituellement le cautère et les vésicatoires le long de l'épine du dos.

MM. Strambio en Italie, et Byrne en Amérique, font faire des frictions le long du rachis avec la pommade stibiée. M. Chrestien, de

Montpellier , fait faire de semblables frictions , mais avec le liniment de Rosen.

M. Guérin a fait usage de l'acide hydrocianique à la dose de quinze gouttes , et en augmentant tous les jours de cinq gouttes ; il s'est aussi servi de l'hydrocianate de fer , en commençant par la dose de trois grains , et en augmentant progressivement.

M. Young a fait un grand éloge de la cimicaire à grappes , la racine de cette plante donnée en poudre pendant trois jours.

M. Breschet a fait des essais heureux avec le tartre émétique combiné aux antispasmodiques.

MM. Serres , Lisfranc et Chauffard , dans la persuasion que la chorée a son siége à la partie supérieure de la tête , rapportent de brillants succès par les émissions sanguines , et surtout par l'application de sangsues à la région mastoïdienne.

M. Louvet-Lamarre a célébré les exercices gymnastiques , et principalement le saut de la corde.

M. Avy, médecin à Nova, rapporte qu'il guérit un jeune homme de cette manière : il lui prescrivit une application de sangsues aux apophyses mastoïdes, puis des bains tièdes. M. Avy engagea son malade à danser : celui-ci , à qui cette ordonnance ne déplaisait point , se livra pendant trois jours entiers à cet exercice , et se trouva guéri.

Mais une médication dont on s'est généralement bien trouvé , est l'usage des bains froids. Dupuytren les avait remis en vogue ; il faisait plonger le malade tout entier et par surprise dans l'eau froide, et prétendait qu'aucune chorée ne pouvait ainsi résister.

MM. Jadelot et Bonneau ont aussi employé les bains froids ; mais M. Baudeloque ayant obtenu des succès bien constatés par les bains sulfureux, ces derniers composent presque tout le traitement adopté aujourd'hui.

CHAPITRE XXXVII.

TÉTANOS.

C'est la contraction énergique et continue d'une partie ou de tout le corps. Les malades sont raides, immobiles, privés de la parole, et pourtant ils entendent et voient tout ce qui se passe autour d'eux.

L'expérience nous apprend que le tétanos est le plus souvent causé par l'action du froid en opposition avec une chaleur considérable, et qu'on en guérit à peine un sur cinquante.

Les anciens connaissaient aussi bien que nous les causes et le traitement du tétanos. On voit qu'Hippocrate prescrivait la saignée répétée, et faisait fomenter les jambes avec l'eau chaude : en général, les anciens employaient beaucoup les bains partiels et les onctions huileuses dans cette maladie.

Arétée donnait jusqu'à trois oboles de castoréum, et, si les malades ne pouvaient avaler ce médicament, il le faisait donner dans un lavement d'huile ; il faisait saigner, quelle que fût la cause de la maladie, et faisait envelopper le corps de laine trempée dans une décoction émolliente.

Cœlius Aurelianus faisait saigner quand les douleurs étaient fortes , et dans tous les cas il faisait appliquer des vessies pleines d'huile chaude , ou bien des sachets pleins de semences de lin rôties.

Galien et Celse avaient recours à la saignée seulement dans certaines circonstances. Celse rapporte qu'on exposait le malade à l'insolation sur le sable.

Si l'on consulte les modernes, on trouve beaucoup d'incertitude dans leurs méthodes de traitement.

Parmi eux Dehaën est presque le seul qui ait quelque confiance dans la saignée ; mais il emploie beaucoup l'opium , et fait peu de cas des applications émollientes. Cullen était de son avis.

Dazille pensait à peu près de même , et préférait le laudanum à l'opium.

Bontius dit qu'on tenterait en vain de guérir cette maladie sans les calmants.

Sauvage , dans le traitement qu'il indique , veut qu'on commence par de fortes saignées.

Chambers , Lind , Hillary , Delaborde et Bajon ont observé dans les Antilles que les narcotiques avaient beaucoup d'avantages , et surtout un mélange d'opium et de thériaque. Chambers, Bajon, Poupée-Desportes et Hillary ont vu de bons effets des applications émollientes.

L'usage des bains a quelquefois amené de grandes contestations entre les praticiens : les uns les veulent froids , les autres les veulent chauds, et ils apportent des faits à l'appui de leurs sentiments.

Brown veut qu'on emploie sans relâche les puissants stimulants et l'opium.

Le Cercle des Philadelphes au Cap-Français publia, il y a trente ou quarante ans, des observations d'après lesquelles il conste que l'opium et le mercure combinés entre eux sont les moyens préférables à employer.

M. Cross, médecin à Glascow, rapporte deux exemples de tétanos, dans lesquels il a eu des succès par le traitement antiphlogistique. L'un est un enfant de treize ans, attaqué d'un opisthotonos qui céda à cinq saignées copieuses et à l'usage du vin jusqu'à l'ivresse. L'autre est un homme de quarante-cinq ans, attaqué d'un emprosthotonos qui céda à huit sangsues et à deux saignées.

On lit dans un journal que M. Hull, de Manchester, a guéri un trisme chronique (espèce de tétanos) à l'aide d'une solution d'arsenic à fortes doses, en y joignant le musc, l'opium et le mercure. Plus récemment M. Hutchinson a obtenu les plus heureux succès à l'aide de l'huile de térébenthine, avalée toutes les deux heures à la dose de demi-once chaque fois.

On a célébré, dans ces derniers temps, l'usage de l'opium uni au carbonate de potasse.

M. Heurteloup, dans son *Précis sur le Tétanos des adultes*, convient qu'il n'a rien pu ajouter à la connaissance de cette maladie, et ne tend qu'à encourager à faire des recherches.

M. Carron du Villards et M. Roussel ont cité d'heureux succès par les antiphlogistiques et les émollients, unis aux sédatifs, surtout l'eau distillée de laurier-cerise.

M. Lisfranc a guéri, en 1829, un homme atteint d'un trismus, puis d'un emprosthotonos, et enfin d'un tétanos général ; le traitement dura dix-neuf jours, et se composa de huit saignées des bras très copieuses, de huit cents sangsues appliquées le long du rachis, de deux ou trois bains entiers, d'un quart de lavement tous les jours, avec addition de vingt-cinq gouttes de laudanum portées graduellement à cent cinq.

M. Fritz, de Prague, commence le traitement du tétanos et du trismus par de légers diaphorétiques, puis il ajoute la teinture d'opium qu'il augmente graduellement jusqu'à ce que la maladie commence à diminuer. Il avoue que sur sept malades il n'en avait perdu que deux, par la raison que ceux-ci n'avaient pas assez pris d'opium.

M. Wendt, de Breslaw, dit que l'opium est aussi avantageux dans le tétanos, qui vient à la suite de gangrène sénile et de gangrène par congélation, qu'il est nuisible dans les autres cas.

M. Gebhard, de Philadelphie, a obtenu quelques guérisons par les frictions faites avec la potasse caustique le long de la colonne vertébrale. M. Masson a guéri un tétanique en faisant appliquer un long vésicatoire dans toute l'étendue du rachis.

M. Elliotson a obtenu des guérisons à l'aide du carbonate de fer à grandes doses, et aidé de laxatifs et de calmants.

Mais que n'a-t-on pas proposé pour la guérison du tétanos ? Toutes les médications ont été essayées, très peu ont réussi. Enfin le désespoir a inspiré médecins et malades, et une effrayante opération a été le dernier mot comme la dernière ressource ; mais la fatalité l'a emporté encore, et l'amputation des membres tétaniques, que Larrey et autres avaient pratiquée, a été à peu près constamment mortelle.

Maintenant on se pose une question : la maladie est-elle locale ? Elle devrait l'être dans les parties mêmes où elle se manifeste ; mais telle est sa nature, que rien ne l'explique, et que tout ce que l'on a appris par la nécroscopie et la pratique fait croire qu'elle est dépendante, comme les autres maladies, d'une lésion primitive inappréciable encore, parce que notre étiologie ne remonte pas assez haut.

Dance avait eu l'occasion d'observer plusieurs fois le tétanos, et même le tétanos intermittent ; il avait trouvé à ces maladies une certaine affinité avec la crampe, certains rhumatismes, les fièvres intermittentes, et même les fièvres pernicieuses, sans cependant leur pouvoir assigner une place rationnelle dans les cadres nosologiques.

M. Andral dit d'abord : « Cette maladie a évi- « demment son siége dans les centres nerveux ; puis il ajoute : « S'il est facile de déterminer

« son siége, il n'en est pas de même de sa
« nature; elle peut être cependant révélée par
« l'ouverture des corps. Toutes ces ouvertures
« n'ont pas conduit au même résultat : il y a
« quelques faits complétement négatifs. »

Barrère, il y a près de cent ans, croyait que
les vers intestinaux étaient une des causes les
plus fréquentes du tétanos. Depuis peu M. Laurent a émis la même opinion.

Rivière croyait que la syphilis était la cause
de tous les accidents tétaniques.

Lobstein ayant trouvé un abcès comprimant
la moelle de l'épine, en tira des conséquences
sur la cause du tétanos.

Billard avait trouvé des épanchements de sang
également dans la moelle.

M. Dubreuil a trouvé des congestions de matière blanchâtre entre la moelle et l'arachnoïde.

M. Avon a parlé des fausses membranes enveloppant la moelle épinière.

M. Thompson a trouvé l'arachnoïde très
sèche.

M. Carron du Villards a vu les ganglions sémilunaires rouges.

M. Patissier croit que le tétanos a pour cause
l'inflammation du cœur et des gros vaisseaux.

Beaucoup d'autres médecins conviennent que
la gastrite, l'érysipèle, les plaies, les blessures,
le chaud, le froid, une multitude de causes peuvent produire cette maladie.

Mais quelle serait la conséquence à tirer de tant d'accidents divers, causes ou effets, ou simplement phénomènes concomitants et indépendants du tétanos? Rien, si ce n'est que cette maladie tient à une lésion profonde et non encore constatée des éléments de la vie.

CHAPITRE XXXVIII.

VAPEURS, OU HYPOCONDRIE ET HYSTÉRIE,

Maladies indéterminées dans leur siége et dans leur nature, et qui deviennent tout ce que l'on veut.

M. Andral dit de l'hypocondrie : « Cette affec-
« tion doit être considérée comme une exagé-
« ration de l'instinct de conservation , par suite
« de laquelle le malade suppose les maux qu'il
« n'a pas, ou s'exagère ceux qu'il éprouve. Cette
« affection existe avec des désordres fonctionnels
« ou organiques, ou indépendamment de toute
« autre affection. »

Le même auteur dit de l'hystérie : « On peut
« la considérer comme un résumé qu'opère la
« nature souffrante, comme un abrégé des né-
« vroses : l'apoplexie nerveuse, la léthargie, la
« catalepsie , l'épilepsie et autres. Elle est pres-
« que exclusive chez les femmes ; elle s'observe
« quelquefois chez les hommes, ce qui prouve
« que l'utérus n'est pas son point de départ in-
« dispensable. »

Les affections vaporeuses ont été quelquefois contagieuses et épidémiques ; tous les auteurs qui en ont parlé sont d'accord à cet égard , mais aucun n'explique d'une manière satisfaisante le mode de propagation. Il n'y a plus ici le secours des effluves , des miasmes , des molécules morbifères , si commodes dans l'histoire des fièvres contagieuses. Enfin, les vapeurs se transmettent : de vieilles annales , qu'on trouve partout , nous donnent pour certain qu'autrefois les femmes de l'Argolide devinrent furieuses par contagion , et se prirent pour des femelles de bêtes. Le fléau fut tel que les filles du roi participèrent à l'épidémie , et se crurent pendant quelque temps changées en vaches. Il fallut que Mélampe , médecin habile de ce temps-là et antérieur à Hippocrate , leur fît prendre de l'ellébore , remède tout-puissant alors , et qui remit chacun à sa place.

Plutarque parle des filles de Milet , qui se pendaient par troupes. On ne parvint à arrêter cette épidémie qu'en ordonnant d'exposer nues , en public , toutes les femmes qui seraient trouvées pendues.

Primerose raconte que les femmes de Lyon furent atteintes d'une épidémie analogue : elles se réunissaient par troupes, et allaient ensuite se précipiter dans le Rhône et la Saône.

Cardan rapporte qu'au XVe siècle , dans la plus grande partie de l'Allemagne , une maladie contagieuse se répandit spécialement sur les nonnes , et les tourmentait par des accès si violents qu'elles se mordaient entre elles comme des enragées. L'épidémie s'étendit même jusqu'à Rome , où l'on vit jusqu'à trente filles atteintes

de ce même mal dans le seul hôpital des or-
phelins.

Nicole raconte qu'un accès de vapeurs sai-
sissait toutes les religieuses d'un couvent, tous
les jours et à la même heure : il se manifestait
par un miaulement général auquel toutes pre-
naient part, et qui durait plusieurs heures. Cette
musique, empruntée aux chats, fut assez
bruyante pour se faire entendre au dehors de la
communauté et scandaliser les voisins ; mais
enfin on la fit taire complétement en persuadant
aux religieuses qu'une compagnie de soldats était
à la porte, prête à entrer pour les fouetter au
premier miaulement.

Une autre épidémie se manifesta sur la fin du
XVIIe siècle, à Villemané, dans la Nouvelle-
France. Une fille fut atteinte d'un hoquet violent et continuel, imitant l'aboiement d'un
chien, et lui causant des mouvements convulsifs
dans le ventre qui la fatiguaient beaucoup. On
la transporta à l'Hôtel-Dieu, dans la salle des
femmes : trois jours après, celles-ci se mirent à
aboyer et éprouvèrent les mêmes convulsions ;
on n'obtint leur guérison qu'en les séparant et en
les menaçant de la discipline.

On rapporte les mêmes extravagances des
possédées de Loudun, des fanatiques des Cévennes et d'autres, qui guérirent en les isolant,
en les menaçant et en les soumettant à des règles
hygiéniques convenables.

Sydenham est d'avis que ces deux maladies,
sous le nom de vapeurs, sont identiques, mais
que l'utérus développe chez les femmes quelques

accidents de plus que chez les hommes. Il commençait ordinairement le traitement par la saignée, et ensuite il se bornait aux toniques et aux fortifiants, et notamment aux préparations ferrugineuses. Cependant il ajoute : « La meilleure « chose que j'aie connue jusqu'à présent pour « fortifier et animer le sang et les esprits, c'est « d'aller à cheval presque tous les jours. »

Hoffmann ne pense pas de même ; il veut qu'on distingue formellement l'hypocondrie de l'hystérie : la première, suivant lui, est une maladie chronique qui exige un long et ennuyeux traitement, basé sur le grand exercice, les remèdes carminatifs, spiritueux, volatils, stomachiques, aromatiques, amers, salins et martiaux ; tandis que l'hystérie attaque, souvent avec violence, les filles, les veuves, les femmes enceintes ; les laisse privées de sentiment, de mouvement et comme mortes, et elles reviennent quelquefois à elles d'une manière miraculeuse. Tous les moyens médicaux que nous venons de citer sont ici plus nuisibles qu'utiles, et l'on obtient plus de succès par les narcotiques, les nitreux, les anti-épileptiques, les rafraîchissants, l'eau froide et le petit-lait.

Le même auteur appuie son opinion de celles d'Hippocrate, d'Arétée, de Fernel, de Montanus, d'Hollier, de Mercurialis et de J. Heurnius, parce qu'on trouve dans leurs écrits des descriptions spéciales de l'hystérie, qui ne peuvent bien se rapporter qu'aux maladies des femmes.

Raulin, en remarquant que les vapeurs comprennent plus de la moitié des maladies chroniques, dit que les femmes ne sont pas les seules qu'elles affligent, et que ces maladies ont aussi acquis des droits sur les hommes; et, comme Sydenham, il comprend l'hypocondrie et l'hystérie sous le nom de vapeurs.

Ainsi qu'Hoffmann, Sauvage dit que l'hypocondrie est une maladie chronique plus particulière aux hommes, et que l'hystérie est un concours de symptômes convulsifs et passagers, sans aucune cause évidente, lesquels changent tout-à-coup, qui augmentent par les passions et qui sont plus particuliers aux femmes; ce qui voudrait dire que les hommes n'en sont pas entièrement exempts. Ces deux affections, sous le nom de vapeurs, reconnaissent pour cause ordinaire un amour excessif de soi-même, un trop grand attachement à la vie et aux plaisirs, et une trop grande susceptibilité aux moindres événements. Le même auteur pense avec raison que le traitement doit varier, mais qu'en général il faut éviter les toniques et les échauffants; mais s'en tenir aux adoucissants, aux légers calmants, aux amusements au grand air, et surtout à la promenade à cheval.

Baglivi disait : « Bien que les maladies hypocondriaques paraissent, au premier coup d'œil, pernicieuses et incurables, elles guérissent ordinairement avec facilité, non par une grande quantité de médicaments, mais par la société et la conversation agréable de nos amis, par les exercices et les amusements de la campagne, par de fréquentes promenades à cheval, ou à l'aide d'un bon régime. »

Barbeyrac appelait l'hystérie une véritable épilepsie causée par une humeur âcre et bilieuse répandue dans la substance du cerveau ; mais Rivière voulait qu'on observât la différence qu'il y a entre ces deux affections.

Lower croyait que l'hypocondrie était causée par une humeur saline qui se portait sur l'estomac , et qui était occasionnée par une mauvaise disposition de la masse du sang.

Hygmore attribuait la principale cause de cette maladie à la mauvaise constitution de l'estomac lui-même.

Whytt, Lorry et Schmidtmann étaient de l'avis que l'hypocondrie tenait à un état nerveux de l'estomac, et qui par son irradiation atteignait le cerveau et troublait la pensée.

On trouve dans les œuvres d'Ettmuller deux dissertations : l'une , celle de Blum , place le siége de l'hypocondrie , non dans la rate comme on le faisait auparavant , mais dans les intestins, et surtout dans le colon ; l'autre , celle de Tropaneg , place le siége de cette maladie dans l'estomac.

Broussais , comme on le pense bien , ne voyait là qu'une forme de la gastro-entérite chez un individu prédisposé.

Fracassini croyait que la cause et l'essence de l'hypocondrie consistent dans l'oscillation déréglée et dissonante , continuelle et incommode , du système nerveux et membraneux ; il avait distingué cette affection de l'hystérie , et en avait multiplié considérablement les espèces.

MM. Louyer - Villermay , Pinel , Esquirol ,

Barras et autres pensent que souvent cette maladie siége dans l'estomac; cependant M. Barras appelle l'hypocondrie un délire chronique, et pense qu'il est des circonstances où cette vésanie n'est pas dans le cerveau ni dans l'estomac, mais bien dans les nerfs de quelque autre partie affectée, et la douleur se propage par sympathie.

Georget était persuadé que cette maladie ne pouvait loger ailleurs que dans le cerveau, et il l'appelait cérébro-pathie. M. Brachet, de Lyon, lui avait donné le nom de névrotaxie-cérébro-ganglionnaire. M. Dubois, d'Amiens, la nommait monomanie hypocondriaque.

M. Falret dit : « Presque toujours le cerveau est primitivement affecté dans l'hypocondrie ; très rarement la lésion d'un autre organe peut être regardée comme la cause éloignée. »

MM. Flemyng et Gaultier de Claubry pensent à peu près comme M. Falret.

La plupart des médecins actuels considèrent l'hypocondrie et l'hystérie comme deux maladies identiques ; ils pensent que la première dépend surtout de l'irritation du pneumo-gastrique, et l'hystérie de l'influence morbide du plexus hypogastrique.

Mais il faut convenir que ces idées, sur la cause ou le siége de ces névroses, ne sont guère plus satisfaisantes que celles des anciens : Hippocrate, Galien et Arétée ne voyaient dans les vapeurs que l'atrabile, et ne trouvaient pas de meilleurs moyens thérapeutiques que leur polychreste ellébore.

Quant au traitement, que peut-il être ? capricieux, singulier, bizarre comme les vapeurs elles-mêmes. La plupart des médecins conseillent un traitement adoucissant, calmant, récréatif : les bains, les eaux minérales, les voyages ; ils conseillent encore les procédés de la douceur, de la bienveillance et du raisonnement ; mais encore il faudrait qu'il se rencontrât un médecin doué d'une extrême patience et chargé d'une clientèle peu nombreuse, et par conséquent toujours prêt à sacrifier chaque heure du jour à entendre les rabâchages éternels des hypocondriaques et des vaporeuses.

Les praticiens qui considéraient les vapeurs comme dépendant de névroses intestinales, prescrivaient à peu près les mêmes moyens que dans la gastralgie : ainsi Tissot célébrait le *cassia lignea ;* Schmidtmann, l'eau distillée de laurier-cerise ; Trnka, tous les sédatifs avec une certaine prédilection ; M. Barras, le gland de chêne torréfié, pulvérisé, et pris en infusion comme le café.

Marx, médecin juif, qui vivait au milieu du siècle dernier, avait déjà mis en usage le gland de chêne torréfié dans les mêmes cas.

Pomme conseillait un traitement adoucissant ; mais M. Barras a remarqué que l'eau de gomme, si utile dans la gastro-entérite, aggrave presque toujours la gastro-entéralgie.

Ainsi, Viridet, Lorry, Tissot, Louyer-Villermay ont éprouvé également que l'eau de veau et de poulet convient très bien, mais que les boissons mucilagineuses sont souvent nuisibles.

Raulin , aux saignées et aux remèdes actifs qui de son temps étaient à la mode , préfère les adoucissants , les émollients , les calmants ; il vante l'eau et l'exercice.

Sanctorius dit que les hypocondriaques guérissent fort bien à l'aide d'une nourriture humide et un fréquent usage des bains , pour faciliter la transpiration.

Purcell , qui ne voyait la cause réelle de l'hystérie que dans les crudités et les coctions vicieuses de diverses espèces , suivant le tempérament de l'individu , voulait que le traitement fût dirigé en conséquence ; néanmoins il avait une prédilection pour le musc , l'ambre , la civette et les esprits volatils.

Dolœus employait des moyens à peu près semblables, et surtout le chatouillement de la plante des pieds , dont il avait éprouvé les heureux effets.

Tronchin , un des médecins de la cour de France les plus en vogue , surtout parmi les dames, ordonnait à celles-ci, pour principal remède , de faire elles-mêmes leurs lits , d'arranger leurs chambres et de se promener à pied.

Ettmuller , dans l'hypocondrie ainsi que dans l'hystérie, conseille, comme un excellent moyen de soulagement, un emplâtre appliqué sur l'ombilic , et composé de galbanum avec quelques grains de civette ; il emploie dans la plupart de ses formules le castoréum , et recommande encore les lavements carminatifs.

Kœmps , qui voyait la cause de l'hypocondrie dans les obstructions , voulait qu'on procédât à la guérison par des lavements fréquents composés de divers végétaux , parmi lesquels il faisait dominer l'assa-fœtida ; il donnait à ces lavements le nom de viscéraux, et voulait qu'ils fussent continués pendant deux ans. Il rapporte l'histoire de malades qui en ont pris jusqu'à cinq mille , avant d'être débarrassés de leurs obstructions.

Pitcairn et Woodward préféraient les vomitifs à toutes les autres ressources médicales : c'était, suivant eux, l'unique et vrai moyen d'enlever le foyer de la maladie.

Barbeyrac, ou plutôt ses disciples, car ce grand médecin a très peu écrit, Barbeyrac avait deux méthodes de traitement : l'une pendant le paroxisme, et qui consistait en potions et lavements laxatifs, saignées, ventouses sur la tête et même saignées de la jugulaire, et tout moyen actif pour arrêter la tendance à l'apoplexie ; l'autre , après le paroxisme, avait pour but de prévenir les accès , en attaquant plus directement les causes.

Whytt s'en tenait d'une manière exclusive aux toniques et aux fortifiants.

Baglivi regardait le bézoard jovial comme un remède infaillible dans toutes les affections hystériques.

Hill , qui avait été successivement apothicaire civil, pharmacien militaire, journaliste, charlatan , chevalier de l'ordre de Wasa, publia un écrit emphatique sur les vertus de la valériane dans l'hystérie ; et, comme charlatan , il vendit une teinture de ce végétal avec une vogue telle que la fortune lui sourit enfin, après l'avoir longtemps oublié sous ses autres titres.

On compte beaucoup aujourd'hui sur les ressources de l'hygiène, sur les moyens de douceur, de bienveillance et de raisonnement, comme dans la folie, sans oublier les cas spéciaux qui demandent une médication particulière. En général, ces maladies sont si bizarres qu'on leur attribue toutes les aberrations des fonctions de la vie, et toutes les perversions de l'esprit humain : elles produisent les possédés, les sorciers, les somnambules, les morts-vivants, les illuminés, et tous les prodiges de l'extravagance.

CHAPITRE XXXIX.

FOLIE, ALIÉNATION MENTALE.

La moindre déviation dans la voie commune de l'intelligence ou des affections morales constitue la folie, et de ce premier degré jusqu'à la manie furieuse, ou à l'idiotisme le plus complet, il y a tant de variétés et de différents degrés d'intensité, que la folie est, en quelque sorte, un état commun où chacun prend une part plus ou moins grosse, suivant ses intérêts ou ses passions, disent les moralistes, et suivant ses lésions, disent les médecins.

Il y a donc là un premier dissentiment que les études, les travaux, l'expérience même multiplient tellement, qu'après avoir écouté les savants et les auteurs, on est réduit à se demander encore quelle espèce de désordre ce peut être que la folie.

Accoutumés que nous sommes à voir dans toute maladie une altération matérielle quelconque, nous raisonnons bien ou mal sur les phénomènes de décomposition, et nous ne nous trompons que dans de certaines limites ; mais que dire de la folie quand la nécropsie nous apprend que les lésions de l'encéphale ne sont jamais en rapport avec les phénomènes extérieurs, et que le plus souvent le cerveau d'un aliéné ressemble à celui d'un homme doué de raison ?

Ne serait-ce pas ici un de ces mécomptes scientifiques que nous nous préparons à nous-mêmes, pour vouloir soumettre des questions extra-physiques aux formules employées à la discussion des lésions matérielles ?

Il s'agit d'un désordre qui ne tient pas primitivement à l'organisme, puisqu'il ne trouve aucun analogue hors de l'espèce humaine. Les animaux éprouvent à peu près toutes les altérations organiques qui nous atteignent, et ne connaissent pas la folie : on n'a jamais dit qu'un lapin fût maniaque, ou qu'un cheval fût idiot. L'illustre Buffon, à qui il appartenait de traiter de cette matière, se contente d'indiquer la gradation des facultés intérieures chez les brutes, mais il ne dit rien de leur dégradation morale. Frédéric Cuvier, le frère de notre grand naturaliste, a passé trente années de sa vie à étudier l'esprit des bêtes, et a produit de savants mémoires où l'instinct est mis en face de l'intelligence, et le castor vis-à-vis de l'orang-outang ; mais sa conclusion est que ces animaux, étant privés de la réflexion, ne ressemblent pas à l'homme, et par conséquent ne peuvent pas être fous. Blumenbach, qui a traité de l'unité du genre humain, dit que les maladies de l'entendement sont spéciales à l'homme. Cadet de Vaux, qui avait longuement étudié les mœurs des brutes, et qui prétendait connaître le langage des corbeaux et la politique des loups, n'a jamais parlé de leurs aberrations mentales.

Le singe, le chimpanzé surtout, si voisin de l'homme sous tant de rapports, et dont tant de naturalistes ses admirateurs ont fait une espèce de divinité sauvage, et que, pour le rendre plus digne, Edwars avait nommé pygmée; Bontius, troglodite; Tulpius, satyre; et Aldrovande, lucifer; le singe, enfin, n'en devient pas fou.

La folie est particulière à notre espèce, parce que le rayon d'intelligence que nous a départi l'Intelligence suprême peut se fourvoyer, par un mauvais usage du libre arbitre; il n'est alors de vrai remède que le retour aux voies de la sagesse, de la modération, de la justice, et l'on cesse d'être fou dès qu'on abandonne de funestes penchants.

Toutefois nous sommes faibles : l'âge, le sexe, les circonstances concourent à la chute. En Suisse et en Irlande, on tombe dans l'égarement par l'usage immodéré des liqueurs spiritueuses; en Orient, par l'abus de l'opium; à Naples, quand le sirocco souffle; à Bénarès, quand vient la fête de Jaggrenaut; à Londres, par les débats parlementaires. On perd la raison plus facilement à trente ans qu'à soixante, et l'on a remarqué que les femmes délirent le plus souvent par jalousie, les filles par amour, et les hommes par orgueil.

Il y aurait donc là beaucoup de choses à dire, et surtout des choses affligeantes, si la folie était toujours marquée du degré d'abrutissement qui sépare un homme de ses semblables, et qui apprend aux fous du premier degré qu'il y a pour eux des possibilités de descendre jusqu'au dernier.

A une certaine époque de la médecine, on établissait le traitement sur des moyens coërcitifs, sur des séquestrations cruelles, des procédés barbares. En un mot, les moins fous de la société se constituaient en état d'hostilité permanente contre ceux qui l'étaient davantage, et la tyrannie organisée dans l'ordre médical ressemblait à celle qu'on retrouve quelquefois dans l'ordre politique.

Aujourd'hui, grâce aux doctrines de l'illustre Pinel, de MM. Esquirol, Daquin, de Chambéry, et de quelques autres, les malheureux dont la raison est troublée sont entourés de tous les soins que dictent des cœurs généreux et des esprits éclairés ; les succès viennent plus souvent consoler l'humanité, et alléger mieux le fardeau des misères qui pèsent sur le monde.

Mais encore la folie est toujours de la folie, et telle est sa fatale influence qu'elle ne semble pas même excepter les combinaisons médico-philanthropiques, qui ont pour but le rétablissement de la santé et de la raison.

Ainsi, en lisant les auteurs, on trouve que le plus fou des hommes qui ait pratiqué la médecine est celui qui a traité le plus sagement de la folie. Personne, mieux que l'insensé Paracelse, n'a parlé de l'aliénation mentale avec plus de justesse, de vérité et de profondeur.

Des médecins, très sages et très sensés, traitent cette matière comme si elle entrait dans les dispositions du Code pénal. M. Leuret, à la vérité, emploie le raisonnement auprès de ses malades, mais il l'appuie fortement par l'intimidation.

Willis, médecin de Georges III, allait jusqu'à l'exécution réelle. On sait qu'il calmait les accès de son royal malade à grands coups de bâton : c'était peut-être une manière de soumettre à S. M. Britannique de hautes questions touchant la liberté politique et médicale dont on peut user en Angleterre.

Cela rappelle que Cullen avait grande confiance dans la peur qu'il faisait à ses malades. Méad parlait, à cet égard, à peu près comme son compatriote.

Il est vrai que Celse avait dit que les fous dangereux doivent être attachés et même battus. Asclépiade, quand les moyens ordinaires ne suffisaient pas pour les modérer, les faisait saigner jusqu'à extinction.

Deux opinions bien tranchées ont divisé de tout temps les médecins sur la cause réelle des vésanies, ou mieux sur la priorité des phénomènes qui constituent ces maladies : ainsi l'on s'est demandé si les aberrations de l'intelligence ou des affections morales sont causes ou effets, ou si ces désordres doivent être attribués à une lésion matérielle primordiale ?

Des deux parts, on convient assez que la maladie siége dans le cerveau ; on consentirait même à y trouver encore, conformément aux

leçons d'une philosophie moderne , sauf exception d'une secte , l'âme *anima* , les facultés affectives *animus* , et l'esprit *mens ;* mais de graves
contrariétés viennent s'opposer à cette doctrine ,
pourtant si naturelle. L'anatomie , science positive , qui a beaucoup promis et qui promet
toujours , accorde quelquefois l'inverse de ce
qu'on lui demande : et voilà que , d'après les
études les plus récentes , le cerveau n'est plus
un organe de formation primitive ; il est seulement un épanouissement de la moelle allongée
et de l'épine , ce qui n'entre plus dans les dogmes de cette philosophie : que les nerfs se développent de la périphérie au centre , selon
MM. Serres et Tiedmann , ce qui renverse toute
notre doctrine sur le système nerveux ; que ces
mêmes nerfs se développent là où ils sont , sans
commencement ni fin , selon M. Jobert , ce qui
est bien propre à faire naître d'autres réflexions ;
que les altérations morbides du cerveau , de la
moelle et des nerfs , n'expliquent jamais assez
exactement les désordres intellectuels ou sen-
sitifs , pour qu'on puisse en déduire un diagnostic quelconque , ce qui n'est plus contesté ;
que les leçons pratiques qu'on a reçues de ces
défauts de rapports entre les lésions matérielles
et les signes extérieurs ne peuvent être utilisées ,
parce qu'elles bouleversent les idées admises ,
et qu'alors il faudrait refaire la science tout
entière.

Ces considérations sur la formation secondaire du cerveau et sur les altérations de ce
viscère , en jetant du doute sur son importance

comme siége de la raison, motiveraient jusqu'à
un certain point les idées émises par quelques
auteurs sur les troubles de l'intelligence par les
troubles des organes autres que l'encéphale.
Dufour voulait que le siége de la folie fût dans
le ventre ; Fodéré, dans le sang ; Nasse et Jacobi, dans un état morbide du corps ; et
Broussais parlait assez partialement de la gastro-
entérite, pour y rencontrer tous les désordres de
l'intelligence.

Si ces opinions infirment celles de la localisation des affections mentales dans la masse
encéphalique, nous trouverions alors moins
singulière, sans être mieux démontrée, l'opinion
de Beausobre ; de cet homme qui, n'étant pas
médecin, n'était pas obligé de suivre les errements de la profession, et qui disait : « Ce
« n'est que dans l'âme qu'il faut trouver la
« raison de la folie. »

Nasse, qui vint cinquante ans après, et dont
le livre eut du succès parmi les médecins, niait
toute participation de l'âme à la folie.

Mais l'âme, rayon céleste départi à l'homme,
est-elle susceptible d'altération ou de participation à un désordre intellectuel quelconque?
Peut-elle être malade, et par conséquent mourir ?

C'est encore ici qu'il faut se taire : nos efforts
impuissants pour la démonstration nous le disent
assez, et, quand nous avons épuisé notre langage, nous ne changeons rien à nos conclusions.
Un sentiment impérieux, plus équitable, nous
force à regarder l'aliéné comme un être malheureux, mais non déchu : il est toujours

homme, créature d'élite, privé de sa raison, mais non de sa qualité.

Que l'âme ne soit donc plus une question à débattre, dans nos discussions psycho-pathologiques : l'homme, fœtus, enfant ou vieillard, sain ou malade, dans le sommeil ou dans la veille, que son esprit s'affaiblisse ou que sa raison s'égare, ne se dépouille jamais du caractère mystérieux et sacré qui le distingue de l'orang-outang ; et Beausobre n'a pas mieux raison que Nasse et Jacobi.

Ne confondons pas non plus ce don divin avec notre participation à la vie commune, à la puissance végétative dont nous ne connaissons pas mieux la nature, mais dont nous jugeons mieux les effets : car c'est ici que la médecine commence.

Il est un aveu, humiliant sans doute pour le siècle des lumières, mais qu'il faut enfin se faire par respect pour la vérité : c'est qu'Hippocrate, à qui nous refusons des connaissances anatomiques, a abordé la question de la folie dans tous les points accessibles. Quand il a déduit l'aliénation mentale de causes matérielles et surtout de la bile noire, d'après des observations franches, naïves, dégagées de toute hypothèse, il annonce avec une certaine retenue qu'il y a quelque chose d'inexplicable dans le cerveau, et l'on voit que le *to theion*, dans l'homme aliéné, posait seul des bornes à son génie.

Les médecins les plus illustres, venus après lui, s'en sont rapportés à sa doctrine pendant six à sept siècles. Parmi eux, Celse est le plus remarquable, par le perfectionnement de la thérapeutique ; et l'on ne trouve que Cœlius Aurelianus pour réformer des idées un peu tournées aux causes matérielles, et pour établir mieux l'étiologie par les affections morales.

Plusieurs siècles ensuite se sont écoulés dans l'oubli de la doctrine de Cos, et la superstition s'empara des aliénés pour en faire des démoniaques, des possédés, des sujets de l'esprit malin : heureux alors quand la tolérance de ce temps-là se contentait de les traiter par des exorcismes, au lieu de les faire brûler, ainsi que cela arrivait quelquefois ! L'histoire nous rapporte assez de faits constatant les extravagances auxquelles se portaient, contre de malheureux fous, d'autres hommes ni plus ni moins fous qu'eux.

Cet état d'aliénation générale dura longtemps, et ce ne fut qu'au milieu du XVIe siècle que Jean Wier, médecin courageux, prouva que les prétendus ensorcelés étaient seulement des victimes infortunées du charlatanisme et de la superstition : sa voix fut entendue. Ange Sala vint cinquante ans après, s'éleva avec force contre les mêmes absurdités, et se fit également entendre. Les philosophes se joignirent aux médecins, et l'on vit Descartes, Bacon, Locke, Fr. Budée, Leibnitz poser des questions sur ce sujet, et les résoudre en faveur de l'humanité, pendant que Stahl, Van-Helmont, Sennert, Zacchias, Fernel, Bonnet travaillaient dans le même but plus directement et plus fructueusement encore.

Depuis, les livres et les doctrines se sont multipliés dans cette partie de la médecine, et y ont porté, sinon des lumières positives dans la connaissance intime de la maladie, au moins des méthodes de traitement rationnel qui consolent et ne révoltent plus le bon sens.

Félix Plater, le premier, systématisa les affections mentales et en fit quatre classes. Après lui, on disputa sur la nature de ces affections pendant d'assez longues années, où l'on ne vit paraître dans la lutte que Boerhaave, et plus tard Lorry, d'hommes distingués, et pourtant leur doctrine n'en fut pas plus claire.

Presque en même temps vint Lecamus, dont le principal mérite fut d'être de l'avis de Lorry. Pour donner une idée de son talent, Voltaire le stigmatisa en disant de lui : « Ah ! M. Lecamus, « vous n'avez pas fait avec esprit la médecine « de l'esprit. »

Peu après parut Dufour, qui voulut absolument que les affections mentales eussent leur siége et leurs causes dans l'abdomen ; enfin, Daquin, de Chambéry, digne de marcher à côté de Pinel par ses vues sages et philanthropiques, mais qui fit dépendre la folie d'un état d'excitation ou d'affaissement du cerveau.

Enfin, l'illustre Pinel acheva la réforme : il brisa les dernières chaînes qui pesaient encore sur les membres des aliénés, et sa thérapeutique rappela ces malheureux aux affections douces, bienveillantes, sociales, et ce fut avec succès. On voit qu'il n'avait pas approfondi la nature intime des désordres de l'intelligence ; néanmoins on reconnaît qu'il leur avait assigné,

au centre épigastrique , un siége primitif , indépendant de leurs causes physiques et morales.
Il disait : « Les personnes de l'un et de l'autre
« sexe , douées d'une imagination ardente et
« d'une sensibilité profonde , celles qui sont
« susceptibles des passions les plus fortes et les
« plus énergiques , ont une disposition plus
« prochaine à la folie. »

Peu après Pinel, plusieurs autres médecins sont
venus presque en même temps publier leurs travaux et leurs idées. M. Esquirol, son élève le
plus distingué et son digne successeur , attribue
la plupart des maladies mentales à un développ-
pement irrégulier des forces vitales dans le cerveau , et rapporte les autres aux différentes
altérations des viscères abdominaux ; il croit néanmoins que l'hérédité est une de leurs causes les
plus communes.

Fodéré pensait que la folie avait pour cause
l'aberration du principe vital dans le sang , et il
la définissait : un état dans lequel la raison est
éclipsée par un dérangement quelconque , di-
rect ou indirect , de la substance intermédiaire ,
qui sert aux relations entre l'intelligence et les
organes corporels.

Georget avait fait les plus grands efforts pour
prouver que la folie a son siége absolu dans le
cerveau, et que la cause en est dans les altérations organiques de ce viscère : son examen du
procès de quelques grands criminels tend à
prouver que chez eux il n'y avait pas de libre
arbitre. Il est à remarquer que, dans l'opinion
de ces auteurs comme dans celle de tous les

médecins actuels, et de M. Esquirol lui-même, les chagrins, l'amour contrarié, l'ambition, la colère, la frayeur, une mauvaise éducation, sont des causes morales efficientes.

Amar se rapprochait assez de Georget : il plaçait la folie dans le cerveau et le système nerveux, et assignait même un organe particulier à chaque variété de cette maladie.

Royer-Collard, Lallemant et M. Ramon ne trouvaient pas ailleurs que dans l'inflammation des méninges le siége et la cause de cette maladie.

M. Bayle assigne également l'inflammation des méninges pour siége et cause de la folie, et quelquefois le cerveau lui-même par une irritation spécifique ou sympathique de cet organe ; ce qu'on nomme mélancolie, manie, monomanie, démence, idiotisme, aliénation ambitieuse, sont les divers degrés de ces affections, suivant ces auteurs.

M. Andral dit que les passions violentes, les mauvais penchants, les chagrins sont souvent cause d'aliénation mentale ; il dit encore que les maladies du cerveau et de ses membranes peuvent déterminer l'aliénation, mais comme causes prédisposantes, et non comme causes nécessaires.

M. Foville déclare que la folie est plus fréquente dans les pays civilisés, comme conséquence de l'activité plus grande de la vie intellectuelle. Dans un mémoire récemment lu à l'Académie des sciences, cet auteur annonce comme très fréquentes, dans l'aliénation mentale, les modifications morbides de la substance grise du cerveau. Dans l'idiotie, cette substance s'amincit et s'atrophie.

Nous n'avons parlé jusqu'à présent de l'aliénation mentale que d'après les médecins français les plus distingués sur cette matière, et nous ne saurions compléter ce chapitre sans citer les auteurs les plus remarquables des autres parties de l'Europe, pour leurs doctrines ou leurs opinions sur le même sujet. Ægg, de Wurtzbourg, par ses considérations historiques, nous a été ici d'un utile secours, et nous nous empressons de le dire.

À la tête des médecins italiens on place naturellement Morgagni, dont l'immortel ouvrage a réduit fréquemment au néant les conséquences tirées de l'autopsie en faveur de la doctrine du matérialisme des maladies mentales.

Ensuite vient Chiarugi, le seul de l'Italie qui ait écrit sur cette matière d'une manière distinguée : il fonde sa doctrine sur l'unité et la nature immuable de l'âme, et reconnaît ensuite que la seule cause de toutes les variétés des troubles de la raison consiste dans une lésion quelconque du cerveau.

Parmi les Anglais on trouve d'abord l'illustre Cullen, qui appliqua ici sa doctrine de force et de collapsus dans le système nerveux ; sous le nom de vésanies, il fit deux classes de maladies mentales, l'une tenant à la faiblesse, et l'autre à la dépravation du jugement.

Fawcet, sans être médecin, s'occupa de notre sujet, et prétendit que la mélancolie était une maladie purement physique, qui avait pour cause surtout les passions de l'âme.

Arnold établit que la folie a son siége dans la faculté représentative, et son origine dans la faculté sensitive ; celle-ci étant la mesure des perceptions sensuelles en opposition avec la faculté d'intelligence.

Harper prétend que la folie est une maladie de l'âme, indépendante des causes physiques ; mais l'âme, être immatériel et incorruptible, n'est pas plus susceptible d'être malade que de mourir ; nous en avons déjà fait la remarque. Le langage des médecins n'est pas en rapport avec les idées admises dans la vie sociale ; il n'exprime jamais que des idées d'organisation, d'accroissement, de dépérissement, seulement applicables aux êtres physiques (1). Cependant Harper entend ici par âme une faculté de représentation et de perception, tenue dans un certain équilibre dans l'état de bon sens ; cet équilibre étant rompu par une perception trop forte, celle-ci entraîne à elle toutes les puissances de l'âme, et il y a désorganisation dans l'intelligence : chaque passion devient ainsi une cause d'aliénation.

Haslam fait remonter l'origine de la folie aux torts primitifs de l'éducation ; suivant lui cette maladie est une suite de la dépravation de l'esprit,

---

(1) Nous renvoyons encore le lecteur à notre *Essai sur la manière et les moyens*, etc., chapitre de l'*observation*. On verra qu'il y a beaucoup à faire pour s'entendre.

et il la définit : un état résultant d'une association vicieuse d'idées plus ou moins rapprochées de la vérité.

Crichton pense que les troubles intellectuels proviennent des troubles dans l'action des vaisseaux sanguins; ceux-ci agissent sur le système nerveux, soit par leur surirritation, ce qui produit la manie furieuse ; soit par leur atonie, ce qui produit la manie tranquille ; soit par leur obstruction ou la suspension de leur mouvement, ce qui enfante la mélancolie.

Cox ne s'éloigne pas des idées de Crichton : il place la folie dans le système vasculaire cérébral ; mais ce qui lui donna une certaine réputation, ce fut l'invention d'un appareil appelé par Horn machine rotatoire, espèce de chaise ou de lit sur lequel on mettait le malade pour le faire tourner, rouler, promener jusqu'au retour de la raison, laquelle arrivait rarement, suivant Neumann et Jutike. Malgré la grande vogue qu'eut d'abord cette machine, on s'en lassa.

Marshal, pour avoir donné trop aveuglément dans les recherches nécroscopiques, est tombé dans des errements communs à bien d'autres : celui de croire d'abord sa doctrine inattaquable ; il assure donc que le trouble des fonctions cérébrales coïncide toujours avec un état morbide du cœur et des gros vaisseaux en général, et en particulier du système vasculaire encéphalique ; il dit encore que toute l'activité de l'âme réside dans la substance médullaire du cerveau.

Burrow, plus récemment, a traité en particulier de la manie religieuse, et a examiné si le fanatisme en est la cause ou le résultat.

Enfin, d'autres Anglais ont écrit sur la folie avec plus ou moins de succès, tels que Ferriar, Paryeter, Mayo, Hallaran et Hill, sous divers pseudonymes.

Nous allons maintenant entrer dans le galimatias psycho-physico-germanique, et rapporter brièvement ce qui peut intéresser la science médicale, comme démonstration de la difficulté et souvent de l'inanité des études qui concernent la folie.

Greding, il y a environ soixante ans, paraît être le premier en Allemagne qui se soit occupé des affections mentales ; peu après est venu Weickard, browniste renforcé, qui les distingua en deux espèces, celle de l'âme et celle de la pensée, mais dont les causes, physiques ou morales, étaient toujours précédées d'une disposition organique vicieuse. Erhard vint en même temps, et s'occupa plus spécialement du traitement de ces maladies.

Langermann, leur contemporain, s'occupa de l'aliénation et la définit ainsi : une maladie continue ou intermittente, consistant dans un état involontaire de trouble ou de privation des facultés de penser et de vouloir, relativement à un seul objet ou bien à tous en général, avec augmentation ou diminution des facultés de sentir et d'imaginer.

Reil distingue deux espèces d'aliénation, l'une résultant de la distraction de l'attention portée à l'excès, c'est la folie ; l'autre, résultant de sa fixité prolongée, constitue la manie fixe. Le dernier degré de la perte de la raison, c'est la fureur ; si , au contraire , l'énergie de l'âme s'évanouit, c'est la démence, laquelle est organique ou dynamique. Le même auteur définit l'aliénation : un état déréglé de la vitalité cérébrale.

Hoffbauer, dans le même temps, donnait la définition suivante : un état dans lequel les fonctions des facultés de l'âme s'exécutent involontairement et contrairement aux lois de la nature.

Haindorf suivit en général les doctrines de la philosophie moderne; il distinguait dans l'âme deux parties : les facultés affectives et l'esprit ; c'est à celui-ci qu'il attribue la volonté. Ces deux principes se divisent en quatre facultés , d'où dérivent quatre espèces de maladies.

La doctrine de Horn , la plus célèbre de toutes les doctrines en Allemagne, était recommandée par Heinroth lui-même comme la meilleure et la plus utile. Sandtmann , dans une dissertation inaugurale , l'établit ainsi : Dans l'état de santé, les facultés de l'âme s'exercent avec harmonie ; cette harmonie consiste surtout dans une conscience parfaite de soi-même , dans un état parfait de la perception des impressions externes, de la mémoire de ces impressions, de la comparaison de ces impressions , d'où dérive justesse de la pensée , du jugement et de la volonté. Cette harmonie peut être troublée , ces facultés être diminuées jusqu'à un certain point; et alors on peut dire qu'il y a maladie mentale. Quant au siége de cette maladie , il est évident qu'elle réside, comme l'âme elle-même, dans le cerveau ; cependant telle est la nature de l'affection cérébrale , que rarement , du moins pendant la vie du malade, nous pouvons , à l'aide de nos sens , nous en rendre compte réellement. Selon toute apparence, la cause prochaine de l'aliénation existe dans le cerveau, ou plutôt dans ce fluide qu'on peut appeler *fluide nerveux impondérable*, qui , répandu dans tout le système nerveux , et spécialement dans l'encéphale , nous apparaît comme une nature intelligente et libre, et que l'on appelle l'*âme*.

A part ce fluide nerveux impondérable qui compose l'âme , et qui sent le pathos allemand , cette doctrine serait effectivement une des plus raisonnables, par la réserve qu'elle met dans ses explications.

Joseph Frank place l'aliénation dans le cerveau et la définit ainsi : une maladie chronique, consistant dans la privation de la raison relativement à un ou plusieurs objets , d'où impossibilité absolue pour les malades de vaquer à leurs affaires et de demeurer dans la société commune.

Heinroth, que nous avons déjà cité , passe pour le réformateur de la médecine mentale ; cependant de solides objections attaquent vigoureusement sa doctrine : « Le corps et l'âme ne font qu'un , dit-il , celle-ci est le corps intérieur qui est libre ; le corps extérieur est passif, et obéit aux lois de la nature. » On lui a répondu que l'âme étant distincte de la nature et étant liée au corps, elle n'était plus libre, dès que celui-ci exerçait ses fonctions. Il a dit encore : « L'âme est une activité intérieure qui, semblable à toutes les activités, peut être exaltée ou affaiblie, ou qui, au lieu de se manifester par des actes extérieurs, peut rester en quelque sorte retirée spasmodiquement en elle-même. » La définition de la folie est, suivant le même auteur : « une non-liberté permanente et une absence de la raison, dont la lésion peut alors co-exister avec les apparences de la santé physique. C'est un état de maladie qui embrasse à la fois le triple domaine de l'esprit, de la volonté et des facultés affectives. »

Hartmann professait que les affections mentales consistaient dans la faiblesse ou le trouble de l'intelligence, et dans l'irrégularité des déterminations volontaires et des actes extérieurs ; la liberté se trouve alors comprimée, étouffée par suite de l'état morbide des organes qui concourent à l'acte de la pensée. La raison de la lésion de l'âme existe donc dans les organes de perception, dont les fonctions s'exécutent irrégulièrement.

Fr. Frank, dans une thèse inaugurale qui a eu quelque succès, attribue au corps l'origine de la vésanie, et la définit : « un état désordonné dans lequel l'homme cesse d'avoir conscience et d'être apte à diriger ses facultés. » Du reste, l'auteur, à l'instar de ses compatriotes, se promène largement et aveuglément dans d'obscures discussions sur l'âme, le corps et la liberté.

Vering n'a rien dit de remarquable dans son livre volumineux, si ce n'est qu'il place la folie à la base du crâne, sans en donner aucune raison.

Neumann veut que cette maladie consiste dans la lésion des conditions organiques des facultés représentatives, et il la définit : « un trouble des facultés représentatives qui se manifeste dans les paroles et les actions de l'individu affecté, et qui ne résulte d'aucun trouble précédent ou simultané de la vie végétative. »

Jacobi ne veut pas absolument que le cerveau soit le siége de la folie ; d'autres organes, selon lui, peuvent en receler la cause, soit par la lésion de leur structure, soit par l'altération de leurs fonctions. « Supposez, dit-il, à un aliéné la tête la mieux organisée, il n'y gagnera pas la moindre lucidité dans les idées. »

Nasse fait dépendre toute aliénation de l'état morbide du corps, et nie toute espèce de maladie idiopathique de l'âme. Il provoqua lui-même les écrivains, ses contemporains, à attaquer ou à défendre son opinion : on combattit en effet, et avec talent ; mais la question est toujours au même point.

Kloeckoff croyait que les maladies mentales dépendaient de la mollesse et de la laxité du cerveau ; cependant il y entrevoit un principe d'irritation qu'il voulait combattre par des procédés moraux, doux et bienveillants.

Après avoir rapporté les opinions les plus remarquables sur la nature de l'aliénation mentale,

il nous en resterait encore une à signaler, et
que nous mentionnons la dernière, comme légèrement entachée de ce charlatanisme d'outre-
Rhin, qui, à d'autres époques, nous a valu le
mesmérisme et l'homœopathie.

La localisation de la folie pouvait être admise
par esprit de système accompagné de bonne foi,
et il n'y aurait plus qu'une erreur excusable;
mais dès qu'on en a fait une nécessité par la conformation osseuse du crâne, cela a excédé la
tolérance du bon sens, et Gall et Spurzheim
ont tenté une démoralisation médicale dont on
aura de la peine à remettre quelques esprits
égarés (1).

Toutefois nous n'exposerons pas, contre la
phrénologie, tous les résultats décisifs qu'on
obtient chaque jour par des études plus appro-
fondies; nous nous hâterons seulement de con-

- - - - - - - - - - - - - - - - -

(1) Toutefois, comme il est du devoir de tous les
médecins honnêtes de dévoiler le charlatanisme, nous
apprendrons à ceux qui pourraient l'ignorer, que Gall
n'est point l'inventeur de la crânioscopie. Cette espèce
de sorcellerie se retrouve toute faite dans les *Œuvres
de Th. Willis*, et encore mieux antérieurement dans
Albert-le-Grand : cet auteur, au treizième siècle, dessi-
nait une tête sur laquelle il indiquait le siége des différentes facultés de l'esprit. Pierre Montagna, en 1491,
publiait un ouvrage où était représentée une tête sur
laquelle étaient inscrits le siége du sens commun, celui
de l'imagination, de la mémoire, de la pensée, etc.
Plus tard vint le peintre et poëte Dolci, qui fit un
dessin également représentatif des facultés du cerveau
et autres.

clure avec M. Foville, d'après son dernier Mémoire (1840) lu à l'Académie des sciences , que les bosses du crâne dépendent plutôt de l'amplitude et de la conformation des ventricules cérébraux que de la substance cérébrale elle-même, et que celle-ci, par ses saillies sous la voûte osseuse, ne donne pas alors plus de signes diagnostiques pour déterminer les qualités morales et intellectuelles, que pour annoncer des dispositions à l'hydrocéphalie.

Voici qui parle encore mieux : M. Parchappe, médecin très distingué de Rouen, a publié deux excellentes brochures sur l'encéphale; il s'est servi des ressources de la phrénologie pour point d'appui ou de comparaison dans ses recherches sur l'imbécilité et l'idiotie. Il s'ensuit que, les diverses dimensions prises et bien mesurées sur des têtes douées d'une intelligence supérieure et sur des têtes malades, l'avantage est en faveur de celles-ci. Les phrénologues cherchent à faire ressortir la cause matérielle de l'imbécilité et de l'idiotie de la minimité de la masse cérébrale : M. Parchappe , après avoir mesuré cinquante têtes d'hommes d'un sens et d'un esprit supérieurs, en a trouvé sept au-dessous des têtes d'imbéciles, et treize dont les dimensions sont très peu supérieures. Il a remarqué aussi que, parmi les idiots confiés à ses soins , celui qui l'est le moins est précisément celui dont les dimensions phrénologiques sont les moindres.

Que n'avait pas dit M. Jobert contre les localisations cérébrales , bien appuyé qu'il était dans ses raisonnements par ses études personnelles et par tout ce qui existait d'hommes de savoir et d'expérience, et surtout par M. Esquirol, dont l'opinion était que les altérations de l'encéphale sont rares dans la folie !

D'après ce que nous venons de rapporter des sentiments des divers auteurs sur la nature de l'aliénation mentale, on aperçoit de nombreuses difficultés pour s'entendre. On pourrait se rapprocher mieux si l'on jugeait cette maladie par ses caractères extérieurs, quel que soit son siége, si elle en a un, et quelle que soit sa cause patente ou inconnue.

Ainsi, commençant par son état progressif, on pourrait trouver ce premier degré, cet état de débilité cérébrale non encore annoté dans les cadres nosographiques ; puis la mélancolie, débilité plus prononcée et déjà troublée par une réaction hypersthénique ; ensuite la manie, état hypersthénique complet ; après vient la démence, retour à la débilité par épuisement de la réaction ; et enfin l'idiotie, dernier degré de l'asthénie. On voit que, envisagées de cette manière, les affections mentales conservent quelques rapports avec les autres maladies.

M. Esquirol change un peu, il est vrai, cette filiation pathologique ; il considère l'idiotie et l'imbécilité comme des états primitifs : la première, quand les facultés intellectuelles n'ont jamais été développées ; et la seconde, quand l'intelligence a été arrêtée dans son développement. Il regarde la démence comme un état accidentel et consécutif. M. Pariset, au contraire, entend par démence une incohérence dans les idées, et par manie un état de fureur; il admet un idiotisme naturel et un idiotisme acquis ou imbécilité.

Mais nous n'en finirions pas; passons à la thérapeutique.

On sait que, dans cette maladie, l'éternel ellébore brillait autrefois de toute sa vertu polychreste; les anciens l'employaient avec une prédilection religieuse, et les modernes ne peuvent se défendre de partager quelquefois les mêmes sentiments.

La méthode de traitement d'Hippocrate a été à peu près renouvelée par Baillou et Andry: elle consistait dans l'usage des forts purgatifs combinés avec les mucilagineux, après avoir toutefois appliqué les sangsues aux hémorroïdes.

Galien employait beaucoup les bains; mais Celse est, de tous les anciens, celui dont les moyens médicaux se rapprochaient le mieux de ceux que nous employons aujourd'hui.

Arétée faisait un grand usage des saignées, des ventouses, des bains et des purgatifs.

Aëtius ne conseille la saignée que dans les cas de pléthore et de suppression des flux hémorroïdaux et menstruels, et proclame l'avantage des plaisirs vénériens.

Actuarius établit que rien n'est plus utile que le flux hémorroïdal.

Parmi les modernes, Ettmuller, qui croyait

le siége des maladies mentales dans les hypocondres , recommandait les émétiques antimoniaux à grandes doses , comme pouvant suffire à
la guérison; s'il s'agit de la manie bien déclarée,
on peut faire , suivant lui , usage de la saignée,
mais surtout de forts vomitifs , et préférablement de l'ellébore blanc.

Sennert était partisan des purgatifs , propres,
disait-il, à évacuer l'humeur noire ; mais auparavant il y préparait ses malades.

Van - Helmont conseillait l'immersion subite
dans l'eau froide , en surprenant le malade.

Hoffmann employait beaucoup la saignée , et
ne regardait le reste du traitement que comme
un accessoire.

Boerhaave voulait qu'on usât d'un traitement
moral qui ressemble beaucoup à celui de Pinel ;
il dit dans ses *Aphorismes :* « qu'il y a des secours moraux et de certains raisonnements qui
calment les passions , en distrayant l'âme de
l'attention qu'elle y donne , et en ralentissant la
trop grande impétuosité du sang. »

Percival Pott , quand les moyens moraux et
hygiéniques étaient inutiles, se servait de la teinture de colombo à grandes doses , et en même
temps d'une infusion de séné acidulée avec le jus
d'un citron.

Locher , après les remèdes généraux , donnait
une infusion très forte de sommités de mille-
pertuis, à la dose d'une chopine, et chaque fois
après le dîner il faisait prendre une once et

demie de vinaigre distillé en plusieurs doses.

A une certaine époque on faisait le plus grand cas du mille-pertuis, et on lui attribuait tant de succès qu'on le surnommait *fuga dœmonum*. Ange Sala employait beaucoup la teinture de cette plante, dont il faisait même un secret. Le lierre terrestre avait aussi joui d'une certaine réputation, tant en boisson qu'en lotion sur la tête.

Hartmann, Ettmuller, Willis, Sennert et Duchesne vantèrent l'anagallis à fleurs rouges à l'égal d'un spécifique, à la dose de quatre onces en décoction, trois fois par jour, précédé toutefois d'un vomitif.

Lieutaud dit que la mélancolie ne demande aucun traitement qui relève de la médecine; quant à la manie, les saignées, les bains froids et même la castration sont les meilleurs moyens.

L'opium, le mercure, la digitale ont été préconisés et délaissés tour à tour; il en est de même des émissions sanguines, que Pinel estimait peu, et dont M. Esquirol use fort sobrement. Nos médecins actuels trouvent que les vomitifs sont nuisibles, que les exutoires sont nuls, que les bains et les douches n'ont pas des succès constants. M. Valentin avait proposé le cautère actuel appliqué sur le crâne, comme une grande ressource médicale; mais cela a quelquefois provoqué de graves accidents.

Quelques auteurs avaient proposé de douces distractions, et l'on sait que Baglivi voulait qu'on combattît les souffrances de l'âme autre-

ment que par les remèdes. « Un beau concert,
dit-il quelque part, peut avoir les plus heureux
effets ; » cependant on a éprouvé que ces sortes
de distractions, ainsi que tous les jeux scéniques,
avaient souvent des conséquences graves.

CHAPITRE XL.

ASTHME.

Parce que nous ne nous sommes pas élevés à l'étude de la cause première, et que par conséquent nous ne nous sommes pas créé un langage propre à formuler les idées qui partiraient de si haut et de si loin, nous sommes bornés à constater des effets de troisième ou quatrième succession dès le premier mouvement morbide, dans l'affection dont nous allons parler.

On se demande souvent : qu'est-ce que l'asthme? Mais, éclairés sur l'éloignement du vrai but de l'art par les promesses et les désappointements, on y répond avec découragement, avec le sentiment de l'insuffisance et de la nullité. Il s'agit d'une maladie qui apparaît sans cause matérielle, sans raison médicale, sans danger pour la vie et sans espoir de guérison : c'est au moins là le résumé de ce que nous savons de plus clair ; mais si, au lieu de remonter à la perturbation primitive, nous descendons aux transformations et aux décompositions matérielles, nous trouvons dans les fibres, dans les tissus, dans les organes tous les désordres possibles, et pourtant les lésions les plus graves deviennent ici un gage de longévité.

Cependant Van-Helmont, Horstius et Floyer n'ont jamais découvert, dans les cadavres des asthmatiques dont ils ont fait l'ouverture, aucun vice dans les humeurs ou dans les organes.

La majorité actuelle des médecins fait consister l'asthme dans une irritation de la muqueuse pulmonaire, provoquant un spasme convulsif de sa couche musculaire sous - jacente ; lequel spasme, par sa fréquence ou sa violence, amène à la longue des altérations organiques plus ou moins prononcées. Mais cette irritation, quelle est-elle ? Il est bien d'en faire un point de départ pour descendre aux divers degrés d'altérations physiques; mais il serait mieux d'en faire le point de départ pour remonter à la cause de cette irritation, sans quoi il n'y aurait plus ici que de la médecine de Diafoirus.

Brown , ce génie farouche, qui avait formulé si vigoureusement la doctrine de la force vitale et de la débilité, convenait que l'asthme était une asthénie incompréhensible , mais qu'on pouvait en éloigner les accès , et même totalement en guérir à l'aide des fortifiants.

L'illustre Van-Helmont , en parlant de cette affection , disait : « Je reconnais d'avoir pallié « les maladies, de n'en avoir guéri aucune , et « d'avoir trompé tous ceux qui ont ajouté foi à « mon ignorance ; de sorte que je suis étonné « que tant de grands hommes, qui se distinguent « de nos jours dans les écoles , n'aient point en-

« core renoncé aux préjugés de ceux qui les
« ont précédés. »

Tous les deux originaux , tous les deux
brillants de leur génie, ils sont les deux termes
entre lesquels apparaissent une infinité d'hommes
éminents par leur expérience et leur savoir,
mais dont toute la pratique a été une transaction
au gré des hypothèses régnantes de leurs temps.

Aussi , les espèces d'asthmes sont-elles mul-
tipliées : Torti et Sylvius distinguent un asthme
fébrile ; Hoffmann et Legaly , un sanguin ;
Helvétius, Ettmuller, Rivière, Junker et Wolf,
un hypocondriaque ; Baglivi et Ettmuller , un
hystérique ; Hoffmann , Duret, Musgrave , un
arthritique ; Junker , un vénérien , etc. ; enfin ,
un humide et un nerveux ou spasmodique , qui
sont les plus communs.

L'asthme nerveux, ou spasmodique , ou périodique , est placé dans la catégorie des névroses ,
expression vague qui donne toute la latitude
possible aux explications , sans compromettre
nullement les réputations scientifiques : aussi ,
quelle abondance d'opinions !

Jean Floyer distinguait l'asthme en continuel
et en périodique, et assignait à chacune de ces
espèces leurs causes occasionnelles.

Sydenham comprenait sous le même titre
trois variétés : la dyspnée, l'asthme proprement
dit, et l'orthopnée. Barbeyrac faisait bien les
mêmes distinctions , mais préalablement il di-
visait ces maladies en pneumoniques et en convulsives.

D'autres , sous le terme d'anhélations , confondent l'éternuement, le hoquet, le bâillement, la toux, la dyspnée, l'asthme et l'orthopnée.

Sauvage fait vingt-deux espèces de dyspnée, vingt d'asthme, et vingt-six d'orthopnée, dont il compose l'ordre des essoufflements oppressifs, conjointement avec l'angine, le rhume, la pleurodynie et l'hydro-thorax; les autres essoufflements comprennent ceux qu'il appelle spasmodiques.

Quant aux causes qu'il faudrait appeler plutôt les conséquences, Floyer les distinguait en causes de l'asthme continuel et en causes de l'asthme périodique. Récemment, M. Amédée Lefèvre a récapitulé par systèmes d'organes tous les désordres pathologiques observés par différents auteurs : les organes de la circulation, de la respiration, de l'innervation, et même ceux de la digestion et de la génération ; ce qui établirait assez bien, contre le sentiment qui domine nos travaux anatomo-pathologiques, que la maladie part de haut, et qu'il est indifférent à sa nature qu'un organe plutôt qu'un autre subisse ses conséquences matérielles.

Les anciens, en général, confondaient tous les troubles de la respiration comme une seule et même maladie; et quoique on trouve dans leurs écrits des descriptions exactes de l'asthme, on reconnaît que souvent il s'agit de quelque autre espèce d'anhélation.

Hippocrate croyait que l'asthme était une rétention de l'air, soit dans les poumons, soit dans les hypocondres : aussi appelait-il les malades *pneumatodes ;* il reconnaissait des complications fréquentes avec des fièvres diverses.

Galien pensait que cette maladie était occasionnée par une abondance d'humeurs crasses, épaisses, pituiteuses et tuberculeuses.

Celse la croit produite par l'étroitesse des conduits aérifères. Arétée est à peu près de son avis.

Les Arabes ont presque confondu l'asthme avec les affections convulsives. Avicenne, en particulier, lui trouvait une grande analogie avec l'épilepsie ; cependant nous verrons plus bas que sa méthode de traitement dément son opinion : toutefois il entrevoyait là, comme causes, des humidités et des humeurs grossières qui descendaient de la tête sur les parties inférieures.

Van-Helmont, ainsi qu'Avicenne, regarde cette maladie comme une épilepsie du poumon; il lui attribue pour cause un principe violent partant de quelque viscère, et faisant contracter les conduits pulmonaires.

Rivière dit que l'asthme est une dépravation du mouvement, causée par l'humeur tombant de la tête sur le poumon; et suivant que cette humeur tombe dans les bronches, l'asthme est bruyant; ou qu'elle reste stationnaire dans la substance pulmonaire, alors il est sourd ou sans bruit.

Sennert pense que les humeurs, affluant soit dans les poumons, soit dans les bronches, occasionnent le rétrécissement des voies respiratoires ; mais il ne pouvait croire, ainsi que Charles Lepois, que cette maladie fût sans fièvre.

Sydenham plaçait l'asthme entre la dyspnée
et l'orthopnée, et il ne différenciait ces affections
que parce que la première dépendait de l'obstruction des poumons, et la seconde, de l'obstruction des bronches.

Bonnet attribue cette affection à une contraction spasmodique des voies aériennes qui ne
permet pas le libre passage de l'air, quels que
soient d'ailleurs la conformation et l'état des
poumons.

Ettmuller avouait bien que la cause matérielle
était une mucosité visqueuse ou toute autre humeur qui s'amasse dans les poumons, ou même
le sang qui s'embarrasse dans son mouvement,
ou enfin une cachexie dans l'estomac et les premières voies ; mais il voulait faire remarquer s'il
n'y avait pas d'abord une affection primitive.

Willis distingue trois espèces d'asthmes : l'une
qui résulte de l'étroitesse ou de la constriction
des bronches ; l'autre qui serait causée par une
matière hétérogène et nuisible aux esprits animaux, laquelle descend du cerveau par les
nerfs jusqu'aux poumons, et s'y fixe. La troisième serait un asthme mixte, participant des
deux autres.

Barbeyrac, que par son haut mérite on pourrait comparer à Hippocrate, et que nous rappelons ici parce qu'on l'oublie trop souvent,
Barbeyrac, ainsi que le patriarche de Cos, a
moins écrit que ses disciples ; et dans les leçons
recueillies par ceux-ci, on voit que l'asthme est
distingué en idiopathique et en sympathique, et
que la cause de l'asthme convulsif est dans le

sang par la fermentation que lui communique une matière morbifique qui se jette sur la poitrine.

F. Hoffman reconnaît que l'asthme varie suivant que sa cause est du mucus qui obstrue les bronches, ou un état de spasme des organes respiratoires.

Floyer, dont le traité parut il y a cent cinquante ans, disait : « Les anatomistes remar- « quent que le poumon est recouvert d'un mus- « cle réticulaire qui enveloppe et comprime « chacune de ses cellules , et que la tunique « qui environne la trachée-artère est composée « de fibres musculeuses, droites et circulaires. » Ces fibres musculeuses, ajoute-t-il , ainsi que les fibres nerveuses qui meuvent l'estomac et les intestins , sont enflées dans l'asthme.

Soixante ans après , Morgagni fit mention de cet appareil musculaire constricteur des voies pulmonaires ; mais , de notre siècle, et mal à propos , on a fait honneur à Reisscissen de la description, comme une nouveauté, de cet appareil de fibres musculaires entourant les divisions bronchiques , et servant à établir l'opinion de la constriction des passages de l'air dans les accès d'asthme.

Cependant Floyer croyait encore que la rupture des vésicules pulmonaires causait un épanchement d'air dans le parenchyme et sous la plèvre du poumon.

Sauvage voit la cause de cette maladie dans un obstacle qu'il n'explique pas bien, mais qui, revenant périodiquement, s'oppose aux mouve-

ments alternatifs de dilatation et de resserrement
du poumon ; il ajoute que la maladie est plus
longue que chronique, vu qu'il n'y a rien de
dangereux.

Cullen croit qu'outre le resserrement des voies
aériennes par la contraction des fibres musculaires des bronches, il y a une sorte de rigidité
dans ces parties qui ne permet pas à l'expira-
tion de se faire librement et complétement.

Michel Ryan attribue l'asthme à l'impression
de l'air froid sur le poumon, et au spasme tonique de cet organe.

Fédérigo pense, comme Cullen, qu'une raideur
et une inflexibilité des voies aériennes, par quelque cause que ce soit, produisent la difficulté
de l'entrée de l'air dans les poumons.

Robert Brée définit cette maladie : une contraction excessive des muscles de la respiration
sans fièvre, et déterminée par une irritation
dans les poumons, le cœur, l'estomac et les
intestins. A cette occasion, il établissait quatre
espèces d'asthmes.

Laennec regardait le catarrhe pulmonaire
chronique comme la cause la plus fréquente ;
il croyait que les vésicules ainsi que les bronches
pouvaient se contracter spasmodiquement.

Béclard et M. Brachet expliquent que les
muscles des bronches, ainsi que tous ceux de la
vie organique, sont soumis à l'influence des
agents locaux : ainsi l'irritation de la muqueuse
bronchique agit sur la couche musculaire sub-
jacente, et provoque les secousses convulsives ;
il en est de même des autres muscles.

Georget croit la cause de l'asthme dans le cerveau et le rachis, et non dans le cœur ou le poumon, comme le pensent un grand nombre de médecins.

M. Rostan est du nombre de ces derniers ; il pense que cette maladie est un résultat symptomatique d'une lésion du cœur et des gros vaisseaux.

M. Bégin a prouvé, dans le *Journal complémentaire des Sciences médicales*, que cette affection, tout au contraire de l'opinion de M. Rostan, était une des causes des lésions anévrismales, et que son principe tenait à une irritation de la muqueuse pulmonaire.

Broussais pensait que la cause est un état spasmodique du cœur, attendu que cet organe est le régulateur principal des phénomènes de la respiration.

M. de Lens place le siége de cette affection dans les cellules bronchiques ; le râle sibilant vient du rétrécissement de l'orifice des vésicules.

Une autre manière d'envisager l'asthme a été établie, il y a cent cinquante ans, par Lower, dans le système nerveux. Cet anatomiste coupa les nerfs diaphragmatiques à un chien, et le rendit ainsi asthmatique. Cette expérience modifia, pendant quelque temps, les sentiments des contemporains sur cette maladie. Depuis, et de notre temps, Dupuytren, MM. Flourens, Magendie, Dupuy, Charles Bell et autres, ont fait revivre cette opinion, en produisant des phénomènes analogues à l'asthme, par la ligature ou la compression des nerfs pneumo-gastriques, et ont en quelque sorte fixé le siége de cette maladie dans la huitième paire.

On peut bien penser qu'après tant d'opinions diverses sur le siége d'une maladie qu'on ne comprend pas, il y a dans la même proportion une infinité de méthodes de traitement qui témoignent l'incertitude, le tâtonnement et l'empirisme. Cependant l'expérience, qui finit par dominer tous les raisonnements et tous les systèmes, avait dicté à un homme, un savant, asthmatique lui-même pendant trente années, un aveu que dans cette maladie, ainsi que dans beaucoup d'autres, on doit regarder comme l'expression la plus sincère de la vérité. Jean Floyer, sur la fin de l'épître de son *Traité sur l'asthme*, dit ce qui suit : « Excusez la longueur de cette « lettre, en considération d'un malade qui a le « privilége de parler du tort qu'il a reçu de la « pratique moderne, et de recommander Hippo- « crate et Galien comme les meilleurs médecins « pour l'asthme, à cause du grand soulagement « que lui ont procuré leurs remèdes. »

Les anciens avaient une prédilection toute particulière pour le vinaigre, qu'ils chargeaient de diverses substances médicamenteuses : ainsi ils composaient un vinaigre thériacal, un vinaigre styptique, diurétique, pectoral, et surtout le scillitique qu'ils regardaient comme préférable à tous les autres. Pline surtout vante le vinaigre presque à l'égal d'une panacée. Les anciens employaient encore beaucoup la bryone et la centaurée ; mais, pendant l'accès, ils donnaient ordinairement trois gros d'*aphronitrum* dans une livre et demie d'hydromel.

Hérodote avait conseillé les bains de sable chaud.

Hippocrate, dans les accès longs et dangereux, appliquait des vésicatoires aux jambes.

Galien conseillait de calmer les accès plutôt que d'entreprendre une cure radicale ; il faisait un grand usage des oxymels ainsi que de l'aloès dissous dans le vinaigre ; il repoussait les âcres, les astringents et les narcotiques.

Marcellus faisait prendre, dans une quantité de deux verres environ de vinaigre chaud, un gros de soufre, un gros de nitre et une pincée d'aurone.

Arétée recommandait le nitre avec la décoction d'hyssope, et l'oxymel avec quelques substances âcres.

Archigène préférait la racine d'estragon.

Celse, en rapportant la série des pectoraux chauds et adoucissants, vante le nitre et le cresson comme diurétiques, les cataplasmes chauds sur la poitrine, la promenade et les frictions continuées jusqu'à la sueur.

Alexandre de Tralles faisait bouillir du marrube dans son oxymel.

Dioscoride recommandait l'aristoloche bouillie dans l'eau.

Paul d'Égine faisait vomir avec le raifort dans les accès pressants, et faisait entrer l'*aphronitrum* dans toutes ses potions.

Aëtius dit qu'il est très bon de purger fortement, et il usait pour cela de la sabine dont il graduait les doses d'un jour à l'autre : il employait généralement les échauffants et les péné-

trants avec le vinaigre ; mais dans l'asthme invétéré il proposait un grand nombre de cautères
sur le tronc et la poitrine.

Oribase recommande le vinaigre scillitique,
et préconise aussi une fomentation sur la poitrine avec deux parties d'iris et une de nitre.

Avicenne, en convenant des symptômes nerveux de cette maladie, la traitait pourtant comme
un catarrhe chronique : il ordonnait les vomitifs,
les purgatifs, les incisifs, le safran ; il affection-
nait une décoction de fenugrec avec les figues
et le miel ; il faisait aussi beaucoup de cas du
sirop de vinaigre. Mais ce qu'il y a encore de
plus remarquable dans sa pratique, c'est l'usage
intérieur de l'arsenic pris dans de l'hydromel.

Actuarius, qui vivait au XIVe siècle, et que
l'on peut regarder comme le continuateur de la
série de médecins illustres entre les Arabes et
la renaissance, admettait à peu près les idées
d'Avicenne, et traitait aussi l'asthme comme un
catarrhe.

Les modernes ont trouvé de grandes ressources dans les moyens hygiéniques, et l'on
voit que Baglivi conseillait l'air de la campagne ;
il recommandait aux asthmatiques de suivre la
charrue du laboureur, et de respirer ainsi l'air
des sillons, qui, étant chargé de parties salines
et sulfureuses, raffermit les poumons et facilite
la circulation des humeurs. Dans ses prescrip-
tions il vantait, par-dessus tous les autres médicaments, la gomme ammoniaque, l'oxymel scillitique, le blanc de baleine et le julep de tabac.

Grembs, un des disciples de Van-Helmont,

emploie le cinnabre d'antimoine, les oxymels et les sirops de tabac.

Van-Helmont fait un grand usage de ses teintures et des ammoniacaux, et regarde les pectoraux et les céphaliques comme inutiles.

Willis fait peu de cas des béchiques et des pectoraux ; il repousse le nitre, l'oxymel et le sel ammoniac ; mais il a une grande prédilection pour la teinture d'opium, les cloportes : quand la maladie est grave et invétérée, il conseille néanmoins l'esprit de gomme ammoniaque.

Colebatch avait fait des efforts pour prouver que le gui de chêne est un remède merveilleux dans l'asthme et les toux convulsives.

Il y eut une époque où un certain mélange, dans lequel le sel de nitre ou d'autres fois le sel de duobus, au gré des auteurs, était le principal ingrédient : on le nommait *diaspoliticum*. Hartmann, Nicolas Myrepsus et Bartolet publièrent les formules de cette drogue, refaite d'après leurs idées, et qui passait pour un bon remède dans l'asthme.

Théodore Mayerne traite cette maladie comme le catarrhe, et emploie le soufre, le benjoin, le safran et autres médicaments chauds.

Rivière suit à peu près la même médication, et fait usage préférablement des pectoraux chauds combinés avec l'esprit de vitriol.

Zecchius observe que les asthmatiques se trouvent mal des remèdes chauds, ainsi que du vent du midi ; il conseille le petit-lait de chèvre et le suc dépuré de chicorée; pendant les accès violents, il fait prendre dix grains de safran et un grain de musc dans un petit verre de vin aromatique.

Ruland recommande le suc de joubarbe avec un peu de sel ammoniac.

Sylvius pense que cette maladie se rapproche de l'hypocondrie et du catarrhe en même temps ; et dans cette persuasion il fait usage des digestifs, des fondants, des carminatifs, et d'un mélange d'un sel volatil huileux avec un esprit acide dulcifié.

Horstius se sert beaucoup des oxymels, et surtout de l'oxymel de Craton, qui se fait avec divers végétaux aromatiques infusés pendant trois jours dans le vinaigre.

Sennert penche pour les acides ; mais une particularité de son traitement consiste à appliquer des ligatures aux extrémités inférieures, pour arrêter et empêcher le cours du sang et des humeurs vers le poumon.

Ettmuller dit que dans l'asthme humide les vomitifs soulagent puissamment, et que dans l'asthme sec les narcotiques font de bons effets. Après l'accès, les purgatifs peuvent être employés avec fruit.

Baillou est d'avis qu'on doit purger fréquemment et fortement.

Septal, au contraire, conseille de s'abstenir de toute espèce d'évacuants, et surtout des émétiques, de peur d'étouffer le malade.

Mais Hartmann veut qu'on fasse vomir avec l'*aqua benedicta*, et qu'ensuite on fasse usage de l'eau de racine de bryone, dans laquelle on met de l'esprit de vitriol.

Lieutaud cite, suivant son usage, une foule de médicaments qu'on peut employer, et dont les vertus sont entièrement opposées les unes aux autres.

Fodéré avait trouvé que l'arséniate de soude était avantageux.

Rivière et Gibbons assurent que les somnifères produisent d'heureux effets dans l'asthme convulsif; et, de nos jours, plusieurs médecins ont trouvé de grands avantages dans l'emploi des narcotiques et des stupéfiants. Le stramonium, la belladone, les feuilles de laurier-cerise, en fumigations sèches ou humides, ont été célébrés par MM. Kriner, Laennec, Cruveilhier, Magistel et Meyer.

Musgrave avait grande confiance dans le café; il le recommande comme un remède très sûr pour diminuer le gonflement pendant l'accès de l'asthme.

MM. Andrew et Elliotson ont administré la *lobelia inflata* avec des succès si heureux, qu'ils l'ont préconisée à l'égal d'un spécifique; ils donnent cette plante en substance à la dose d'un gros trois fois par jour.

Les médecins japonnais faisaient depuis longtemps usage du *bignonia catalpa*, lorsque Kœmpfer et Thumberg l'apportèrent en Europe; depuis et récemment, le docteur Antonucci en a fait d'heureux essais.

Lesage, ainsi que quelques autres, avait obtenu d'heureux effets du sirop de sulfure de potasse.

Quelques autres médecins, parmi lesquels nous citerons Bidault de Villiers, ont trouvé un puissant palliatif dans la digitale pourprée ; d'autres encore ont célébré l'acide hydrocyanique comme un excellent calmant.

Le magnétisme, l'électricité et le galvanisme ont été essayés et préconisés sans beaucoup de succès ; cependant on lit que M. Vilson Phélip a prouvé que le galvanisme n'apporte aucun soulagement à l'asthme spasmodique, mais qu'il guérit neuf fois sur dix l'asthme nerveux qui est plus commun que l'autre.

Beddoès, qui prétendait guérir toutes les affections de poitrine par l'inspiration de l'oxigène, voulait qu'on en fît usage dans l'asthme. Fourcroy avait aussi indiqué le même moyen médical ; d'autres ont vanté l'inspiration du chlore, et en ont cité de bons effets.

D'autres médecins ont considéré que l'intermittence de cette affection pouvait légitimer l'usage du quinquina. Casimir Medicus et M. Mongellaz en ont obtenu d'heureux effets.

Parmi les remèdes ridicules et bizarres, nous citérons celui de Jean de Gaddesden : cet auteur, ou plutôt ce charlatan, soutient que deux gros de poumon de renard dans de l'hydromel est un remède sûr et éprouvé.

Il est une grande ressource médicale dans le plus grand nombre des maladies, mais il faut s'en servir avec habileté : c'est la saignée. Méad est un de ses partisans les plus prononcés ; il veut qu'on la pratique dans toute espèce d'asthme.

Barbeyrac ne voyait rien de plus avantageux pour soulager le malade , pendant le paroxysme ; il voulait même qu'on la réitérât suivant l'état des forces et la violence de l'accès. Il rappelle la nécessité des purgatifs et des rafraîchissants ; il dit, de plus, que le laudanum convient encore beaucoup pour calmer les esprits et arrêter la fluxion. Pour prévenir les paroxysmes il vante un régime exact , le grand air , l'usage des eaux minérales , du fer, et surtout du lait qui , dit-il , fait des merveilles.

Sydenham commençait le traitement par la saignée et purgeait ensuite le lendemain , et de trois jours en trois jours. Si les symptômes étaient trop opiniâtres , il faisait recommencer le traitement.

Plusieurs autres praticiens ont conseillé la saignée, surtout dans les cas de congestion : Haller voulait qu'on la pratiquât à la jugulaire , et Sennert à la saphène ; mais Millard s'oppose à toute espèce d'émissions sanguines , plus propres à aggraver, suivant lui, qu'à affaiblir la maladie.

Enfin , Floyer, que nous citons le dernier , et qui , ayant été asthmatique pendant trente ans , est digne d'être cru ; Floyer, qui employa sur lui-même tous les remèdes imaginables , qui fit tous les essais , dit positivement qu'on ne peut guérir ni prévenir les accès sans faire usage des acides et surtout du vinaigre scillitique : il conseille d'abattre d'abord ce qu'il appelle une enflure de l'estomac et une effervescence du sang, et ensuite d'évacuer les humeurs ; il regarde l'accès comme une fièvre éphémère que les tempérants doivent seuls guérir, et rejette tous les remèdes chauds comme nuisibles.

CHAPITRE XLI.

La foudre qui tombe inopinément sur un toit paisible n'est pas plus épouvantable que l'apoplexie qui frappe tout-à-coup un père au milieu de ses enfants ; aussi dit-on souvent *apoplexie foudroyante.*

Toutefois cette comparaison n'est pas sans exactitude : si la foudre ne part que d'un ciel orageux et couvert, l'apoplexie ne frappe pas sans être précédée d'une disposition particulière due à l'habitude du corps, à l'hérédité, à une passion violente, ou à un excès d'intempérance.

Walter, dans les *Mémoires de l'Académie de Berlin*, soutient que, de dix vieillards, neuf sont victimes de l'apoplexie. Il est vrai qu'il étend l'apoplexie symptomatique à un grand nombre de maladies : hydropisies de poitrine, hydrophobies, épilepsies, convulsions, fièvres chaudes, etc.

Sauvage compte quinze espèces d'apoplexies ;

mais la plupart des praticiens du siècle dernier
ne considèrent guère que l'apoplexie sanguine
et l'apoplexie séreuse. Ces deux espèces, auxquelles on rapportait toutes les autres, avaient
leurs signes particuliers et leur traitement spécial ;
la routine et l'expérience personnelle y appor-
taient parfois quelques modifications, comme
peut-être maintenant encore.

Aujourd'hui le mot *apoplexie* ne désigne pas
seulement une affection cérébrale, traduite par
un ensemble de symptômes convenus ; c'est un
terme vague qui s'applique à de certains accidents
morbides, susceptibles d'envahir toutes les
parties du corps : ainsi, on reconnaît l'apoplexie
du poumon, du foie, des reins, du tissu cellulaire, etc. On croit être plus exact en l'appelant
hémorragie, et peut-être il conviendrait mieux
de la nommer *extravasation* et *stase du sang*.

Pourtant il n'y a pas toujours hémorragie ou
extravasation, mais il y a quelquefois ramollissement de la substance cérébrale ; d'autres fois il
n'est plus question d'aucun de ces accidents,
comme on le voit dans les apoplexies nerveuses,
où l'on ne rencontre aucune espèce d'altération
morbide. Il faut alors remonter à une étiologie
plus vraie, plus directe, et vers laquelle la
science se réfugiera un jour, et dire : Le principe de la vie a failli dans l'encéphale, mais sa
nature indépendante n'a pas tenu aux lésions
matérielles, ni à la constitution anormale des
organes.

En effet, nous voyons que l'apoplexie est très
rare chez les enfants, pourtant si sujets aux

affections cérébrales ; elle est très rare encore chez les jeunes gens , où la circulation pulmonaire est si active qu'elle devrait amener l'apoplexie par asphyxie ; mais chez les vieillards, où le volume du sang est moindre , où l'activité cérébrale est faible , on rencontre souvent l'apoplexie. Disons donc qu'il y a diminution , affaiblissement , rétrocession du principe animateur, et que le cerveau meurt le premier , comme chez d'autres malades c'est l'estomac ou le cœur. Appelons asthénie cérébrale cet état dysesthétique qui doit comprendre l'apoplexie , la paralysie , les affections comateuses : il y a identité dans leur nature.

Toutefois l'hémorragie cérébrale est depuis longtemps reconnue : Morgagni , Brunner, Zeller et Camérarius l'avaient bien décrite , ainsi que les cavernes auxquelles l'extravasation du sang avait donné lieu; on voit encore que Fr. Hoffmann et Wepfer l'avaient également bien distinguée.

Le ramollissement de la substance cérébrale a été également observé depuis assez longtemps par plusieurs médecins , entre autres par Jean Hunter et Baillie ; ils avaient aussi remarqué que les vaisseaux cérébraux devenaient plus friables, par le dépôt d'une matière terreuse ou osseuse entre leurs tuniques , ce qui les rendait plus susceptibles de se rompre et de renouveler l'hémorragie. Scarpa a, depuis , aussi décrit cette fragilité terreuse des artères et ses résultats hémorragiques. L'ulcération et l'ossification de ces mêmes vaisseaux ont été également observées par Morgagni et quelques autres.

Beaucoup de médecins croient que le sphacèle du cerveau, dont Hippocrate parle si souvent, était un ramollissement cérébral.

Dans ces dernières années plusieurs médecins,
et spécialement MM. Lallemand et Rostan, se
sont appliqués à l'étude du ramollissement du
cerveau, comme cause de la plupart des affections cérébrales, qui ne seraient alors que con-
sécutives : telle serait l'apoplexie, comme résultat en quelque sorte nécessaire, suivant
M. Rochoux.

M. Rostan va encore plus loin : il nie l'apoplexie nerveuse, et veut qu'elle soit la suite
d'une congestion sanguine ou d'un ramollissement qui n'a point été aperçu.

Mais encore qu'est-ce que le ramollissement
cérébral ? M. Andral se fait cette question, et
y répond d'une manière digne : « On ne peut
« pas dire que cette lésion soit d'une nature in-
« flammatoire ; s'il y a des cas où il y a hypé-
« rémie, on en trouve d'autres où la portion du
« cerveau ramollie est plus pâle et plus amincie
« que de coutume. Certes ! ce n'est pas l'in-
« flammation qui commande ces altérations. »

Le même auteur admet des ramollissements
de nature sthénique, de nature asthénique, et
d'autres qui ne tiennent ni de l'une ni de l'autre,
et qui paraissent dépendre d'une perversion dans
les forces vitales, et dans des conditions inconnues. On a depuis peu observé un ramollissement blanc et un ramollissement rouge sur le
même sujet, et produit par une même cause.

Nous sommes flatté de ce que l'opinion de

M. Andral se rapproche de la nôtre ; un pas de plus dans le sentier de l'indépendance, et il dira avec nous : Toutes les affections cérébrales sont identiques, et tiennent à la dysesthésie de l'organe.

Les anciens, auxquels il faut toujours avoir recours, quoiqu'ils soient fort arriérés dans les sciences, à ce que nous disons, les anciens regardaient toutes les maladies graves et subites comme l'effet d'un pouvoir occulte, qui frappait sans cause évidente et sans raison médicale ; ils appelaient ces malades *attoniti*, quel que fût le mode de manifestation de ce violent effet. (Voy. *Inflammation de poitrine.*) Celse se contentait de dire, en parlant de l'apoplexie : *fit interdum ictu fulminis.*

Enfin M. Rochoux définit l'apoplexie : une hémorragie par rupture, suite d'une altération du tissu propre de l'encéphale.

Cependant Rasori voit dans l'hémorragie cérébrale l'effet d'une exosmose ou exhalation du sang par les vaisseaux capillaires, auparavant engorgés.

Abercrombie prétend que l'hémorragie cérébrale a lieu par l'inégale proportion des vaisseaux, les artères portant au cerveau plus de sang que les veines n'en peuvent recevoir.

Nous pensons que la science médicale, relativement à l'apoplexie, à ses causes immédiates et à ses consequences, a besoin d'être refaite. La nécroscopie, aussi bien que le diagnostic, n'éclaircit pas mieux la question.

Thierry avait fait l'autopsie de soixante cadavres de personnes âgées , et mortes de différentes maladies; il y trouva ce qu'on recherche ordinairement chez les individus morts apoplectiques : épanchement sanguin, concrétions fibrineuses , tant dans les sinus que dans les ventricules ; il y avait altération de consistance dans la substance du cerveau et du cervelet. Il fit l'ouverture de cadavres de personnes mortes d'apoplexie aux mêmes époques, et ne rencontra aucune lésion , ni aucun résultat morbide.

Bonet, Morgagni et nos anatomo - pathologistes de nos jours ont souvent aussi trouvé des résultats contraires à ceux que le diagnostic avait accusés.

Willis dit aussi formellement qu'on ne trouve quelquefois aucun vice apparent dans le cerveau ni dans le cervelet.

Au deuxième livre des *Aphorismes* d'Hippocrate, on lit : « Guérir une apoplexie forte, chose impossible ; si elle est légère , la guérison en est difficile. »

Boerhaave dit que l'apoplexie faible se guérit par la sueur , un flux d'urine , un flux hémorroïdal ou menstruel , ou une grosse fièvre ; l'apoplexie médiocre , par la paralysie de quelque partie du corps ; l'apoplexie forte entraîne le malade.

Il veut que le traitement soit très varié, suivant les causes ; car, si on ne soulage pas, on augmente le mal : c'est pour cela qu'Hippocrate et Celse disent que la saignée soulage ou tue. Au surplus, Boerhaave voudrait que le malade ne restât pas couché, et qu'on tentât de lui procurer une diarrhée.

Depuis plusieurs années on a éprouvé que les moyens chirurgicaux étaient plus avantageux que l'usage des remèdes pris intérieurement.

Cependant Dolœus soutient que les vomitifs sont d'un merveilleux secours.

Arétée, parmi les anciens, faisait souvent usage des vomitifs ; et parmi les modernes nous voyons que Sydenham, Ettmuller, Boerhaave et Lieutaud employaient aussi ce moyen, mais avec la réserve convenable.

Walter s'explique bien à cet égard : il dit que l'émétique tue ordinairement.

Sylvius désapprouve aussi fortement les vomitifs.

Les praticiens font actuellement un grand usage des émissions sanguines. M. Andral n'y voit presque aucune contre-indication : la faiblesse du pouls, la faiblesse de la constitution, la pâleur de la face, la plénitude de l'estomac après le repas, ne doivent point empêcher l'usage de la saignée, ni de la répéter ; il n'y aurait d'exception qu'un excessif collapsus.

Toutes les espèces d'émissions sanguines ont été proposées, et plus ou moins mises en usage ; la quantité de sang à tirer n'est pas déterminée. En Angleterre, on en tire jusqu'à trente ou quarante onces. Cole renchérit tellement sur ses compatriotes, qu'il fait tirer jusqu'à soixante onces de sang, même chez les personnes âgées ;

c'était la pratique de Gibbons, autre anglais, qui prodiguait le sang dans cette maladie.

La saignée du bras est le plus souvent préférée.

Abercrombie dit bien qu'il faut faire des saignées copieuses et répétées, et préférer surtout l'ouverture de l'artère temporale. Du reste, il veut qu'on traite l'apoplexie avec activité et persévérance ; il recommande aussi les réfrigérants appliqués sur la tête et les purgatifs antimoniaux, sans provoquer le vomissement.

Morgagni voulait qu'on fît des saignées abondantes aux veines occipitales.

Sydenham recommande de faire promptement une forte saignée du bras, puis une moindre aux veines jugulaires, puis de donner de suite un vomitif.

Méad veut aussi qu'on fasse des saignées abondantes du bras et des jugulaires dans l'apoplexie sanguine ; mais dans la pituiteuse il préfère les purgatifs.

Walter prétend que la saignée par les sangsues aux yeux est préférable à celle du bras.

Catherwood s'était fait une certaine réputation en Angleterre et en Hollande par l'usage de l'artériotomie à l'artère temporale ; mais Freind convenait qu'on ne s'accommoderait pas en France de cette pratique. L'artériotomie ne serait pas une opération nouvelle : Galien, au quatrième livre de sa *Méthode de guérir*, dit qu'il a vu ouvrir l'artère même du bras avec assez d'avantage et sans inconvénient.

La ligature de la carotide a été pratiquée

non-seulement dans l'apoplexie , mais aussi dans presque toutes les affections cérébrales ; cela est rapporté ainsi dans les *Transactions* de la Société médicale de Calcutta.

Un nommé Putod avait conçu le projet un peu hardi de trépaner les malades. Moulin , auteur d'un Traité sur l'apoplexie , soutint la possibilité de la réussite de ce moyen.

Enfin , les saignées de toute espèce doivent avoir un résultat prompt et heureux , et être employées au début. Sauvage dit bien que dans les apoplexies sanguines, si après plusieurs saignées les malades ne se trouvent pas mieux dès le premier jour , ils périssent sans ressource. Celse avait également dit : « Si après les saignées les malades ne se trouvent pas mieux , il n'y a plus d'espoir. »

Outre ce moyen médical , ordinairement si puissant , il y a encore d'autres médications. Hippocrate , au livre des *Maladies* , recommande de faire des lotions d'eau chaude en abondance. Celse , comme beaucoup des anciens , parle de l'ellébore ou des purgatifs.

Parmi les modernes , on voit que Rivière et Zacutus Lusitanus regardaient les ventouses appliquées sur la tête comme le remède le plus efficace.

Barbette vante les frictions mercurielles et l'or diaphorétique de Potérius; il recommande bien de tenir le malade dans son lit, plutôt assis que couché.

Brown proscrit les débilitants comme pernicieux , et recommande les stimulants avec circonspection et variété. Il ne peut pas s'imaginer que le sang soit la cause de cette maladie, puisque ce sont surtout les vieillards qui en sont atteints, et qu'ils manquent de ce fluide précieux.

Nous ne saurions mieux finir ce chapitre qu'en recommandant de ne pas se presser d'enterrer les apoplectiques. Barbette dit en avoir vu revenir à la vie plusieurs, après trois jours d'une mort apparente.

CHAPITRE XLII.

PARALYSIE.

C'est une privation du sentiment et du mouvement dans quelque partie que ce soit; on la regarde généralement comme une conséquence ordinaire de l'apoplexie. Cependant mille causes diverses peuvent la produire : c'est ce qui a porté Sauvage à en faire douze espèces, plus quinze espèces d'hémiplégie, plus sept de paraplexie, plus toutes les autres espèces de débilités ou d'asthénies, très nombreuses, et qui dépendent d'un vice ou d'un défaut de l'innervation.

C'est une maladie grave ; cependant on la regarde comme un événement heureux quand elle succède à une maladie plus grave encore, l'apoplexie. Elle est assez bizarre pour échapper ordinairement au pronostic des médecins, assez opiniâtre pour résister souvent à tous leurs remèdes, et assez capricieuse pour guérir quelquefois sans eux. En général, quand elle n'est par universelle, et quand elle n'emporte pas le malade en peu de jours, on peut espérer de vivre longtemps avec elle.

Hippocrate regarde l'apoplexie comme une paralysie générale, et la paralysie comme une apoplexie partielle. Celse dit à peu près la même chose : « Ceux dont la paralysie est universelle « meurent rapidement ; les autres peuvent vivre « longtemps. Ils guérissent rarement, traînent « une vie misérable, et perdent souvent la mé- « moire. »

Entre les diverses espèces de paralysies partielles, la plus fréquente, comme résultat de l'hémorragie cérébrale, est l'hémiplégie ou paralysie d'un seul côté du corps, produite par l'épanchement sanguin du côté opposé. Cette assertion, généralement admise, n'est pourtant pas toujours vraie : Forestus, Bonet, Brunner et surtout Morgagni citent des faits d'après lesquels il conste que la paralysie avait lieu du même côté que l'épanchement. Plusieurs médecins distingués de nos jours rapportent des observations analogues. On rapporte encore, contre la doctrine de l'effet croisé, l'origine et la distribution de la septième paire, laquelle naissant au-dessus de l'entre-croisement des fibres médullaires, et se distribuant à la face, devrait paralyser les muscles des joues du côté de l'épanchement, tandis que cet effet a lieu du côté du corps paralysé.

De grandes études et des travaux consciencieux nous ont appris, dans ces derniers temps, que la pathologie du système cérébral et nerveux était très imparfaite. Néanmoins MM. Rochoux et Rostan croient avoir à peu près démontré que la déchirure de la substance cérébrale est une des causes les plus fréquentes de l'hémiplégie.

MM. Lallemand et Calmeil pensent que les paralysies générales, plus ou moins lentes et progressives, doivent être attribuées à l'encéphalite ; mais cette opinion, comme les autres, est sujette à être démentie : toutes les causes, toutes les altérations de l'encéphale, des méninges et du rachis, ont produit la paralysie, et quelquefois se sont manifestées par des caractères extérieurs tout différents.

Dans une séance de l'Académie de médecine, en 1825, M. Velpeau présenta un mémoire sur quatre cas de paralysie nullement en rapport avec les altérations qui furent reconnues par l'autopsie ; le rapporteur, M. Nacquart, convint qu'on est souvent dans l'impossibilité de rapporter rigoureusement tous les phénomènes à leur cause.

Ce serait peut-être une méthode plus conforme à la pratique journalière des médecins, en attendant mieux, que d'apprécier et de traiter les diverses paralysies d'après la cause morbifique connue, plutôt que d'après la lésion matérielle présumée. Ainsi la paralysie, suite de l'apoplexie sanguine, comporte un traitement antiphlogistique d'abord, puis stimulant ; la paralysie pituiteuse, la spasmodique, l'hystérique, la scrofuleuse, la syphilitique, l'arthritique, l'exanthématique, la traumatique, etc., ont chacune leur médication spéciale ; mais les tubercules, les abcès, le cancer et les ramollissements ne donnent pas d'indications thérapeutiques assez précises au lit des malades, pour faire autre chose qu'une médecine spéculative.

Les anciens avaient grande confiance dans la saignée quand la paralysie était générale, quoique les résultats de cette opération fussent assez prompts et décisifs : la saignée guérit ou tue, disent Hippocrate et Celse d'un commun accord. Le patriarche de Cos, dans divers cas, variait sa médication, et quelquefois il recommandait neuf brûlures ou cautères à la fois. Le médecin romain avouait que, hors de la saignée, tout traitement est faible et retarde seulement la mort.

Parmi les modernes, Méad dit : « Quand la paralysie a succédé à l'apoplexie, ce n'est plus le temps de saigner ni de purger fortement ; il faut seulement employer quelque cathartique doux, tel que la teinture sacrée ; appliquer des vésicatoires à l'occiput et aux épaules. »

Willis veut qu'après avoir employé les vomitifs et les purgatifs, on fasse usage d'une bière médicamenteuse, à la fois tonique et sudorifique ; puis les fomentations, vésicatoires, ventouses, la flagellation avec les orties ; enfin, il finit par avouer qu'il n'y a pas de meilleur remède que les bains chauds de Bath. Beaucoup d'autres médecins vantent également ces bains ; mais Méad les contredit formellement, parce qu'il prétend que ce moyen médical fait retomber les malades dans l'apoplexie.

Ettmuller conseille de légers laxatifs avec le calomel, l'extrait d'ellébore et la rhubarbe ; ensuite, les sudorifiques et les anti-apoplectiques. Il dit avoir obtenu beaucoup de succès par la flagellation du membre paralysé avec des orties.

Chesneau rapporte que son expérience lui a appris à reconnaître la grande efficacité de l'huile des philosophes et de l'huile de térébenthine, dans les affections paralytiques.

Harris assure que la térébenthine de Chio est merveilleuse, administrée à la dose de trois gros dans un jaune d'œuf et une once de sirop de stœchas, dans une potion. Il a donné quelquefois jusqu'à la quantité d'une once de térébenthine de Venise.

Cheyne avait une sorte de prédilection pour la poudre de James, même dans l'apoplexie.

Waldschmidt avait pour habitude, dans sa pratique, d'appliquer sur les membres paralysés un emplâtre dont le mercure et le camphre étaient la base, incorporés dans de l'huile de succin.

Stocherus recommande un autre emplâtre fait avec des orties, de la camomille, du sel commun et du cumin ; le tout pilé et cuit ensemble.

Mais quand on lit les auteurs, on rencontre une telle quantité de topiques de toute nature, que la liste en est fastidieuse ; leur effet est toujours de tonifier et stimuler les parties paralysées. Brown se rencontre ici avec presque tous les praticiens; mais, plus assuré dans son opinion, il soutient qu'on guérira radicalement la maladie en stimulant la surface du corps : il préconise en conséquence les frictions, la chaleur et même l'opium.

Dufresnoy avait célébré les vertus du *rhus radicans*.

Gumprecht annonçait l'efficacité du phosphore, et publiait des faits.

MM. Gaitskell et Bardsley ont beaucoup employé la noix vomique, et avec succès. M. Fou-
quier a également employé cette substance,
ainsi que la strychnine, et a déterminé les cas
où ces médicaments peuvent être donnés avec
avantage : tels sont ceux où le système nerveux
n'a perdu que son activité. Cependant leur usage
prolongé occasionne des gastrites et des enté-
rites : c'est ce qui a déterminé M. Bricheteau à
s'en servir par le procédé endermique.

Un moyen médical que les théories d'une certaine époque avaient présenté comme une grande
ressource, l'électricité, a été essayé fréquemment. Sauvage y avait grande confiance, quelles
que fussent les causes de la paralysie. Dehaën,
Jallabert, Desbois, Sigaud de Lafond, Mauduyt
et Marat, ont aussi célébré ses succès ; d'un autre côté, on trouve que Franklin, Linné, Zetzell,
l'abbé Nollet et Falconnet, n'ont nullement réussi
dans leurs essais : ce dernier a dit qu'il préférait
à tout l'usage des stimulants.

Le docteur suédois Westring inventa, il y a
une trentaine d'années, une brasse métallique à
l'aide de laquelle il transmettait le fluide galva-
nique sur les parties affectées de paralysie ; quoique ce procédé n'agît que sur les surfaces cutanées, cependant il obtenait des succès bien
constatés.

M. Marianini est regardé, dans ces derniers
temps, comme le médecin qui a le mieux appliqué l'appareil voltaïque à la paralysie ; de

nombreux succès témoignent de la supériorité de sa méthode.

Pinel pensait qu'on devait plus attendre des secours de la gymnastique que des autres, même de ceux de la pharmacie.

CHAPITRE XLIII.

ÉPILEPSIE.

Maladie sainte, maladie sacrée, mal de Saint-Jean, maladie d'Hercule. D'après cette respectable nomenclature, ne dirait-on pas que cette maladie est le partage de ceux que le Ciel favorise? On croyait autrefois qu'elle était produite par l'agitation d'un esprit ou d'un être surnaturel qui avait pris possession du corps humain. Le respect et l'étonnement entouraient le possédé; on lui rendait une espèce de culte; mais aujourd'hui que les lumières du siècle ont détruit le charme, un épileptique n'est plus qu'un infortuné qu'on plaint et qu'on n'admire pas.

Hippocrate, dont tous les écrits sont empreints d'un sentiment religieux, était pourtant fort éloigné de toute espèce de superstition; il voyait les choses telles qu'elles étaient, témoin ce qu'il dit de cette maladie : « Je pense que l'épilepsie,
« appelée aussi maladie sacrée, n'a rien de plus
« divin et n'est pas plus sacrée que les autres;
« sa nature est la même. Les hommes lui don-
« nèrent d'abord une origine et des causes di-
« vines par ignorance, étonnés de ses effets qui

« ne ressemblent point à ceux des maladies or-
« dinaires. »

Cette maladie a quelquefois servi merveilleusement le fanatisme et le charlatanisme : les
prétendues prophétesses des Cévennes, suivant
ce que rapportent Hecquet et Brueys, feignaient
d'être animées d'un esprit divin ; elles trem-
blaient, s'enflaient, écumaient, se roulaient par
terre, retenaient leur haleine, s'agitaient d'une
manière extraordinaire, après quoi elles revenaient à elles et prophétisaient.

Sauvage raconte qu'on lui fit voir une petite
fille de sept ans, imitant si parfaitement les
épileptiques, qu'on la croyait atteinte de cette
affection ; mais cet illustre médecin, plus par
ses questions que par les signes de la maladie,
entrevit la vérité, et en conséquence il ordonna,
pour tout médicament, de fouetter la petite
fille, et l'épilepsie ne revint plus.

Mais quelle est la cause de l'épilepsie ? Il faudrait peut-être s'avouer qu'elle n'en a point ; non
pas qu'il soit plus exact de dire qu'elle en a,
mais seulement pour détruire ainsi d'un seul mot
une logique absurde qui, depuis que l'homme
s'est mis à l'étude des phénomènes de la nature,
commande impérieusement la nécessité des
causes, sans indiquer les moyens de les reconnaître : or, dans la maladie sacrée, des effets
nous apparaissent sans aucune liaison avec les
altérations matérielles que nous sommes habitués
à reconnaître dans quelques maladies. En vain
nos anatomo-pathologistes font des efforts pour
trouver absolument, dans le cervelet et la moelle

épinière, des lésions plus ou moins sensibles pour justifier le positivisme de leur doctrine; ni sous-phlogose chronique, ni sub-irritation quelconque dans le parenchyme ou les méninges, ne disent que la maladie a un siége ou une cause matérielle.

Hippocrate, auquel nous revenons toujours comme le père de la science, dit, au livre des *Prénotions*, tout ce que la pratique journalière nous apprend; mais dans le livre spécial de l'*Epilepsie*, il fait mention du ramollissement cérébral dans les termes que la pathologie du temps comportait : il explique que le cerveau se fond et s'amollit, et il considère ce ramollissement comme résultat et non autrement.

Néanmoins il regarde la maladie sacrée comme étant de même nature que la mélancolie : celle-ci se manifeste quand le principe morbide attaque le siége de la raison, et l'autre se développe quand il se déploie sur tout le corps, ainsi qu'on peut le lire au 6me livre des *Epidémies*.

Willis, Demoore et autres pensent que l'épilepsie a son siége dans le cerveau; M. Andral dit aussi qu'elle a son siége dans l'encéphale, quoique son point de départ puisse être ailleurs : de là une distinction de l'épilepsie en idiopathique et en symptomatique. Cependant d'autres médecins prétendent qu'elle peut avoir son siége dans les organes de la digestion, de la reproduction, dans le petit doigt et ailleurs; et c'est de là qu'elle part quand l'accès se manifeste.

MM. Casauvieilh, Esqnirol et Bouchet établissent fortement la connexion et presque l'identité de l'épilepsie avec la folie ; du moins ils lui donnent les mêmes causes , entre autres une phlegmasie cérébrale : ils disent aussi que cette affection serait due tantôt à un ramollissement , tantôt à une induration du cerveau.

M. Bouillaud combat leur opinion.

Gorrœus et quelques autres attribuaient toutes les convulsions des enfants à l'épilepsie , et regardaient l'éclampsie comme une épilepsie faible et passagère.

Willis croit que l'épilepsie a les plus grands rapports avec la danse de St-Guy , et cite plusieurs cas qui donneraient du poids à cette opinion.

Schenkius prétend avoir observé une épilepsie pestilentielle qui fit mourir plus de cinq cents personnes dans deux villages , près de Brunswik, en 1581.

Parmi les causes qui peuvent la produire, l'imagination y est pour beaucoup , ainsi que le dit M. Andral. Mais ceux qui n'ont point d'imagination , tels que les gens de la campagne, les gens mal nourris , mal élevés , ignorants , illettrés , abrutis ? ce sont pourtant ceux sur lesquels la maladie sévit préférablement.

Nous conclurions volontiers qu'il est des maladies sur lesquelles il faut réfléchir beaucoup et dire fort peu. La thérapeutique de l'épilepsie se ressent de la même obscurité et de la même incertitude ; il n'y a point de méthode spéciale et point de spécifique.

On lit dans Celse que les anciens avaient la coutume de raser la tête , d'y faire des douches et des fomentations, de purger avec l'ellébore noir, et enfin, quand cela ne suffisait pas, avec l'ellébore blanc; ils faisaient encore usage du cautère actuel et des scarifications à la nuque.

Arétée allait jusqu'à perforer le crâne.

Avicenne recommandait le vinaigre scillitique réduit en sirop; c'était son grand remède dans la plupart des névroses.

Chez les modernes, les ressources médicales ont été très nombreuses et très variées; quelques-unes ont même passé pour spécifiques : cependant on a remarqué que les moyens hygiéniques étaient souvent plus avantageux que les pharmaceutiques.

Ettmuller dit qu'il faut commencer la cure par un vomitif, surtout si la maladie est symptomatique; préférer le mercure doux, et si on juge nécessaire la saignée, il la faut faire du pied. Le même auteur cite ensuite les antispasmodiques dont on peut faire usage, et dit que, pour faire cesser l'accès, il faut insuffler de la fumée de tabac dans la gorge, et lier les membres par lesquels commence la maladie.

Mais Chesneau blâme cette dernière pratique, et dit que les ligatures contrarient l'action des muscles et augmentent la raideur de leurs fibres.

Barbette assure que le sel ammoniac et l'alcali volatil sont préférables à presque tous les autres remèdes, et que le cinnabre naturel est encore assez avantageux.

Pitcairn veut qu'après avoir réitéré le vomitif, et appliqué les vésicatoires, on donne la teinture anti-épileptique dont il donne la recette, et dans laquelle on voit figurer la fiente de pigeon, la poudre de crâne humain et celle d'ongle de pied d'élan.

Willis rapporte qu'Alphonse Ferrier disait avoir guéri plusieurs épileptiques avec la décoction de gayac deux fois par jour, à la dose de six à huit onces.

Harris raconte qu'une jeune fille, après avoir fait essai inutilement de beaucoup de remèdes, guérit à l'aide d'une poudre où entrent des vers de terre et du crâne humain.

Craton a grande confiance dans le cinnabre naturel uni au corail rouge, aux perles préparées, au safran et aux feuilles d'or ; mais il vante outre mesure l'électuaire épileptique de quinquina de Fuller.

Guillaume Whitt, Tode et Home ont employé les fleurs de zinc avec succès.

Clara, d'Edimbourg, dit avoir souvent fait usage avec succès des cantharides en application à l'extérieur et en teinture à l'intérieur. On sait que Mercurialis, Fricius, Stocher, Zacutus Lusitanus avaient fait d'heureux emplois de ce moyen.

Cheyne rapporte des exemples en faveur de la diète lactée, et Mayerne en faveur de la jusquiame.

Junker et Rouelle parlent des faits heureux obtenus, dans cette maladie, par l'huile animale de Dippel.

Colbatch avait écrit une dissertation pour prouver la vertu singulière du gui de chêne.

Tissot et Home font beaucoup de cas de la

pivoine; le premier loue cette plante avec une sorte d'exagération peu commune.

Locher célébrait le grand avantage des fleurs et feuilles d'oranger, et prétendait que par leur usage il suspendait les accès, et même guérissait entièrement l'épilepsie : on voit que dans ses potions il faisait entrer souvent l'opium et le laudanum.

Dehaën avait aussi fait un usage heureux de l'opium.

Fabius Colonna avait fait sur lui-même un usage heureux de la valériane, atteint qu'il était de l'épilepsie. Il avait, ainsi que Marchant, préconisé cette plante comme un vrai spécifique. Quelques autres médecins avaient vanté un mélange de valériane et d'arsenic.

Un grand nombre de praticiens, entre autres Duncan, Thomas Blaud, Heysham et Batt, avaient retiré de grands avantages du sel ammoniacal cuivreux.

Le professeur Percy avait renouvelé les expériences de Gatereau et de Harmand de Montgarny sur l'if et particulièrement sur ses baies, et avait constaté les heureux effets de ce remède.

Hufeland traitait les affections nerveuses, et surtout l'épilepsie, avec beaucoup de succès, à l'aide de vapeurs narcotiques sèches; il employait préférablement la jusquiame et la belladone, et y joignait quelquefois dix ou vingt grains d'opium pour augmenter l'action de ces végétaux. Théodore de Mayerne avait déjà parlé avantageusement de la jusquiame.

M. Lombard, de Genève, a fait de nombreux

essais avec la pierre infernale ; les résultats n'en ont été ni plus ni moins satisfaisants que les autres.

M. Ferrara a reconnu les heureux effets de l'ipécacuanha , que d'autres médecins avaient vanté avant lui.

M. Chauffard a éprouvé que les saignées révulsives obtiennent d'heureux succès.

MM. Lenhossek et Stahlg , allemand , et Lenoble , de Versailles , ont essayé , dans ces derniers temps , l'indigo en substance , et progressivement en grandes doses , et ont obtenu des guérisons.

M. Krimer a obtenu une guérison remarquable par le carbonate de fer.

M. Gergerès cite deux succès heureux par l'hydrocyanate de fer.

Enfin , les aromatiques , les céphaliques , les anti-épileptiques de toutes les espèces , la térébenthine, la vermiculaire brûlante et une infinité d'autres ont été essayés, ont obtenu plus ou moins de succès, et ont fini par n'en obtenir pas du tout.

Il n'y a point là d'exagération. M. Esquirol avait observé qu'un remède nouveau donnait toujours quelque soulagement aux épileptiques ; mais ensuite la nature s'ennuie des remèdes , et la maladie n'obéit plus.

CHAPITRE XLIV.

HYDROPHOBIE, RAGE.

Toutes les maladies tendent au dépérissement et à la dissolution de notre être ; mais la plus affreuse de toutes est celle qui nous atteint inopinément au sein de notre famille, dans l'état de santé le moins suspect, et par l'organe du doux et fidèle animal que, dans ce siècle de perversité, nous sommes réduits à appeler le seul ami de l'homme.

Vous savez ce que c'est que la calomnie, Clytia; ses funestes effets s'augmentent par le silence même de celui qui en est victime : ce silence est pris pour de la conviction de la part des personnes indifférentes, et détermine l'unanimité des suffrages contre le malheureux qu'elle poursuit. Que va donc devenir ce seul ami, votre chien, qui n'a d'autre défenseur que vous-même ? Qu'une fantaisie imprudente, ou même qu'un jugement soupçonneux sur l'état de sa santé vous le déclare malade, et partant suspect : soudain toutes les imaginations se montent, un cri funeste part : Il est enragé ! et, dans un clin d'œil, le haro universel de proscription l'atteint; on le poursuit, on le frappe. Le pauvre animal se débat à vos yeux, vous êtes impitoyable; il se défend, il vous mord, et la sentence est prononcée! On vous traite, mais vous n'en mourrez pas, grâces au docteur; et pourtant tous les trois, le chien, le médecin et vous, êtes dupes d'une farce qui ne serait que ridicule si elle n'était pas abominable.

C'est là l'histoire d'un grand nombre de cas où l'on se croit infecté de virus hydrophobique; la crainte et l'imagination en font tous les frais, et il ne s'agissait que d'un acte de prudence pour vivre tous en bonne union.

Il s'agissait donc de reconnaître l'état du chien. Quand cet animal est enragé, il marche au hasard, l'œil égaré, la tête penchée, la langue pendante, noire ou écumeuse, le poil hérissé; il se jette indifféremment sur tout ce qui se présente; il fuit les aliments et surtout les liquides. Néanmoins, si tous ces symptômes ne se trouvent pas réunis, on court risque de se tromper; car on lit dans la *Bibliothèque universelle* que, sur cent chiens envoyés tous les ans par la police à l'école vétérinaire de Vienne en Autriche, comme étant enragés, il s'en trouve seulement quatre ou cinq atteints véritablement d'hydrophobie. Combien donc ne portez-vous pas de faux jugements!

M. Hertwig, professeur à l'école vétérinaire de Berlin, a eu l'occasion d'observer plus de deux cents chiens enragés. Selon lui, l'hydrophobie ni l'écume à la bouche n'accompagnent jamais la rage chez les chiens : les circonstances

d'âge, de race , de tempérament peuvent modifier la rage chez ces animaux. M. Hertwig distingue la rage aiguë de la rage taciturne : dans
la première, le chien est inquiet, il court , il
sort, il revient; il reconnaît toujours son maître ;
il perd l'appétit, mange du foin , de la paille,
de la laine; il aime à boire de l'eau ; le symptôme le plus constant est un changement dans
la voix, qui devient rauque et désagréable; plus
tard les yeux s'injectent , se troublent, le front
se ride , etc. Dans la rage taciturne, la mâchoire
inférieure est pendante; l'animal ne peut manger
ni boire , et laisse écouler sa salive; sa langue
est pendante, et il mord moins fréquemment que
le chien atteint de rage aiguë. La maladie ne
dure jamais plus de dix jours,

M. Girard rapporte que des moutons, après
avoir été tondus, furent mordus par un chien
de berger : deux brebis , au bout de vingt-huit
jours , furent saisies de la rage, et plus tard deux
autres encore ; ces animaux , loin d'avoir horreur
de l'eau , ont bu souvent et mâchaient continuellement de la paille.

Mais les exemples de rage sans hydrophobie
sont si fréquents , qu'il n'y a pas lieu à les discuter. Enaux et Chaussier établissent, comme
une chose convenue , que les loups et les chiens
enragés boivent, mangent, traversent des ri-
vières , etc.

Si donc l'hydrophobie n'est pas un symptôme
constant , Lister avait cru en trouver un plus caractéristique dans la douleur sourde que le blessé
ressent à la partie mordue, plusieurs jours avant

la manifestation de l'accès : cette douleur n'est pas très pénible à supporter, mais elle arrive insensiblement jusqu'au cerveau, et alors l'accès se déclare.

Lommius avait remarqué que chez les chiens le premier symptôme et le plus dominant était un tremblement extraordinaire.

Les accès de la rage, effrayants et subits, dénoncent sur-le-champ toute leur gravité, et donnent aux malades le triste pressentiment d'une fin aussi prochaine qu'inévitable : cependant M. Marochetti avait prétendu que ces accès étaient précédés de pustules sous la langue, et donnait le conseil, comme préservatif, de les cautériser, et par conséquent de vérifier tous les jours, pendant six semaines, la langue de ceux qui ont été mordus.

Il y a une vingtaine d'années, M. Salvatori, de Saint-Pétersbourg, écrivait qu'il s'agissait d'ouvrir et de faire dégorger jusqu'au sang les tubercules ou points blanchâtres qui se trouvent sous la langue de ceux qui ont été atteints d'un animal enragé. M. Heller a dit, peu de temps après, qu'en Grèce on ouvre et on cautérise les pustules qui croissent sous la langue aux deux côtés du filet.

Mais les recherches de nos médecins n'ont rien trouvé de ces éruptions, et nous retombons dans un découragement accablant dès que la maladie est bien confirmée. Hunter l'avait bien dit : « Quand les symptômes de l'hydrophobie ont paru, aucun remède n'a jamais pu sauver ni même soulager le malade. »

On ne peut pas même assigner un terme précis au développement de la crise funeste. Lommius dit que la rage se manifeste au quarantième jour, mais quelquefois au bout de six à sept mois; et qu'enfin il y a des auteurs qui prétendent que le virus rabique peut rester inactif pendant sept ans. Méad rapporte l'histoire d'un nouveau marié, qui devint hydrophobe avant vingt-quatre heures.

On pourrait donc conclure de ces opinions diverses, et de certains faits recueillis par nombre d'auteurs, que la rage est une affection innée qui attend une idiosyncrasie particulière et une circonstance occasionnelle pour faire explosion.

Mais quelle est sa nature intime ? MM. Dupuy, Huzard, Gautier, Vaughan, Bobington, Girard, Magendie et Breschet ont multiplié les expériences pour l'apprécier. Les écrits sur ce sujet se sont également multipliés, et l'on évalue leur nombre à quatre cents.

L'anatomie pathologique n'a rencontré aucune lésion dans les organes qui soit en rapport avec la gravité de la maladie : le système cérébro-spinal est injecté en rose ; le cœur est mou, dilaté, les poumons engoués ; la bouche, le pharynx, l'estomac, offrent des traces de phlogose. Mais ce n'est là qu'un très minime résultat du plus violent des troubles de l'organisme.

M. Despiney, de Bourg, a cherché à établir que le siége de la rage est dans le bulbe rachidien et les organes génitaux.

M. Cappello croit que la rage spontanée a pour

cause, chez le chien, la privation de copula-
tion, et que cet animal n'étant pas pourvu de
vésicules séminales, le sperme est résorbé dans
l'économie et occasionne ce trouble morbide. Au
reste, avant M. Cappello, Jean Hildenbrandt,
P.-F. Roserus et Grève donnaient la même étiologie à cette maladie.

Le même Hildenbrandt croyait aussi que le
défaut de sueur entrait pour beaucoup dans le
développement de la rage.

Mais la physiologie du chien nous apprend
que cet animal, éminemment bilieux et colé-
rique, dénonce une grande activité dans les
organes de la mastication, et par conséquent
dans les glandes salivaires ; et dans l'analogie
des tempéraments, chez les diverses classes
d'animaux, ne trouverait-on pas la raison étiologique de cette terrible maladie ? Toutefois
nous soumettons cette opinion aux médecins or-
ganiciens, sans la garantir meilleure que la
leur.

Ettmuller, en parlant de divers animaux qui
peuvent devenir enragés, dit que leurs morsures
sont venimeuses, de même que celles d'un
homme en colère.

On raconte qu'un jeune homme, dans un
violent accès de colère, ne pouvant se venger
de son ennemi, se mordit lui-même un des
doigts de la main : le lendemain il eut tous les
symptômes de l'hydrophobie, et peu de temps
après tous ceux de la rage confirmée. La saignée
lui donna un peu de calme momentané, mais
les accidents revinrent peu après avec la même

violence , et il mourut. Il faut voir les journaux de l'*Académie des curieux de la nature*, de 1706, et l'*Histoire de l'Académie royale des sciences*, de 1699.

Malpighi atteste qu'une femme devint hydrophobe pour avoir été mordue par sa fille pendant un accès d'épilepsie de celle-ci.

Cette épouvantable affection n'appartient pas à l'espèce humaine, mais aux genres *canis* et *felis*, chez lesquels elle reste silencieuse jusqu'à ce que des circonstances encore inconnues en provoquent la manifestation : c'est seulement alors qu'elle est communiquée aux autres quadrupèdes , à l'homme et même aux oiseaux ; mais la transmission lui fait perdre de sa virulence, et l'on n'a pas d'exemple de rage communiquée d'homme à homme , quoique des Allemands aient soutenu le contraire : il est vrai qu'on a cité quelque part un fait de transmission d'homme aux animaux.

M. Cappello assure qu'après une première inoculation chez un animal quelconque , cette maladie ne conserve plus sa propriété vénéneuse : ainsi une seconde transmission ne serait plus à craindre. Cependant M. Caffe doute beaucoup de l'assertion de M. Cappello , et il fait aussi mention de faits d'hydrophobie transmise par l'homme; mais il croitsi qu'il faut une certaine aptitude à contracter la maladie , comme pour tous les autres virus.

Assurément on peut affirmer que la contagion de la rage n'est pas plus absolue que la contagion des autres maladies ; elle a aussi ses immunités. Le principe inexplicable d'une vitalité plus vigoureuse chez les uns que chez les autres ne permet pas que la même inoculation produise les mêmes effets aux mêmes époques, et même produise quelque chose. M. Gendron, de Château-du-Loir, rapporte que trois individus, en 1810, furent mordus par le même loup, et eurent tous des blessures fort graves ; ils firent tous les trois le même remède, qui n'était autre chose qu'un mélange de poudre de diverses plantes amères, aromatiques et astringentes : un seul succomba au bout de dix-sept jours ; les autres, malgré la terreur qui les accablait, furent exempts.

Mais, de quelque nature que soit la rage, et quelque incertaine que soit la contagion, le professeur Paletta établit que la morsure du chien, même bien portant, est toujours dangereuse ; et il cite des faits à l'appui. Dupuytren pensait de même, et soupçonnait toutes les morsures faites par des chiens.

Il y a cinq ou six ans, M. Velpeau publia l'histoire d'un enfant de quatorze ans qui, jouant avec un chien, en fut mordu au visage : le vingt-cinquième jour de l'accident, la rage bien confirmée se déclara, et l'enfant mourut le lendemain. Il fut ensuite bien constaté que le chien n'était pas enragé.

Voici un autre fait également frappant : M. Barbantini, de Lucques, raconte qu'un homme, étant à la chasse, rencontra un chien sur lequel le sien s'élança ; en voulant les séparer, il fut mordu légèrement à la jambe par son propre chien, et celui-ci disparut. Notre homme s'imagina que cet animal était enragé, et dès le lendemain il présenta tous les symptômes de l'hydrophobie. Quatre jours se passèrent sans qu'il pût avaler ni liquides, ni solides; il avait même déjà des accès de fureur, lorsque le neuvième jour son chien reparut : amené devant son maître, ce chien le flatta comme à l'ordinaire, et les symptômes d'hydrophobie disparurent tout-à-fait.

Quelques autres faits analogues appuient fortement l'opinion de Bosquillon : cet auteur professait que la rage, considérée comme virus, n'existe point, et n'hésitait pas à rapporter aux effets de la crainte ou de la terreur tous les accidents qui succèdent à la morsure d'un chien enragé. Selon lui, le meilleur préservatif est l'art de rassurer l'imagination et de donner du courage.

Alibert pensait aussi que les impressions agréables et encourageantes, et généralement tout ce qui pouvait raffermir l'esprit, aidaient beaucoup à prévenir le développement de la rage.

Ainsi, l'imagination est une puissance qui guérit ou tue; et ce ne serait pas la moindre partie des talents d'un médecin que l'art de la solliciter vivement en faveur des malades.

Girard, de Lyon, avait cherché à prouver que ce n'est point là une maladie essentielle; mais il lui trouvait de l'analogie avec le tétanos traumatique. Il tendait, par des faits, à prouver que le virus rabique n'existe pas.

Rusch, de Philadelphie, avait également
établi que la rage est une affection purement tétanique; plus tard il modifia son opinion, et
crut voir dans cette affreuse maladie les caractères d'une fièvre maligne.

Beaucoup d'autres se rapprochent de Rusch
à cet égard, et voient là une fièvre nerveuse :
tel est l'avis de Morgagni, Andry, Portal et
Pinel.

Baumes appelait la rage *toxicose rabique*.

Il y a quatre-vingts ans que Pouteau publia
l'opinion de l'analogie du venin de la vipère avec
celui de la rage ; et, depuis, Benjamin Gauchi
avait observé que les chiens mordus par des serpents venimeux étaient à l'abri de la rage, alors
même qu'ils seraient mordus par des chiens enragés. M. Pallazzini, élève de Rasori, a cru
trouver un contro-stimulant dans le venin de la
vipère, pour l'opposer au virus de la rage. Entre
autres expériences qu'il cite est celle d'un chien
enragé qu'on fit mordre au cou par une vipère :
le cou se tuméfia à partir de la plaie, et la rage
fut guérie.

M. Pallazzini explique cet effet par la différence d'action des deux venins : celui de la vipère a lieu sur le sang et le système vasculaire,
tandis que celui de la rage se porte sur le système
nerveux.

MM. Gilibert et Viricel, de Lyon, ont aussi
tenté de neutraliser le virus de la rage par celui
de la vipère; mais ils n'ont pas été satisfaits des
résultats de leurs essais.

MM. Parry et Asti ont, de leur côté, trouvé

une certaine analogie entre le virus rabique et celui de la variole inoculée, et même avec le virus vénérien.

Parce qu'on ne rencontre rien de positif sur la rage dans les écrits d'Hippocrate, on en a conclu qu'elle n'existait pas autrefois, ou qu'elle était ignorée ; cependant on trouve dans Homère, Xénophon, Aristote, Pline, Dioscoride, Diogène-Laërce, Galien, Apollonius de Pergame, Aëtius, diverses expressions et divers faits qui ne laissent aucun doute sur la connaissance que les anciens avaient de cette terrible maladie.

On est étonné de ce que le très érudit Sauvage dise que les auteurs grecs n'en font aucune mention.

Mais celui qui l'a le mieux décrite est Cœlius Aurelianus : il en donne parfaitement les caractères, et dit qu'elle se développe ordinairement au bout de quarante jours, quelquefois après une année et plus.

Apollonius de Pergame avait remarqué que l'hydrophobie qui n'a pas pour cause la morsure d'un chien enragé guérit souvent, tandis qu'au contraire elle est toujours mortelle si elle est transmise par un animal enragé : c'est l'opinion de la plupart des médecins de nos jours.

La superstition, le zèle et peut-être le charlatanisme ont prôné des remèdes et des méthodes curatives en grand nombre, et ce n'est qu'avec défiance qu'on peut accueillir les résultats heureux qu'on a célébrés.

Il faut avant tout bien distinguer, dans ce

qu'on raconte des diverses médications, l'état de silence et celui d'activité.

C'est dans le premier qu'on doit rapporter ces histoires nombreuses de succès par des moyens également nombreux : l'art est alors effectivement tout-puissant; malheur à celui qui dédaigne ses ressources !

Mais dans l'état d'activité, les remèdes les plus énergiques, les essais les plus hardis, les médications les plus ingénieuses, tout ce que nous possédons de secours, science, habileté, expérience, talents, tout est inutile : dès la première heure, le malheureux appartient à la destruction ; et, plus malheureux encore, il a ordinairement un sentiment vif de sa fin prochaine.

Nous rapporterons néanmoins ce qu'on lit dans les auteurs de succès inespérés; mais qu'ils soient vrais ou supposés, l'art de guérir est quelquefois celui de l'illusion.

On lit que les anciens employaient le vinaigre, et surtout l'huile, tant dans l'intérieur qu'à l'extérieur. Un prétendu spécifique, de grande réputation parmi eux, était le foie de chien enragé, que Pline estimait mieux rôti que bouilli. Ce même auteur parle encore de la belladone employée à l'extérieur.

Diogène-Laërce rapporte qu'Euripide, étant en Egypte, fut guéri de l'hydrophobie par les prêtres égyptiens, à l'aide de plusieurs immersions dans la mer.

Galien faisait beaucoup de cas d'un empirique

nommé Œschrion, dont il avait appris une recette contre la morsure des chiens enragés : ce remède n'était autre que des écrevisses cuites, calcinées et réduites en poudre ; on en faisait prendre tous les matins, pendant quarante jours, une grande cuillerée délayée dans de l'eau ; en même temps on appliquait sur la plaie un emplâtre composé de poix, de vinaigre et d'opopanax. Néanmoins Galien recommandait de dilater la plaie par une incision circulaire, d'y appliquer le cautère actuel, et de conserver la plaie pendant quarante jours au moins.

Celse établit un traitement qui ressemble beaucoup au traitement usité de nos jours : cautérisation de la plaie, et, si elle est impossible, les saignées et les ventouses ; puis les bains, ou plutôt les immersions soudaines ; enfin, les applications de sel marin.

Aëtius veut qu'on maintienne un cautère pendant quarante ou soixante jours, et qu'on ait soin de rouvrir la plaie, si elle venait à se fermer.

Ce qu'il y a de plus remarquable dans la pratique des médecins arabes, c'est l'usage qu'ils faisaient des cantharides. Nous verrons que quelques modernes ont renouvelé ce moyen.

Aujourd'hui, le traitement de la maladie, dans son état de silence, est encore celui que Galien et Celse ont recommandé : la cautérisation de la plaie par le cautère actuel ou le beurre d'antimoine ; on y joint quelques accessoires, comme les frictions mercurielles sur le membre mordu, et quelques gouttes d'alkali volatil à l'intérieur. Mais cette cautérisation doit se faire avec courage et hardiesse, à l'aide d'un fer rouge et profondément, après avoir préalablement lavé et incisé la plaie. On ne doit point hésiter ici sur la cruauté de pareils moyens : le péril fait taire la pitié. Pour prouver l'utilité de la cautérisation et l'espoir qu'elle donne, Médérer, de Fribourg, raconte que onze personnes, mordues par un chien enragé, ne furent cautérisées que trois jours après ; elles ne firent aucun autre remède, et toutes furent guéries.

Boyer invite à opérer la cautérisation le plus tôt possible, afin que le succès en soit mieux assuré ; cependant il faut toujours y avoir recours, tant que l'accès ne sera pas déclaré.

Après la cautérisation, l'eau de la mer et le chlore paraissent avoir le mieux obtenu la confiance des praticiens. Boerhaave a sauvé plusieurs individus dans la première période de la maladie, en les faisant plonger dans l'eau de la mer. Mais ce grand praticien, qui regardait la maladie comme éminemment inflammatoire, voulait qu'on saignât jusqu'à défaillance dès la première invasion. Pictet pensait de même.

Tauvry avait parlé avec avantage de l'eau salée et du sel marin ; depuis, Brugnatelli avait cru trouver un nouveau remède dans l'hydrochlore employé tant à l'intérieur qu'à l'extérieur.

Le professeur Paletta a peu de confiance dans la foule des médicaments proposés ; il préfère aussi les lotions avec l'acide muriatique oxigéné.

Wendelstadt faisait faire quatre fois par jour des lotions avec l'acide hydrochlorique.

Le docteur Semmola raconte avoir traité avec succès dix-neuf malades avec le chlore. Son procédé consiste à laver la plaie avec du chlore étendu d'eau, et à la recouvrir de charpie imbibée de ce liquide : cette lotion se répète deux fois par jour, et si la plaie se ferme, on la cautérise pour recommencer les lotions ; on donne à l'intérieur deux gros jusqu'à une once de chlore par jour, et étendu d'eau. Ce traitement doit durer cinquante jours.

Quelques médecins avaient encore célébré le vinaigre, tant à l'extérieur qu'à l'intérieur, et à grandes doses.

Les saignées abondantes ont eu leurs partisans. Méad faisait saigner jusqu'à défaillance quand la maladie s'était bien déclarée ; mais, avant sa manifestation, il faisait prendre tous les matins, dans du lait, un mélange de poivre noir et deux tiers de lichen cendré pendant quatre jours ; ensuite il faisait prendre des bains froids. Méad ajoute que cette méthode lui a toujours réussi, avant toutefois que l'hydrophobie se fût déclarée.

Macbride et Nugent veulent aussi qu'on fasse des saignées abondantes, et qu'on emploie en même temps à fortes doses l'opium, le musc, le cinnabre et l'assa-fœtida ; mais l'opium est la substance sur laquelle on doit le mieux compter.

Il y a quinze ou vingt ans que MM. Tymon

et Schoolbred tentèrent de remettre en honneur le traitement par la saignée.

On lit, dans l'*Histoire de l'Académie des sciences*, plusieurs exemples de guérison d'hydrophobes par les saignées réitérées jusqu'à défaillance, et par des immersions dans l'eau salée.

Van - Swiéten et Sauvage ont la plus grande confiance dans les frictions mercurielles, mais comme préservatif. Le dernier dit, qu'avant l'emploi de ce moyen personne n'en avait échappé. Dessault, de Bordeaux, est encore un grand partisan des frictions mercurielles.

Darluc et le jésuite Du Choiset ont aussi fait d'heureux essais de ce moyen médical.

Cependant Nugent et Lecamus veulent qu'on s'en abstienne.

Pourtant Cullen dit que dans cette maladie il comptait plus sur le mercure que sur tout autre spécifique. Palmarius et Ravelly faisaient un grand usage du mercure, soit en frictions, soit à l'intérieur,

Robert James employait avec succès le turbith minéral à l'intérieur.

Asti, après avoir énuméré l'usage interne des cantharides, le mercure, le musc marié au camphre, le spécifique du roi de Prusse, finit par donner la préférence aux frictions mercurielles.

Ettmuller, après le cautère actuel, célèbre les cantharides presque comme spécifique. Il a grande confiance dans les immersions subites dans l'eau froide, et intérieurement les cordiaux et les alexipharmaques.

Tauvry, que nous avons déjà cité, soutient que les remèdes chauds quelconques sont nuisibles. Il a remarqué qu'un hydrophobe est toujours soulagé quand il a vomi.

Swarts, médecin prussien, vante le ver de mai ou proscarabé, comme le meilleur des remèdes; il fournit des observations à l'appui, et dit qu'en Silésie ce moyen est tellement sûr, que le peuple ne s'effraie point de la rage. Dehne, autre allemand, a composé un gros livre pour prouver que le ver de mai est préférable à tout, même à la cautérisation.

Munch, de Gottingue, prétend qu'on doit donner la préférence à la racine de belladone.

Le journal d'Hufeland rapporte deux exemples de guérisons obtenues par la poudre de belladone administrée à l'intérieur.

L'opium a été donné à grandes doses par Vaughan, Bobington et Dupuytren, sans grands avantages.

On trouve dans le même journal des faits heureux, par l'usage de l'*anagallis arvensis* donnée en poudre, à la dose d'un scrupule les trois premiers jours de la morsure. Cette plante avait été donnée comme spécifique dans la manie et la mélancolie, par Ettmuller, Hartmann, Willis, Sennert et Quercetan : serait-ce par une sorte d'analogie qu'on la vanterait pour la rage ?

Il a été ensuite question de l'*alisma plan-
tago*.

Il y a environ un siècle, on parlait beaucoup
d'un prétendu spécifique des Indes, composé de
musc et de cinnabre ; on parlait aussi de l'alkali
volatil fluor de Lesage.

A peu près aux mêmes époques, Lyman-
Spalding, de New-York, avait reconnu que la
scutellaria laterifolia était un remède infaillible pour prévenir ou guérir la rage communiquée.

On trouve, dans le troisième volume des *Transactions philosophiques*, un certain remède dont
on prend deux ou trois onces tous les matins
pendant neuf jours ; espèce de composition
polypharmaque , dont nous ne parlerions pas
si Mayerne n'en avait fait le plus grand
éloge.

Parmi les cures remarquables qui sont relatées
dans l'*Histoire de l'Académie royale des
sciences*, nous citerons celle d'un homme qu'on
lia à un arbre, et sur lequel on versa deux cents
seaux d'eau ; celle d'une femme qu'on tint liée
sur une chaise pendant une année, et après avoir
été saignée jusqu'à défaillance : pendant ce temps
on la nourrissait seulement de pain et d'eau.

Le *Journal* d'Hufeland (1833) rapporte ainsi
le traitement et la guérison d'un homme atteint
de la rage, par M. Meyer : « Saignée jusqu'à
défaillance, dix sangsues autour de la morsure
qui fut scarifiée, saupoudrée de cantharides et
recouverte de cataplasmes chauds ; calomel ,

quatre grains toutes les heures ; frictions mercurielles, deux gros toutes les trois heures sur
le membre mordu et sur l'épine ; huit à dix
heures après, sueurs très abondantes, fétides,
urines abondantes, spasme moins fort, mieux
sensible. Mais ce ne fut que le lendemain que
la déglutition put se faire ; le mieux se soutint :
la plaie suppura, et le malade fut guéri. »

M. Fayermann, de Norwick, a obtenu un
heureux succès, raconté ainsi : « Tous les moyens
d'usage avaient été employés inutilement ; M.
Fayermann profita d'un moment de calme pour
faire avaler au malade trente-cinq gouttes d'acétate de plomb liquide sur un morceau de sucre ;
une heure après, il en administra quarante
gouttes, et le calme commença. Le malade
éprouvait une chaleur extrême dans la gorge ;
on lui fit une petite saignée, puis nouvelle
dose d'acétate ; une autre saignée, puis on continua les doses d'acétate. Au bout de quatre jours
les accidents disparurent. »

Voici un autre exemple de guérison par un
autre procédé. Un homme atteint d'une hydrophobie bien confirmée, résultant d'une morsure
au doigt par un chien enragé, fut soumis par
le docteur Rossi, à Turin, aux décharges d'une
pile voltaïque de cinquante couples de zinc et
d'argent. Rossi saisit le moment où le malheureux ouvrait la bouche convulsivement pour y
introduire le bout de l'arc : l'opération fut assez
violente pour que le malade en fût affecté, au
point qu'il ne put se soutenir sur ses jambes ;
on le porta chez lui ; mais peu de jours après il

vint remercier l'illustre médecin. Il est vrai que quelque temps après il eut un nouvel accès ; mais Rossi recommença l'usage de la pile , et la guérison fut définitive.

Une thèse , soutenue par M. Busnout , établit que toute hydrophobie , spontanée ou communiquée, est incurable. M. Girard , de Lyon , est plus consolant : il cite des faits qui prouvent la possibilité de la guérison.

M. Petit , d'Aubenton , a rapporté que sur trente hydrophobes , qu'il a traités avec le muriate d'antimoine , il n'en est pas péri un seul : mais la maladie était dans son état de silence , et il avoue que dans l'état d'activité il n'a vu personne guérir.

M. Magendie avait tenté de produire une pléthore aqueuse artificielle, sans autre succès qu'un calme momentané.

Nous avons vu dans les journaux , il y a une vingtaine d'années , que M. Sieber avait découvert à Vienne en Autriche un spécifique , et que l'empereur lui avait assuré une pension de cinq cents florins , à condition qu'il publierait son secret. Nous n'avons pas entendu dire que ces promesses aient été tenues de part et d'autre.

Enfin , pour clore cette longue série de ressources médicales, nous rappellerons que Parr, auteur d'un dictionnaire de médecine , après avoir raisonné toutes les méthodes curatives , dit que tout ce qui a été tenté ayant été inutile , le plus sûr est d'amputer le membre mordu.

Delpech, de Montpellier, était de cet avis ; mais dans le cas seulement où le pied ou la main seraient profondément lacérés, et ne pourraient être cautérisés assez profondément pour mettre le malade en sûreté.

CHAPITRE XLV.

ASPHYXIE.

Vous embellissez votre séjour des trésors du printemps; et la rose, toujours reine, malgré sa vieillesse anacréontique, reprend son empire au milieu même de rivales riches de fraîcheur, de parfums, d'élégance et de coloris; mais perfide, ainsi que toutes les beautés, elle laisse exhaler de son sein un arome aussi funeste qu'il est suave, et le renforce même de celui des autres fleurs qui partagent vos regards.

A ces déceptions trop réelles il faut en ajouter une autre plus étonnante, parce qu'elle est plus inattendue : la douce violette, dont toutes les antiques pastorales, aussi bien que les chansons politiques modernes, célèbrent le mérite tout spécial, la violette enfin apporte aussi son tribut à la trahison; et un malaise inaccoutumé, des vertiges, des étouffements vous apprennent que vous allez périr par asphyxie. Hâtez-vous, fuyez rapidement, si vous en avez encore le temps ou la force.

Mais nous avons tort; il y a deux mille ans que nous sommes prévenus : Callimaque, médecin grec , ami des plaisirs, et par conséquent bien digne d'être cru , composa un traité sur les accidents qui atteignaient les convives couronnés de fleurs au milieu de leurs banquets. Il nous a dit là-dessus beaucoup de choses , que plusieurs médecins modernes ont eu la bonté de nous répéter ; et cependant on s'asphyxie encore quelquefois.

Non-seulement la rose et la violette , mais toutes les fleurs, et surtout les liliacées , vicient l'air en introduisant dans sa composition une trop grande proportion de gaz acide carbonique ; privilége funeste qu'ont tous les végétaux , suivant qu'ils sont plus ou moins privés des rayons du soleil. C'est vous dire assez que la vie est menacée sans cesse, et la vapeur du charbon n'est pas la seule qui puisse mettre fin à votre existence dans un accès de désespoir , tout comme à votre insu dans vos jours les plus heureux.

Il est bien vrai que le manichéisme de la destruction se présente ici de tant de manières , sans troubles précurseurs , sans lésions matérielles , dans toute la plénitude de nos fonctions, et dans les circonstances souvent les moins prévues , qu'on ne sait à quoi attribuer la cessation de la vie dans un grand nombre de cas.

Tout ce qui peut arrêter ou suspendre la respiration produit l'asphyxie ; c'est là tout ce qu'on sait : les gaz délétères ou insuffisants, la strangulation , la submersion , la pneumonie , l'hydrothorax , la foudre , la chaleur , le froid et toute la série des causes occultes produisent l'asphyxie. Sauvage en fait dix-sept espèces ; on peut en faire un plus grand nombre.

Cependant la vie tient quelquefois les organes si fortement sous sa dépendance, qu'il est des cas subversifs de toutes les idées que nous avons de l'asphyxie. On sent le besoin de refaire la science.

L'asphyxie peut quelquefois simuler la syncope, l'hystérie et la catalepsie; recourez donc au diagnostic, et lisez le chapitre *de la mort*, où nous rappelons quelques erreurs.

Pline rapporte qu'une femme grecque resta sept jours dans un état d'asphyxie, et revint ensuite à la santé. Le même auteur dit encore qu'on rapporta vivant, du bûcher où on l'avait mis, Caïus Elius Tubero. La chaleur du feu le fit revenir d'une mort apparente; et cependant les Romains gardaient les cadavres plusieurs jours avant de les brûler.

On a souvent raconté des histoires de pendus revenus à la vie, même après un long délai.

Pechlin fait mention d'un jardinier qui fut retiré de l'eau, après y avoir séjourné seize heures sous la glace : les soins médicaux le rétablirent parfaitement.

Les *Mémoires* de l'ancienne Académie des sciences font mention d'une fille qui resta douze minutes dans un four, à une température de 129 degrés. Quand on pense que l'eau bout à 80, on est étonné de ce que les tissus de cette fille n'étaient pas cuits, et de ce que son sang ne bouillait pas.

Les Lapons vivent à une température de 30 à 35 degrés au-dessous de zéro, et leurs humeurs ne se figent pas.

Après ce que nous avons cité de Pline, on voit que les anciens connaissaient l'asphyxie. Galien raconte qu'il avait vu en Chypre un souterrain où l'on ne pouvait respirer sans danger. Tibère avait fait asphyxier deux esclaves dans la grotte du Chien, près de Naples, par le seul motif de curiosité. Au cinquième livre des *Epidémies*, on voit qu'Hippocrate purgea avec l'élatérium en boisson une femme qui s'était pendue et qui respirait à peine.

La thérapeutique de l'asphyxie ne s'est perfectionnée que de nos jours; cependant, sur la fin du siècle dernier, il paraîtrait qu'on était plus heureux dans l'application des secours donnés aux noyés : on voit que Pia, échevin de Paris, fondateur des établissements en faveur des asphyxiés, avait, sur 934 individus, sauvé la vie à 813, ce qui fait environ les huit neuvièmes; tandis que maintenant on ne sauve que les deux tiers de la totalité. MM. Magendie, Duméril et Leroy d'Etiolles ont constaté que cette disproportion de succès venait de ce que l'on introduisait l'air dans les poumons avec trop de violence, et qu'ainsi l'on déchirait le tissu pulmonaire.

On a cru, peut-être à tort, que les noyés périssaient par la présence de l'eau dans les poumons; mais la mort n'arrive que par l'interruption de l'air avec l'organe pulmonaire, et non par le liquide; car on en trouve dans les poumons des asthmatiques et des épileptiques. Les essais de Gardanne, de Goodwin, de Currie et de Fine l'ont prouvé : aussi, lorsque les secours ordinaires ne réussissent pas, Currie et Coleman recommandent la trachéotomie expressément.

Kites et Abildgaard conseillaient beaucoup l'électricité appliquée surtout au creux de l'estomac ; mais Crève et M. Aldini préféraient le galvanisme.

On sait que la saignée a été généralement recommandée dans presque tous les cas d'asphyxie ; cependant quelques médecins, entre autres Currie, ne sont pas de cet avis : ils pensent que cette opération, en diminuant les forces vitales, affaiblit le cœur, et s'oppose ainsi à sa réaction.

CHAPITRE XLVI.

ICTÈRE OU JAUNISSE.

Ce n'est pas une maladie , mais seulement un accident morbide de troisième ou quatrième succession.

Cette coloration anormale de la peau succède ordinairement à un abcès du foie , lequel succède à une inflammation hépatique qui succède à une affection morale vive , triste ou profonde ; c'est celle-ci qui est la maladie.

Cette progression pathologique varie quelquefois et dépend de trop de circonstances , pour que nous entrions dans tous les détails des causes premières et secondaires.

Sauvage, sous le nom de couleurs dépravées, a fait un ordre particulier qui comprend trente-neuf espèces d'ictères , jaunes , noirs , rouges et blancs ou chloroses : l'ictère vert est réuni à ce dernier genre ; il y a encore l'ictère bleu , qui se rencontre dans le choléra et même dans les fièvres intermittentes.

L'ictère jaune est le plus fréquent, et c'est à lui que vont spécialement se rapporter les divers traitements qu'on trouve dans les auteurs ;

mais encore que signifient ces traitements dans une affection dont la nature est si mal connue ?

Hippocrate parle souvent de l'ictère et de ses diverses couleurs : il en cite une espèce aiguë dont on meurt au quatrième jour, une autre au quatorzième jour ; mais, passé cette époque, on se rétablit. Le traitement est basé principalement sur les bains, ensuite les purgatifs et un certain régime.

Parmi les modernes, on remarque que les Anglais tenaient beaucoup aux drastiques et surtout au calomel : à cet égard, Hamilton s'était fait remarquer dans sa pratique.

Sylvius prétend que la jaunisse peut arriver sans qu'il y ait obstruction au foie, et de son côté Ettmuller pense que les obstructions du foie ne causent pas toujours cette affection. Ce dernier prescrit les vomitifs, apéritifs et toniques, et donne à entendre que la saignée et les purgatifs doivent être très peu mis en usage.

Sydenham guérit la jaunisse en purgeant tous les quatre jours, et préfère la rhubarbe pour celle qui est produite par la colique ; mais pour celle qui termine une maladie, il veut qu'on se borne à faire transpirer le malade dans son lit ; dans tous les autres cas, il insiste sur les purgatifs et les apéritifs.

Sauvage prétend que toutes les jaunisses accidentelles se guérissent par un léger purgatif ou par un flux d'urine ; il blâme dans les autres cas le trop grand usage de l'émétique, des purgatifs âcres et des apéritifs chauds, au lieu des délayants.

Willis veut qu'on commence par les vomitifs, et qu'on continue le traitement par les apéritifs et les eaux minérales.

Cullen convient que les vomitifs peuvent être avantageux; mais il regarde la constriction spasmodique des conduits biliaires comme la cause commune de la jaunisse, et vante l'opium à cette occasion.

Quoique Hoffmann célèbre la saignée, les apéritifs, les fondants et les eaux minérales froides, il dit positivement qu'il faut calmer les douleurs et les spasmes, et recommande en conséquence les anodins, et surtout l'extrait de pavot.

Van-Helmont, Rivière, Méad, Jean-Louis Petit, Bordeu, Dechaux et quelques autres, regardent toutes les constrictions spasmodiques comme la cause de l'ictère, et basent leur traitement sur les anodins, calmants et narcotiques.

Beaucoup d'autres célèbres médecins sont partisans des apéritifs, et surtout du savon. De ce nombre sont Sylvius et Sœmpson.

Dolœus commence son traitement par un apozème apéritif.

Pitcairn a grande confiance dans les topiques; il veut, si l'on soupçonne un squirrhe, employer des fomentations émollientes et apéritives, et ensuite des emplâtres fondants.

Ramazini veut qu'on guérisse la jaunisse avec le quinquina, surtout si elle succède à une fièvre intermittente.

Maret et Durande proposèrent à l'Académie de Dijon, comme spécifique, un médicament composé d'éther et de térébenthine; il eut quel-

ques bons effets , mais il ne convient pas toujours.

D'autres auteurs, considérant la jaunisse comme
le résultat d'un état inflammatoire , ont recommandé la méthode antiphlogistique préconisée
par Bianchi, Petit, Morand, Bertrandi et Ferrein.

Enfin , il est des remèdes extraordinaires que
la raison répudie , et dont pourtant on constate
les heureux effets. Ainsi Listre vante la fiente
des oiseaux ; on trouve encore d'autres remèdes
aussi bizarres que dégoûtants.

CHAPITRE XLVII.

HYDROPISIE.

Arétée, en parlant de l'hydropisie, dit : « *Ab*
« *ipso enim perpauci liberantur ; Idque feli-*
« *citate quádam , ac Deorum potiùs quàm*
« *artis auxilio , majora enim omnia vitia soli*
« *Dii medicantur.* »

Fr. Hoffmann , dans ses règles générales :
« *Non negandum cœlestem quamdam vim*
« *nonunquam intercedere curationibus. Sœpè*
« *quidquid , quanquam ex arte moliatur*
« *medicus , felici caret successu.* »

M. Andral , dans la classe des lésions de
la force vitale : « Malgré les travaux louables
« qui ont eu pour but de ramener les hydro-
« pisies à une gêne de la circulation veineuse,
« il faut avouer qu'il y a une cause qui nous
« échappe....... L'anasarque des asthéniques
« n'est pas explicable par les opinions qui ont
« lieu dans la science. »

Ces aveux-là ne sont pas trop scientifiques
pour le moment actuel; mais nous allons rentrer
dans la question , en disant que Morgagni , Cam-
per , Hogdson , Travers , Chaussier , Béclard ,

Raikem, Bogson, et MM. Meckel, Breschet et Bouillaud, ont établi et prouvé que les hydropisies passives dépendent ordinairement de l'oblitération des veines : des expériences et des autopsies les ont confirmés dans cette opinion.

Cependant Bichat, MM. Rayer et Bricheteau ont aussi fait des expériences, et ils sont d'une opinion contraire : ils ont lié de gros troncs veineux, et n'ont pu produire l'hydropisie.

Nous pensons que M. Andral a raison : « Il y « a une cause qui nous échappe. »

Hippocrate parle de l'hydropisie dans les *Aphorismes*, les *Coaques*, les *Prédictions*, dans le livre *De l'air, des eaux et des lieux*, dans celui des *Affections internes* et dans celui des *Maladies*. Sa doctrine était de saigner dans les cas de pléthore ou de suppression d'évacuations sanguines ; il était partisan du régime sec, et ne permettait qu'un peu de vin pur ; il recommandait beaucoup la paracenthèse comme un puissant moyen médical.

Galien ne croyait pas que la boisson fût avantageuse aux hydropiques ; il leur permettait quelques humectants ou délayants.

Celse était également parcimonieux dans l'usage des liquides ; il ne les permettait qu'autant qu'il était nécessaire pour soutenir la vie.

Aëtius conseille aussi un régime sec et échauffant, ainsi que l'usage de divers remèdes dont il rapporte les recettes.

Cœlius Aurelianus désapprouvait l'emploi qu'on faisait des remèdes échauffants et stimulants, purgatifs et diurétiques, tels que le nerprun, l'hippophaès, les grains de Gnide et autres, dont Hippocrate lui-même faisait un grand usage.

Alexandre de Tralles blâmait aussi les traitements par le régime sec ; il recommandait fortement les boissons abondantes ; il ordonnait même les bains et plusieurs moyens hygiéniques sur lesquels il comptait beaucoup.

Avicenne préférait également la méthode rafraîchissante : cependant on rapporte qu'il faisait usage de l'ellébore noir ; mais l'*élatérium* était également recommandé par les anciens, et surtout par Dioscoride.

Ainsi que nous venons de l'exposer, il existait déjà parmi les anciens deux opinions bien tranchées dans le traitement de l'hydropisie : l'une tenait au régime sec, c'est-à-dire à la privation de toute espèce de boisson ; l'autre, au contraire, exigeait que les malades fissent usage des liquides rafraîchissants. Deux partis s'étaient ainsi constitués même à travers les âges de la barbarie, jusqu'à la renaissance des sciences et des arts, où la querelle reprit toute sa violence, ainsi qu'on peut le voir dans les écrits du temps. Montanus raconte la discussion médicale à laquelle il prit part contre Trincavella, Eugubinus et autres : il voulait, lui, que l'hydropique, sur lequel ils délibéraient, bût abondamment ; Eugubinus, au contraire, tenait fortement pour le priver de toute boisson ; quelques-uns penchaient pour un terme moyen : la discussion continua jusqu'à ce que les amis du malade vinrent à son secours avec un renfort d'autres médecins qui se prononcèrent pour l'avis de Montanus, et le malade guérit.

Hollier, Fernel et Charles Lepois s'étaient fortement prononcés pour le régime sec ; mais Stahl et Hoffmann, qui avaient beaucoup étudié les maladies chroniques, étaient moins exclusifs et variaient leurs traitements.

Rivière avait guéri des hydropiques par les deux méthodes, ainsi qu'il l'avoue ; mais, soit préjugé ou esprit de parti, il tenait pour le régime sec.

Sennert pensait à peu près comme Rivière ; il avouait quelquefois l'avantage des boissons rafraîchissantes, et n'osait se prononcer en leur faveur.

Sydenham croyait que l'hydropisie provenait d'un affaiblissement du sang, aussi recommandait-il de le fortifier par les amers, les martiaux et les spiritueux ; mais préalablement il faisait évacuer les eaux à l'aide de violents purgatifs, tels que l'extrait de concombre sauvage et le safran des métaux : du reste, il ne voulait ni topiques, ni scarifications, ni ponctions.

Cependant Méad, Sharp et Cheselden regardaient la ponction comme un moyen très avantageux dans bien des cas.

Vander-Linden pense aussi qu'il faut fortifier le sang des hydropiques, mais qu'il faut les purger rarement et préférer les apéritifs.

Dolœus, qui tenait au régime sec, ne veut ni purgatifs, ni sudorifiques, ni de toute espèce de remèdes propres à évacuer les eaux ; il conseille les seuls fortifiants : les cordiaux, le marc, quelquefois les antiscorbutiques.

Méad, Combalusier et Monro étaient partisans du régime sec , plus par préjugé que par conviction ; car , par intervalle , ils accordaient quelque chose au traitement tempérant et adoucissant.

Freind rapporte que, de tous les remèdes dont il s'est servi , aucun n'a produit un aussi merveilleux effet que l'ellébore noir.

Ettmuller dit formellement que les sudorifiques sont généralement nuisibles, mais que les purgatifs et les diurétiques réussissent mieux.

Willis dit aussi que les diurétiques conviennent , mais que le jalap et l'extrait d'élatérium sont les plus puissants des hydrogogues.

Mayerne croit que le mercure doux peut agir sur toutes les causes de l'hydropisie : aussi le recommande-t-il, quoique avec précaution , sans s'inquiéter de la salivation qu'il regarde comme avantageuse ; ensuite , il préfère le nitre aux autres sels , parce qu'il tempère mieux la chaleur et apaise mieux la soif.

Lister vante l'euphorbe et l'élatérium, comme donnant beaucoup de mouvement à la pituite et sans jamais fatiguer l'estomac.

Boerhaave, partisan du régime sec, veut qu'on secoue fortement les viscères par des vomitifs qu'il faut réitérer ; puis les salins , les aromatiques , les cordiaux , les mercuriaux , les antimoniaux : on voit que sa pratique était active et vigoureuse.

Van-Swieten , son commentateur , tient également au régime sec, et parle des guérisons par le régime humide comme des événements rares et fortuits.

Storck avait fait d'heureux essais du colchique dans les hydropisies, et fut appuyé depuis dans son opinion par Collin, Plenck, Quarin, Zach, Junker, Ehrman; pendant que quelques autres, tel que Kratochvil, discréditèrent ce médicament, et il fut bientôt relégué dans l'oubli.

Margraff vantait le jalap outre mesure, et le regardait comme un remède merveilleux : on sait que les fameuses poudres d'Ailland devaient leurs vertus au jalap mêlé au nerprun..

Dehaën conseille le quinquina souvent et à fortes doses; mais Francus, Restaurant, Boëcler, Brunner et Camérarius le recommandent seulement dans l'hydropisie qui survient après la fièvre quarte. M. Carron, d'Annecy, avait, il y a plusieurs années, fourni des faits à l'avantage du quinquina.

Withering et Thilenius parlent très avantageusement de la digitale pourprée; de plus, ce dernier regarde presque comme spécifique l'eau de laurier-cerise, depuis trente gouttes jusqu'à quatre-vingts graduellement. Mais Lettsom, qui avait aussi fait des essais avec la digitale pourprée, repousse cette substance parce qu'elle affaiblit trop le corps.

M. Chrestien, de Montpellier, dit pourtant avoir traité avec succès plusieurs hydropiques, à l'aide de la digitale.

Ziegler assure que les lavements de vinaigre sont très efficaces.

Brown conseille tous les moyens sthéniques ordinaires, les aliments les plus nourrissants et les plus stimulants : les viandes, le bon vin, les liqueurs spiritueuses ; si cela ne suffit pas , il faut employer les préparations d'opium. S'il y a de l'eau épanchée , il faut, après la ponction , recommencer le même traitement.

Le nombre des partisans du régime rafraîchissant paraît moins considérable , et cependant il s'est fortement accru depuis plusieurs années : la raison en est que, sauf les hydropisies passives, ces maladies ont été regardées comme des inflammations blanches , hydrophlegmasies , et qu'en conséquence il a été rationnel de leur appliquer le traitement antiphlogistique ; aussi voit-on le docteur Abercrombie traiter presque toutes ces maladies par la saignée.

M. Christison, d'Edimbourg, a traité plusieurs hydropisies, surtout celles qui proviennent de quelques lésions des reins, par les saignées , les diurétiques , et surtout le tartrate acidule de potasse.

Cependant, parmi les modernes qui ont préconisé la méthode rafraîchissante, il faut nommer Bacher comme un des premiers , et le louer en même temps des succès heureux des pilules qui portent son nom , et dans lesquelles l'extrait d'ellébore noir est le principal ingrédient. Cet auteur n'était pas assez exclusif pour s'en tenir à ses pilules ; car, parmi les autres moyens médicaux, il vante encore le suc de taraxacum.

Tissot vient après : il conseillait une boisson suffisante , les délayants et l'usage des fruits.

Sauvage a vu une hydropisie qui, après avoir résisté aux moyens d'usage, fut guérie au moyen de vingt saignées.

Quoique la maladie qui nous occupe soit susceptible d'attaquer toutes les parties du corps et tous les organes en particulier, néanmoins on ne se fait pas trop d'idée de l'hydropisie en général, sans y joindre l'ascite : aussi tout ce que nous venons de dire se rapporte-t-il en grande partie à cette dernière affection ; et, pour compléter ce chapitre, nous citerons encore quelque chose de plus spécial à l'hydropisie abdominale.

Il s'agit de l'écoulement des eaux par la ponction : les anciens connaissaient parfaitement cette opération, et la pratiquaient. Albucasis la décrit exactement. Cependant on voit qu'Alexandre de Tralles préférait les incisions aux malléoles ; depuis lui, Hecquet fut du même avis.

Arnaud de Villeneuve voulait qu'on n'évacuât les eaux que peu à peu, et cite des faits qui confirment la sagesse de son opinion ; aussi Bordeu faisait-il le plus grand éloge de la pratique de ce médecin.

Les eaux qui s'échappent par l'effet de l'opération ou des seuls efforts de la nature, sont quelquefois d'une quantité étonnante. On voit, au tome 4me du *Journal de Médecine*, une ascite dans laquelle on pratiqua cent quarante-trois ponctions en trois ans ; Boyer en cite une autre dans laquelle on fit cent soixante-cinq fois cette opération en treize ans, et il en résulta une quantité d'eau évaluée à deux mille trois cent soixante-quinze pintes.

M. Louyer-Villermé cite une femme hydropique qui a subi plus de cinq cents ponctions, et qui avait fini par s'opérer elle-même quand le médecin tardait trop.

Bezard cite une femme appelée Catherine d'Alrey, qui a subi six cent soixante-cinq ponctions, sans compter qu'environ vingt fois les eaux se sont fait jour par les urines et les vomissements. Le total de la quantité des eaux était évalué à un peu plus de dix mille pintes de Paris.

Au reste, un grand nombre d'auteurs recommandent la paracenthèse, tels que Sénac, Bourdelin, Bergeron, Duverney et Morand. Ce dernier avait proposé d'enlever les hydropisies enkystées, avec leur kyste : il citait des faits; et il y a quelques années que Nathan Smith a extirpé un ovaire qui fournissait un kyste à une hydropisie.

Beaucoup d'autres se passent de l'opération : ainsi on lit, dans la *Bibliothèque italienne*, que le docteur Speranza a guéri une ascite résultant d'une péritonite, par la compression graduée, à l'aide du bandage de Monro.

Que n'a-t-on pas dit, dans ces derniers temps, de la diète lactée, de la racine de cahinça, de la vapeur du vin injectée dans l'abdomen, et de bien d'autres remèdes ? Les plus bizarres, les plus singuliers, les moins rationnels ont eu quelquefois des succès.

Wierus raconte qu'une femme, lasse de son mari et de l'hydropisie dont il était atteint, et dont il ne pouvait guérir, s'avisa, dans le dessein de l'empoisonner, de lui faire prendre une dose de cendres de crapaud : le malade rendit une grande quantité d'urine; mais la femme, trompée dans son attente, redoubla la dose de cendres de crapaud, et l'effet en fut tel qu'un flux d'urine très abondant fit disparaître la maladie, mais non le malade.

Sauvage fait vingt-huit espèces d'ascites; mais dans ces derniers temps on en a reconnu une autre espèce qu'on attribue à une lésion spéciale des reins, et qui se distingue par une certaine quantité d'albumine contenue dans les urines : on l'a appelée maladie de Bright, du nom de l'auteur qui en a le mieux précisé les caractères ; car, avant lui, Fernel, Van-Helmont, Bonet, Fordyce, Kruiksank, Christison, Grégory et Wells, avaient plus ou moins signalé cette affection.

Quant à la thérapeutique, elle ne diffère pas beaucoup de celle des autres ascites : les antiphlogistiques au début, à l'époque d'acuité qu'on lui suppose, et ensuite la prodigieuse série des ressources pharmaceutiques, parmi lesquelles il faut distinguer le raifort sauvage dont M. Rayer a fait un heureux emploi.

CHAPITRE XLVIII.

HYDROCÉPHALE.

C'est une maladie qui se développe comme toutes les hydropisies, à la suite d'une autre affection, ou plutôt de diverses affections successives.

C'est seulement de notre temps qu'elle nous a servi de texte à de longues dissertations sur sa nature, sans mieux l'expliquer, et en faisant aux anciens l'injustice de leur en refuser la connaissance.

Pourtant il en est question dans Hippocrate, Galien, Celse, Antyllus, Aëtius, Paul d'Egine et Albucasis. Il est vrai que quelques-uns, comme Celse et Antyllus, lui donnent seulement la forme d'un œdème épicranien; mais Hippocrate a parlé plus clairement de l'hydrocéphale aiguë et chronique : c'est au moins l'avis de deux habiles appréciateurs, Borsieri et Laennec. Le père de la médecine recommandait de perforer le crâne, pour donner issue aux eaux; et quelques-uns d'entre nous ont encore eu l'injuste bonhomie de regarder la trépanation du crâne comme une invention nouvelle. Aëtius dit, en parlant des diverses espèces d'hydropisies, que cette maladie peut encore se former entre le cerveau lui-même et ses membranes.

Après les Arabes, on trouve successivement Saliceti, Whytt, Fothergill, plus tard Watson, Th. Percival, Ludwig, Baumes et Quin, qui tous ont donné des faits ou des aperçus sur cette maladie.

Odier, de Genève, qui avait fait une étude spéciale de cette affection, s'en avouait toutes les difficultés : le diagnostic n'est pas clair, le pronostic est incertain, la nature de la maladie inconnue, le traitement presque toujours malheureux. Il pensait que le liquide épanché n'était pas la cause efficiente, mais bien l'effet; et en cela Odier avait raison, et il aurait pu en dire autant de toutes les maladies. Nous ne dissertons que sur des effets.

A cet égard, il faut convenir que Mattey est un des auteurs qui raisonnent le mieux : il conclut que la cause première de l'hydrocéphale est une modification spéciale et inconnue du cerveau.

Dance, observateur exact et profond, avait recueilli des faits qui ne ressemblaient en rien à ce que nous connaissons de la pathologie cérébrale : ni céphalite, ni arachnite, mais bien une lésion particulière inconnue; trop peu hardi pour émettre l'idée étiologique qui le poursuivait, il retomba dans la banalité de l'expression, et se contenta de dire que l'hydrocéphale était une inflammation dans les ventricules cérébraux, se compliquant souvent de méningite; puis, comme conséquence, épanchement séreux.

Coindet parle à peu près de même : « Cette maladie est le résultat d'une inflammation active ou passive dans la substance cérébrale qui forme les parois des ventricules, et peut-être de la membrane qui les tapisse. » Dance avait dit qu'il ne fallait isoler aucun des symptômes pour établir le diagnostic ; Coindet avoue que la compression sur le cerveau, par l'épanchement, ne peut pas expliquer les symptômes.

M. Senn pense qu'il n'y a dans l'hydrocéphale qu'une simple inflammation des méninges, sans caractère spécial.

M. Bricheteau, au contraire, est d'avis qu'il ne s'agit point ici d'inflammation du cerveau ou des méninges, mais seulement d'une hydropisie idiopathique de ce viscère.

M. Charpentier, de Valenciennes, fait remarquer que l'hydrocéphale est un état secondaire dû à l'inflammation de la substance cérébrale plutôt qu'à l'inflammation de ses enveloppes ; ce serait tout au plus une méningo-céphalite. Il explique que la fièvre ataxique, qui est aussi une méningo-céphalite, a lieu chez les adultes, tandis que l'hydrocéphale se développe chez les enfants, et que la fièvre lente nerveuse ou l'apoplexie séreuse se manifeste chez les vieillards ; il y a, suivant cet auteur, différence de forme, mais non de nature.

MM. Parent et Martinet attribuent l'hydrocéphale à l'inflammation de l'arachnoïde de la base du cerveau, tandis que l'inflammation de cette méninge à la convexité constitue la fièvre ataxique : le délire est alors ici un symptôme caractéristique de cette maladie. Mais M. Louis prouve que le délire peut exister sans inflammation du cerveau, et que la méningite de la convexité de cet organe ne suffit pas pour le produire.

Le traitement, quel qu'il soit, ne promet pas beaucoup de succès.

Boerhaave conseillait le trépan et la ponction, mais exécutée prudemment et lentement; il recommandait l'usage des hydragogues et des fortifiants, comme dans l'ascite; mais il avouait que la collection d'eau dans les ventricules cérébraux rendait la maladie incurable.

Barbette avouait que la cure de l'hydrocéphale a toujours embarrassé les plus habiles médecins, et que les seuls moyens médicaux qui aient produit quelque effet avantageux sont les vésicatoires, la brûlure, les cautères et les sétons.

Petit disait que la ponction avait rarement des succès, parce qu'on la pratiquait trop tard; et que dans tous les cas il ne fallait pas tirer les eaux tout à la fois, mais peu à peu et lentement.

Dance avait tour à tour et simultanément fait l'essai des répercussifs, des révulsifs et des moyens perturbateurs, mais tout avait à peu près échoué; les émissions sanguines seules lui ont paru quelquefois enrayer la maladie, surtout dans la première période.

M. Loewenhardt, de Prenzlau, a guéri une hydrocéphale chronique à l'aide de la compression; il est vrai qu'il a fait concourir au traitement les affusions d'eau froide, les mercuriaux, la digitale et l'acide hydrochlorique.

M. Conquert, médecin de Londres, rapporte avoir traité dix-neuf enfants de l'hydrocéphale interne par la ponction, et en avoir guéri dix. Il plonge le trois-quarts à deux pouces de profondeur dans un des ventricules latéraux, et fait ensuite comprimer la tête avec des bandelettes.

M. Levrat aîné, de Lyon, assure que, par le traitement qu'il emploie, il ne perd qu'un douzième de ses malades : c'est l'inverse chez tous les autres praticiens ; mais on présume que, sous le nom d'hydrocéphale, M. Levrat a compris plusieurs autres affections d'une moindre gravité.

CHAPITRE XLIX.

CANCER.

Cette cruelle maladie fournit un argument irrésistible en faveur du système des compensations. Le tempérament le plus heureux, le teint le plus vermeil, les formes les mieux développées, en un mot la santé la plus florissante, sont des avantages que les femmes, au midi de leurs années, rachètent bien cruellement par la perspective d'un mort aussi lente que douloureuse.

Dès leur neuvième lustre, elles éprouvent pour la plupart les symptômes avant-coureurs et menaçants du mal qui plus tard les conduit à leur perte. Des douleurs sourdes, pongitives, lancinantes, irrégulières, les avertissent de l'existence du germe fatal ; et heureuses alors celles qui peuvent tirer parti des secours que la médecine leur offre !

Passé une certaine époque, ces secours sont inutiles ; le mal a jeté ses racines, et c'est en vain, Clytia, que vous appelez autour de vous tout ce que le délire de la douleur peut faire supporter de remèdes bizarres et dégoûtants :

le flambeau de votre vie se consume , et quand enfin vous avez lassé la patience et les soins de ceux qui vous aiment , et que de vaines applications de remèdes n'entretiennent plus aucun espoir , vous êtes trop heureuse que , par une cruelle extirpation , le fer impitoyable tente encore une dernière chance en faveur de la vie.

Les cancers , chancres , squirrhes et carcinômes , affections toutes à peu près semblables , peuvent attaquer toutes les parties du corps , et surtout le visage ; mais leur nature est partout la même , bizarre et cruelle ; elle s'irrite souvent des remèdes les plus doux , et convertit, au détriment des malades , les plus tendres soins en moyens dangereux.

Hippocrate redoutait singulièrement les cancers , et condamnait également ceux qui en étaient atteints et ceux qui en guérissaient ; sa méthode était palliative et très restreinte , de peur d'atteindre ou d'altérer le principe cancéreux.

Galien était plus hardi et avait plusieurs méthodes de traitement , dont l'une consistait à purger les humeurs atrabilaires ; et si elle ne suffisait pas , il faisait usage de l'extirpation par les corrosifs, le cautère actuel, et même, si cela était nécessaire, par les instruments tranchants.

Quoique les Arabes fussent généralement partisans du feu , on voit cependant qu'Albucasis ne s'en souciait pas.

Fabrice de Hilden était de ce dernier avis ; il disait que le feu et les escarrotiques irritent, endurcissent et augmentent le mal , et qu'il fallait leur préférer les instruments tranchants : cependant il avait une grande confiance dans un onguent fait avec des grenouilles vertes.

Ettmuller, le chimiâtre Ettmuller qui possédait, comme les habiles de nos jours, l'art de bien parler et de bien écrire, disait que le cancer était une tumeur très singulière et d'un caractère qui lui est propre et particulier, et commençant ordinairement aux mamelles sans aucun mal précédent.

Fabrice de Hilden, que nous venons de citer, ne voyait là qu'une humeur morbifique qui s'infiltrait et s'endurcissait dans la partie malade, et en conséquence il voulait qu'on se hâtât dès le commencement de purger les humeurs atrabilaires.

Deshaies - Gendron disait tout simplement que c'était une substance dure, uniforme, comme de la corne tendre.

J. Hunter et J. Adams croyaient le cancer produit par la présence d'une hydatide, et dont le dernier auteur distinguait trois espèces.

Richard Carmichaël veut aussi que le cancer soit un être particulier et indépendant, espèce de parasite qui peut vivre dans toutes les parties du corps où la vie s'affaiblit.

Laennec avait une opinion qui se rapprochait assez des précédentes : il croyait que le cancer se formait de matières morbifiques douées d'une vie propre, et étrangères aux tissus dans lesquels il se développait.

Broussais expliquait que le cancer était une inflammation chronique du tissu cellulaire, qui appelait par sa continuité diverses matières qui s'y concrétaient. La même idée avait été émise par Albernethy, Burns, Himly, et depuis par MM. Ferrus, Breschet, Andral et Cruveilhier.

Mais les essais de médication sont curieux par leur nombre et leurs variétés.

Verduc, à l'observance d'un régime exact, veut qu'on joigne l'usage des volatils, des alkalis et des diaphorétiques.

Sennert regardait le fer comme un puissant moyen dans tous les cas de squirrhe.

Ettmuller voulait qu'on tentât d'abord d'arrêter les progrès du cancer ; et si cela était impossible, il fallait employer le cataplasme de ciguë, ouvrir des cautères, purger avec l'ellébore et le mercure doux. Il assure que l'huile d'excréments humains arrête les progrès de l'ulcération, et que l'arsenic termine radicalement la cure.

On connaît les fameuses expériences de Storck, d'après lesquelles l'usage de la ciguë peut être si avantageux.

Wiseman avait proposé et employé avec quelque succès un épithème fait avec le sucre de saturne dissous dans l'eau de frai de grenouille. Ettmuller avait déjà vanté les remèdes saturnins.

Winter recommandait la diète lactée, les eaux de Bristol, et s'opposait à l'emploi de tout médicament, et surtout des mercuriaux et des topiques.

Cependant Poterius parlait très avantageusement de son baume mercuriel.

Beaucoup de médecins, entre autres Fontana,

Asti , Moo , Florès , Rœmer et Baldini , ont célébré l'usage des lézards , et surtout l'espèce
appelée anolis, tant en topique qu'à l'intérieur ,
et ils citent de nombreux exemples de guérison.

Muys recommandait la poudre de grenouille
de rivière, desséchée au four.

Ronnou , médecin suédois , regarde l'arsenic
comme spécifique dans le cancer et le carci-
nôme ; il le donne à l'intérieur en très petites
doses, et en lotion à l'extérieur, quand il y a ulcération. Cinquante ans d'expérience et de succès
justifient , dit-il , ce qu'il avance.

Jœnisch , médecin allemand , d'après une
étude particulière qu'il a faite du cancer pendant
vingt-six ans , a remarqué que les remèdes les
plus avantageux étaient les préparations de
plomb ; il rejette tous les emplâtres et les onguents , et tout ce qui peut gêner l'ulcère.

Richter, de Gottingue , blâme vivement les
médecins qui s'occupent à employer les remèdes
internes , souvent plus pernicieux que salutaires,
au lieu d'avoir recours à temps à l'extirpation.

Pouteau regardait comme cause interne du
cancer un principe qu'il appelait âcre rhuma-
tismal ; il avait très peu de confiance dans les
remèdes internes , à l'exception de l'eau à la
glace pour toute boisson pendant plusieurs semaines. Le moyen de guérison le plus sûr était,
suivant lui, l'amputation et ensuite l'application
du feu.

Ledran , après avoir rapporté beaucoup d'observations de cancers au sein , dit que, malgré
l'opération , la récidive est à craindre , quand

même il n'y aurait pas d'engorgement sensible sous l'aisselle. Il ajoute que les cautères peuvent empêcher le retour de cette funeste maladie, et que le mercure n'est pas capable de guérir le vice chancreux.

On sait que Valsalva regardait les saignées répétées comme le meilleur moyen de guérir le cancer ; depuis lui, Fearon en Angleterre, Hufeland en Allemagne, Vacher et Robert en France, ont appuyé et mis en pratique la doctrine de Valsalva.

Helvétius le père ne voyait de moyen de guérison que dans l'extirpation ; les topiques, selon lui, n'étaient que des palliatifs.

Boyer, au contraire, avait tellement été dégoûté des suites de l'opération du cancer, qu'il y avait renoncé ; l'usage du feu ne l'avait pas mieux satisfait. Il croyait que le cancer ne guérissait jamais.

La plupart des praticiens de nos jours regardent comme une chose indifférente d'opérer ou de ne pas opérer ; cependant l'expérience apprend que l'opération soulage les malades, lors même que ceux-ci ne devraient pas guérir.

Deshaies-Gendron, aussi bien qu'Helvétius, ne voyait pas d'autre moyen pour la cure radicale que l'extirpation, et recommandait la belladone comme palliatif.

Vandermonde allait plus loin relativement à la belladone ; il la regardait comme l'unique ressource pour obtenir la guérison.

Lombard, Alibert et Biett avaient obtenu des résultats assez avantageux du *sedum acre* en topique sur des cancers et des ulcères cancéreux.

Quelques médecins, entre autres Bouillon-Lagrange, avaient préconisé le suc de *daucus carota*, comme le remède par excellence; mais Montègre en avait reconnu l'inertie.

Il y a vingt-cinq ans, plusieurs praticiens avaient célébré le suc de *gallium aparine*, à la dose de chopine par jour, et en même temps appliqué à l'extérieur.

La créosote, qui a eu le privilége, comme tous les remèdes nouveaux, d'être appliquée à toutes les maladies, a aussi eu sa part de succès dans les affections cancéreuses : et cependant ce n'est pas précisément un remède nouveau, puisque Hippocrate employait le goudron dans les maladies des femmes.

Pissier, chirurgien à Troyes en Champagne, avait trouvé une méthode de traiter le cancer ulcéré très avantageuse, d'après les observations qu'il rapporte : elle consiste dans l'usage des bains et l'application sur l'ulcère d'un onguent adoucissant dans lequel l'opium joue le principal rôle.

Georges Bell avait proposé une méthode analogue, puisqu'il employait les lotions d'eau chaude et des emplâtres émollients, où entrent la ciguë et souvent l'opium.

M. Lisfranc, après avoir fait la distinction des cancers à l'état aigu et des cancers à l'état chronique, assure que, pour les premiers, un traitement antiphlogistique adoucissant, et surtout des applications réitérées de sangsues, réussissent presque toujours. Les recherches de MM. Ferrus et Breschet sont venues à l'appui de cette médication.

M. Gouvert, médecin en Savoie, emploie contre le squirrhe des applications réitérées de sangsues, des cataplasmes de ciguë fraîche, et des pilules où entre l'extrait de ciguë et de napel.

M. Samuel Young traite le cancer par la compression : outre les bandelettes, les compresses et les bandes, il renforce la compression par des plaques d'acier et un écrou.

M. Récamier a aussi employé la compression dans le plus grand nombre de cas.

CHAPITRE L.

GOUTTE.

Il est à peu près convenu de garder la goutte quand on en est atteint; non pas que la médecine manque de moyens pour la guérir, mais parce que les goutteux, qui sont ordinairement de vieux sybarites, tenant beaucoup à leurs mœurs voluptueuses et à leur indépendance, ne veulent pas s'assujettir à une vie austère et à l'exactitude d'un traitement bien suivi. Or, il n'y a point de guérison sans régime, sans régularité dans la conduite et sans exécution des ordonnances pharmaceutiques : de là une espèce de combat d'opinions que les médecins abandonnent bientôt, et dans lequel les goutteux se signalent par force de sarcasmes contre l'art d'Hippocrate ; ils composent ainsi une secte d'hérétiques lâches et paresseux, qui ne manquent de foi que parce qu'ils manquent de courage et de persévérance dans la voie qui leur est tracée.

Les femmes ne se plaindraient pas des nombreuses incommodités de leur sexe, si elles considéraient que la goutte est le partage des hommes qui ont trop tôt et trop abusé du leur : à peine ceux-ci ont-ils achevé leur accroissement que cette impitoyable maladie s'empare d'eux. Elle débute par des démangeaisons aux articulations et de légères douleurs que vainement on cherche à méconnaître ; insensiblement elle prend des forces , et, à mesure que le corps lui-même se fortifie , elle développe ses accès les plus furieux ; et si par la suite elle en diminue l'intensité , c'est pour les rapprocher davantage et en faire une série continuelle de douleurs et de misères qui accompagnent l'homme jusqu'au tombeau , et qui l'y précipitent même quand il cherche imprudemment à s'en affranchir. Constante et périodique dans sa marche , cette maladie est terrible encore quand elle a été contrariée dans la régularité de ses retours, ou quand la nature n'a pas eu assez de force pour amener favorablement l'espèce de crise qui doit terminer chaque accès; alors elle simule toutes sortes d'affections : le cerveau, la poitrine, l'estomac, les intestins, la vessie, tous les organes sont livrés à des symptômes plus alarmants les uns que les autres. Il ne reste qu'un seul espoir, celui de la rappeler vivement aux extrémités, comme à la seule place où elle ne menace pas la vie.

Quels remèdes n'a-t-on pas imaginés pour guérir la goutte ? quels remèdes n'ont pas obtenu quelques succès ? et pourtant auxquels peut-on se fier ? Tel médicament a réussi dans telle circonstance, et qui a tué le malade dans telle autre : c'est que les circonstances n'étaient pas les mêmes. La goutte rhumatismale n'est pas la même que la syphilitique, la scorbutique n'est pas tout-à-fait la mélancolique ; la rachialgique, l'exanthématique, l'asthmatique et autres sont différentes. La difficulté de remonter aux causes éloignées gêne le médecin, ennuie le malade, et tous les deux consentent souvent à laisser la goutte en pleine liberté.

La goutte est une des maladies les plus arriérées dans l'histoire de nos connaissances, tellement que ce mot *goutte* lui-même n'est français, ni latin, ni grec ; on ne sait pas trop même à quel idiôme barbare son étymologie pourrait remonter : les médecins les plus avancés ont tenté de lui substituer les noms de *podagre* ou d'*arthritis*, mais ils n'en ont pas mieux expliqué la nature du mal. Depuis Hippocrate et Galien on disserte à cet égard, et l'on conclut toujours d'après les hypothèses régnantes : ainsi, pour le moment, et suivant les doctrines en faveur, la goutte se compose d'un état inflammatoire et d'un excès d'acide urique, d'après lequel on établit le traitement.

Hippocrate, au livre des *Affections*, traitait la goutte, dans les accès violents, par les rafraîchissants ; puis, quand les douleurs se calmaient, par les laxatifs, et enfin le lait.

Les anciens employaient extérieurement les acides, et l'on voit qu'Agrippa eut les jambes plongées dans du vinaigre chaud pendant un violent accès.

L'eau chaude à grandes verrées que, il y a trente et quelques années, Cadet de Vaux

préconisa comme un remède unique et précieux,
l'eau chaude n'était point une invention moderne; Martial en parle à propos du vin de
Sétie :

Quando ego vos, medico non prohibente, bibam?
..... Et potet calidam, qui mihi livet, aquam.

Alexandre de Tralles connaissait et employait
les hermodactes, qu'on croit être des bulbes
de colchique d'Illyrie, d'autres disent du colchique automnal; mais M. Mérat croit que les
hermodactes sont dues à une espèce de fri-
tillaire, parce que les anciens, qui regardaient
les colchicacées comme des poisons, s'en servaient très peu ou pas du tout.

Paracelse, Fernel et Sennert proclamèrent
hautement la vertu des hermodactes dans les
affections arthritiques. Ce moyen médical fut
oublié pendant quelque temps, puis Storck le
remit en vogue en 1763; il y eut encore un
moment de dédain jusqu'en 1814, époque où
les médecins anglais John Want, Everard Home,
Williams, Haden, Copland et autres s'applau-
dirent de son heureux usage, et le firent entrer
dans une sorte de spécialité contre les maladies
goutteuses. L'anti-goutteux de Want et l'eau mé-
dicinale de Heusson ne sont autre chose que des
teintures de bulbes de colchique.

Le professeur Chélius pousse si loin sa prédilection pour le colchique d'automne, surtout
pour le vin de graine de colchique, qu'il le fait
donner non-seulement dans la goutte, soit
aiguë, soit chronique, mais encore dans toutes

les névralgies de la face, dans la sciatique, l'ophthalmie rhumatismale, l'hydropisie articulaire et certaines paralysies.

Quelques-uns de nos praticiens conviennent que la bulbe de colchique est trop violente, mais que la graine mise en digestion dans le vin est un remède merveilleux.

Les végétaux sudorifiques ont aussi eu leur temps de vogue et de succès. Fordyce, Storck et Guillaume Hunter avaient vanté la salsepareille; Quarin disait que cette substance, unie aux antimoniaux, surpassait tous les autres remèdes; cependant Alibert assurait qu'elle était loin de mériter ces éloges : il en avait fait l'expérience. Cullen allait plus loin encore : il prétendait qu'on devait la bannir de la matière médicale.

Si Alibert faisait peu de cas de la salsepareille, il estimait beaucoup le sassafras, qu'il appelait le meilleur des sudorifiques.

Emerigon avait publié une recette qui consistait dans une solution de deux onces de résine de gayac sur une pinte de rhum : elle eut beaucoup de vogue, et fut imitée par divers charlatans sous le nom de remède secret.

Jean Hill, qui était lui-même charlatan, avait composé un ouvrage pour prouver l'efficacité de la bardane. Ce livre, qui eut un grand nombre d'éditions, eut plus de succès que le remède.

Aasheim (Arn.-Nic.) a cru trouver contre la goutte un excellent remède dans le ménianthe : il faisait exprimer le suc de cette plante, et le donnait aux malades à diverses reprises.

Le chancelier Bacon, qui était goutteux, recommandait la diète et avait grande confiance dans un remède qu'il avait éprouvé lui-même, et qui consistait dans l'emploi successif d'un cataplasme de pain safrané, de fomentations excitantes et un peu narcotiques, et enfin d'un emplâtre astringent.

Werlhoff ordonnait le fer, surtout dans les cas où l'estomac était affaibli par des accès trop longs et trop répétés.

Barthez avait une prédilection toute particulière pour le soufre.

Colbatch, qui traitait presque tous ses malades par les acides, les prodiguait surtout dans la goutte, où il entrevoyait une prédominance alcaline.

Craton prescrivait cinq gouttes d'huile de vitriol dans un bouillon ou dans trois onces de sirop de bétoine.

Sydenham est un des auteurs les plus intéressants à consulter sur la goutte : il en a été atteint toute sa vie, et s'est soigneusement examiné. Il prétend que le siége du mal est dans l'estomac, et qu'en conséquence il faut fortifier cet organe, vivre avec modération et régularité, user du quinquina et de la thériaque d'Andromaque, rejeter la saignée, les purgations et les sudorifiques, à part les cas particuliers, et enfin il fait espérer aux jeunes gens qu'ils pourront guérir par le seul usage de l'eau et du lait.

Sauvage était également goutteux, et le traitement qu'il conseille ne diffère pas beaucoup du précédent.

Baglivi dit que tous les remèdes sont presque inutiles si l'on ne se modère pas dans l'usage du vin et des femmes, et si l'on n'évite pas la crapule et l'oisiveté.

Lister, après avoir recommandé plusieurs médicaments, préfère encore l'abstinence à tout.

Méad dit que ceux qui, pour guérir, ne vivent que de lait et de jardinage, s'affaiblissent et mènent une vie languissante; il dit encore que la saignée même répétée est utile dans les violents accès.

Sennert dit que le résultat de ses recherches lui a appris qu'il y a plus à espérer du régime que des remèdes.

Schenkius rapporte plusieurs exemples de goutteux guéris par la diète; il publie aussi les succès étonnants des bains pris dans la vendange.

Duret et Rivière parlent avec beaucoup d'avantage de ces mêmes bains de vendange.

Fernel, qui croyait que la cause première de la goutte était dans la tête, disposait le traitement en conséquence.

Dessault de Bordeaux se vante de guérir la goutte avec les eaux de Barèges, ou, à leur défaut, avec les bains de vendange, et surtout avec ses pastilles de mars.

Andry donne à entendre que l'ail est un remède préférable à tous les autres. Il est des médicaments plus distingués que ce dernier, et Bonet assure que beaucoup de personnes ont guéri avec la musique.

Coste vante beaucoup les eaux minérales, et surtout celles de Bath dont il célèbre les merveilles : il dit que sur cent goutteux on en tue quatre-vingt-dix par la saignée trop fréquente, ou par la purgation réitérée.

Enfin Brown, dont la doctrine se rapproche beaucoup de celle des autres médecins, Brown dit que, dans la goutte des gens robustes, les fruits, les acides, les vins de France sont très nuisibles, et qu'il faut user d'une nourriture copieuse et succulente, d'un air pur, d'un exercice modéré, en un mot, chercher à augmenter le volume du sang. Dans la goutte des gens faibles, il prescrit le même régime nourrissant, mais mieux choisi : les consommés, les jus de viande, les boissons fortes ; et enfin, dans la violence du mal, il recommande l'opium, le musc, l'éther et l'alkali volatil. Il prétend que les accès ne viennent pas d'eux-mêmes, mais par la faute des goutteux ; et quand ils ont lieu, on peut les dissiper en deux jours et même en deux heures.

Tavarès et Alphonse Leroi prônèrent un traitement dont ils avaient eux-mêmes éprouvé les bons effets : il consiste à purger le malade et à lui donner, le soir du même jour, toutes les heures, un gros de quinquina en poudre ; on continue le quinquina pendant cinq à six jours, à raison d'une once, puis d'une demi-once par jour.

Le remède de Pradier fit assez de bruit dans le temps pour obtenir le rapport qu'en fit le professeur Hallé. Ce n'était autre chose qu'une teinture de baume de la Mecque, de quinquina, de safran et de salseparcille, mêlée ensuite avec trois fois son poids d'eau de chaux : cette liqueur s'étendait sur un cataplasme bien chaud de farine de lin, et on l'appliquait sur les articulations.

Il y a peu de temps que M. Gendrin, ayant obtenu de l'iode des succès contre les tumeurs articulaires chroniques, en a fait l'essai dans la goutte et en a été satisfait.

Dernièrement une commission de l'Académie de médecine a rapporté que les eaux naturelles de Vichy sont un excellent remède contre la goutte, soit aiguë, soit chronique, articulaire ou non, et même compliquée de gravelle, et qu'enfin les goutteux peuvent en espérer une complète guérison.

CHAPITRE LI.

SYPHILIS.

Le génie poétique n'a pas célébré cette fièvre lente et consomptive qui fane la vie à son printemps, et arrache pour jamais une jeune fille aux bras de sa mère.

Il n'a pas décrit en beaux vers cette douleur subite et poignante qui atteint aux flancs l'homme jeune et vigoureux, et lui promet la mort dans trois jours.

Il n'a pas raconté comment le souffle glacé de la Sarmatie ou les miasmes pestilenciels de l'Atlas couchent sur un sol étranger tant de jeunes braves appelés au loin pour la défense de leur patrie.

Il y avait là pourtant de l'admiration, des larmes, des sentiments tendres et généreux ; il y avait tout ce qu'il faut pour charmer l'esprit et toucher le cœur. On a fait autrement.

On a poétisé le vice, non le vice brillant et heureux qu'une société corrompue honore encore : non, c'est le vice descendu à l'hôpital ; c'est l'ordure de la débauche, tributaire de la pharmacie ; c'est enfin la vérole que Fracastor revêtit d'un beau langage, que Jean Lemaire essaya aussi de chanter, et qu'un poëte de nos jours a également recouvert de sa brillante harmonie. Enfin on n'a pas célébré la consomption, la fièvre lente, l'anévrisme du cœur, douloureux effets d'une sensibilité morale trop vive, d'un tendre penchant contrarié, d'une passion secrète comprimée par le devoir; non, les affections honorables, comme les lésions matérielles qui en sont la suite, n'ont inspiré personne; mais on a célébré la vérole dont les nations honteuses se sont renvoyé l'origine l'une à l'autre : sorte de peste que, par pudeur, Béthancourt appela maladie vénérienne et que nous appelons syphilis, nom doux et euphonique, il est vrai, mais tirant son étymologie du mot grec *sus* qui veut dire pourceau.

On n'est pas d'accord sur le temps où elle a paru pour la première fois sur la terre, ni chez quelle nation elle a d'abord sévi à son origine, ni sur les caractères spéciaux qui peuvent la faire distinguer, ni sur la certitude de sa guérison, ni même sur son existence réelle, puisque quelques auteurs ont fini par la renier.

On voit que son histoire n'est pas fort positive.

Ce singulier fléau de l'humanité, cette source éternelle de dépérissement des individus et de l'espèce, ce domaine productif et jamais épuisé d'une foule de charlatans, a été le sujet le plus constant d'une immensité d'écrits et d'une série interminable de discussions. On lui a donné tour à tour le nom de mal français, mal espagnol, mal de Naples, mal de Fiume, feu persan, et autres que les nations ont inventés pour se diffamer réciproquement.

Les écrivains qui soutiennent que la vérole est aussi ancienne que le monde rappellent qu'Hippocrate, Galien, Celse et Avicenne parlent assez souvent de la gonorrhée, des pustules et des ulcères malins, d'une manière qui ne peut se rapporter qu'à la syphilis.

Hérodote raconte, au Ier livre de son Histoire, que Vénus punit sévèrement les Scythes par le mal des femmes, pour avoir violé son temple à Ascalon.

Les Livres saints parlent aussi de cette maladie ; et dans le *Lévitique*, au chapitre XV, on lit que ceux qui étaient atteints de la gonorrhée étaient déclarés pollus et séparés des autres Israélites.

A la renaissance, on voit que Salicet au XIIIe siècle, puis Gordon, puis Valescus, soixante ans avant la découverte de l'Amérique, traitent de cette maladie bien formellement.

Arnaud de Villeneuve, qui vivait cent ans avant Christophe Colomb, donne dans ses écrits des détails si clairs et si minutieux des divers accidents de la syphilis, et le traitement qu'il conseille est si sage et si judicieux, que son témoignage suffisait seul pour établir l'extrême ancienneté de cette affection.

Musitano, médecin chimiâtre du XVIIe siècle, prétendait n'avoir vu sur deux mille malades que des accidents ou des phénomènes morbides, qui se retrouvent chez plusieurs médecins grecs ou arabes; il pensait encore que la syphilis n'était pas une maladie particulière, opinion qui a été renouvelée de nos jours.

Sanchez croyait aussi que la vérole était connue en Europe, avant le retour du premier voyage de Christophe Colomb; mais ce qui a pu donner lieu, suivant lui, à l'opinion contraire, c'est qu'à cette époque il se manifesta en Europe une épidémie qui coïncida avec la fréquence des symptômes vénériens. Le même auteur croyait encore, ainsi que Fabre, de l'Académie de chirurgie, que le virus syphilitique une fois introduit dans le corps ne se guérit plus; mais qu'il se transmet de génération en génération, et cause cette foule d'infirmités qui affligent l'espèce humaine.

Alexandre Benedetti, vers la fin du XVe siècle, est un des premiers qui aient considéré une foule d'accidents épars comme produits par la syphilis, leur unique et seule cause.

Maynard, au commencement du XVIe siècle, soutint que cette maladie et la lèpre étaient identiques, et que les symptômes aux parties génitales étaient seulement des accidents; il prétend que le traitement antiphlogistique lui a suffi pour la guérison.

Beckett a soutenu les mêmes opinions.

Ucay, médecin du XVIIe siècle, assurait que la syphilis était aussi ancienne que le monde, et qu'elle n'était pas le fait seul de la débauche. Nicolas Massa, un siècle auparavant, avait émis une opinion analogue, en disant que cette maladie avait son siége dans le foie.

Parmi les médecins de nos jours, partisans de l'ancienneté de la vérole, il faut citer M. Devergie, qui en trouve les preuves dans les Livres saints comme dans les anciens poëtes ; toutefois il regarde cette affection comme une phlegmasie simple, et non comme le résultat d'un virus particulier.

Les partisans de l'opinion contraire ne manquent pas, et nous pourrions d'abord citer notre Astruc, qui avait fait assez d'efforts pour être cru, si cette matière n'était pas aussi obscure.

Montanus, qui florissait au milieu du XVIe siècle, croyait que la syphilis était une maladie toute nouvelle ; il se déclarait ennemi du mercure sous toutes ses formes, et voulait qu'on s'en tînt au gayac.

Quelques années plus tard, Sassonia s'efforça de prouver que la vérole était d'origine américaine ; on attribue à lui le premier la doctrine des maladies vénériennes larvées, car il soutient que ces maladies prennent toutes sortes de formes.

Depuis, Girtanner s'est encore montré un vigoureux adversaire de l'ancienneté de la vérole.

Cokhburn, Fabre, Balfour, Tode, A. Cooper, Authenrieth, Ritter, soutiennent aussi que la syphilis est toute moderne ; tandis que l'uréthrite ou gonorrhée est une affection simple qui se retrouve dans les premières pages de l'histoire, et qui a même régné épidémiquement.

Mais les adversaires, des deux côtés, prennent quelquefois le même texte pour se combattre : les uns disent que les accidents nombreux qui caractérisent cette maladie en sont indépendants, et constituent d'autres affections ; que la plupart des maladies se modifient suivant les temps et les lieux , et même disparaissent , tandis que de nouvelles affections sévissent parmi nous : ainsi nous ne retrouvons plus dans les cadres nosologiques l'avante , le pachy , le gemmursa ; mais , dans les écrits sortis des écoles de Gnide, de Cos et de Smyrne , il n'est pas question de la coqueluche et du croup. Ainsi la lèpre , si commune dans les anciens temps en Egypte et en Judée, n'a paru en Italie qu'à l'époque de Pompée ; la mentagre n'a paru dans la même région que sous le règne de Tibère ; avant le XIXe siècle , l'Europe avait-elle éprouvé la fièvre jaune et le choléra de l'Inde ?

La syphilis du XVe siècle n'est pas celle du siècle actuel ; celle de l'Illyrie n'est pas précisément la même que la nôtre , et , quoi qu'en aient dit quelques médecins , le plus grand nombre s'obstine à regarder le scherliévo comme une syphilis modifiée par les localités ; ses ulcères ressemblent aux chancres de Hunter , et c'est le mercure qui est le meilleur moyen de guérison.

Quelquefois la syphilis présente un caractère épidémique : c'est ainsi que la facaldine , maladie qui se développa , sur la fin du siècle dernier , à Agordo , dans la province de Belluno , apparut comme une modification du scherliévo.

Dans les environs de Raguse il règne encore d'une manière endémique une autre variété du scherliévo , mais non contagieuse.

Il y a aussi en Suède , suivant le professeur

Walberg, une maladie semblable au scherliévo, également non contagieuse et d'origine inconnue.

Guillaume Pison, qui avait demeuré au Brésil, y avait observé une espèce particulière de vérole contagieuse et héréditaire.

Ceux qui ont voyagé dans l'Inde assurent que cette maladie y a un caractère spécial, ainsi que la syphilis de la Chine. Mais ces dernières espèces sont peu connues.

Mais, loin de réduire toutes ces affections à l'unité, il semble au contraire qu'on ait cherché à en multiplier les espèces : ainsi l'on a vu Duncan, Bell, Bosquillon, Hernandès et autres établir qu'il y a un virus de la blennorrhée d'une nature différente de celle de la syphilis, et qu'enfin la blennorrhée et la syphilis peuvent exister simultanément, mais n'être jamais la cause l'une de l'autre.

Enfin, au milieu de ces contestations sur l'ancienneté ou la nouveauté de la maladie vénérienne, il s'est formé une troisième opinion dont le résultat serait de terminer la discussion en niant l'existence du virus syphilitique : Pouteau prétendait que l'irritation locale et les sympathies qu'elle met en action déterminent seules les accidents que l'on attribue au virus. M. Caron, il y a environ trente ans, soutint aussi cette non-existence ; et depuis, MM. Desruelles, Jourdan, Richond des Brus et Dubled se sont annoncés de la même manière, et n'ont voulu voir dans la syphilis qu'une abstraction et nullement une réalité pathologique. Nous avons vu plus haut que, dans cette manière d'envisager la maladie vénérienne , ils ont tous été devancés de deux cents ans par Musitano , médecin napolitain , qui au sujet de cette maladie avait dit beaucoup de choses avant eux.

C'est sans doute cette opinion qui a justifié jusqu'à un certain point la pratique de quelques médecins de nos jours ; outre ceux que nous venons de citer, on voit que Broussais, Gutthrie, Hunter, Roses, Swediaur, Hennen, Thomson, Hill , James , Mac-Grégor s'en tenaient au traitement antiphlogistique.

En dernier résultat, la syphilis est un élément de destruction inconnu qui sommeille des années entières et quelquefois toute la vie, et qui d'autres fois, suivant l'opportunité, se manifeste promptement par des accidents communs , tels que uréthrite orchite , chancres , végétations , ou prend des formes assez insolites pour tromper le praticien le plus exercé, et simuler les affections les plus étranges.

Mais le traitement se ressent de la nature douteuse de la maladie ; il est des praticiens dont l'avis est qu'on n'en guérit jamais , et Baglivi avait dit : *Adhibentis specificiis mitescit, sed nunquam extinguitur;* et Astruc de son côté : *Quantumvis mercurius remedium sit opiferum et efficax, non ideo tamen sequitur hujus non omnia symptomata semper delatum iri.*

Les remèdes sont innombrables ; tous ont eu plus ou moins de succès , et tous ont cessé plus ou moins d'en avoir : soit que la nature s'accoutume et se lasse des substances pharmaceutiques, soit que l'enthousiasme , et souvent le charlatanisme, ait prôné certaines médications hors de la mesure convenable, il faut renouveler, changer, refaire la thérapeutique ; et à cet égard, lorsqu'on vantait devant Dumoulin un nouveau remède antivénérien, opérant des miracles : « Qu'on « se hâte de s'en servir, répondait-il, car bientôt « il n'en fera plus. »

Le mercure est ici le premier des remèdes ; non qu'il y ait unanimité sur ses avantages, mais parce que, de tous, c'est celui dont l'histoire se lie le mieux à la maladie.

A partir du XIVe siècle, il y avait deux manières de traiter la maladie : l'une par extinction, l'autre par salivation ; mais les nombreux accidents produits par l'abus du mercure devinrent si effrayants que, plus tard, Fernel, Fallope et Paumier renoncèrent à ce métal et se contentèrent de traiter leurs malades par les sudorifiques.

Deidier, qui ne regardait la vérole que comme un produit de certains petits vers microscopiques, faisait usage du mercure seulement comme vermifuge.

On voit que Lister n'employait jamais le mercure sans lui joindre le gayac, qu'il regardait comme son correctif et son antidote.

Cependant Sydenham déclare que cette maladie ne se guérit qu'à l'aide de la salivation excitée par le mercure; il permet d'y procéder sans aucune préparation, et sans avoir fait usage des remèdes généraux.

Barbeyrac, au contraire, n'administre jamais le mercure, qu'il regarde comme spécifique.

sans avoir préalablement saigné, baigné et purgé son malade.

Dessault, de Bordeaux, commençait le traitement par provoquer une diarrhée à l'aide des purgatifs, à l'effet de prévenir la salivation ; il procédait ensuite aux frictions mercurielles.

Pitcairn commence par faire vomir deux ou trois fois ; il donne ensuite le mercure pendant quelques jours, puis le fait alterner avec les purgatifs.

Ettmuller, quoique partisan des frictions, recommande les sudorifiques, en faisant observer de donner le gayac aux constitutions froides, et la salsepareille aux tempéraments chauds.

Carrère veut qu'on rejette le mercure quand la maladie est ancienne, et conseille de s'en tenir à l'usage des dépuratifs et des sudorifiques.

Souville, médecin de Calais, proclame les heureux effets des mercuriaux unis au quina, dans tous les cas de syphilis ancienne et dégénérée ; il prétend encore qu'il ne faut se fier à l'opium que comme accessoire, et que ce dernier remède n'est réellement heureux que dans les affections vénériennes cutanées.

Mais les ennemis du mercure sont peut-être plus nombreux que ses partisans, et quelques-uns même lui attribuent tous les accidents qu'on fait souvent dépendre de la syphilis.

On lit, dans les *Transactions philosophiques*, tout ce que disent Edward, Brown et Valter-Pope, des funestes effets du mercure sur les

malheureux qui travaillent dans les mines de ce
métal : ils meurent tous paralytiques, ou atteints
de diverses maladies chroniques. Ramazzini dit
la même chose.

Hunter regardait les accidents qui arrivaient
après l'usage de ce métal , comme pouvant être
tout à la fois phénomènes mercuriels, vénériens ,
scrofuleux et scorbutiques.

Swediaur croyait que le mercure n'avait pas
d'autres propriétés que de convertir en ulcères
mercuriels les ulcères vénériens , et d'amener
de plus en plus un état de cachexie et d'hébête-
ment comparable au scorbut.

Aujourd'hui beaucoup de praticiens se passent
du mercure : tels sont, entre autres, MM. Fricke,
de Hambourg ; Thomas Harris , de Philadelphie ;
et Devergie.

Cependant le mercure n'est pas tellement
proscrit, que de tout temps on ne l'ait essayé
sous diverses formes et sous diverses composi-
tions : Sanchez prétendait avoir enseigné à Van-
Swiéten l'usage du sublimé corrosif.

Schreiber était aussi un des premiers qui aient
reconnu l'efficacité du sublimé ; mais il voulait
qu'on lui joignît les bains de vapeur, pour modérer l'effet violent de ce remède.

Ainsi que ces derniers, Boerhaave , Storck ,
Dehaën et Pringle faisaient beaucoup de cas de
ce médicament et l'employaient avec beaucoup
de succès.

M. Dzondi , de Halle , traite ses malades avec
le sublimé pris en pilules , et aide à la guérison
par le régime et la décoction de salseparcille.

Toutefois , quelle que soit l'opinion qu'on ait du sublimé , il est curieux de voir Pibrac s'élever de toutes ses forces contre son usage ; il ne sait pas comment condamner Van-Swiéten à ce sujet ; il s'appuie de sa propre expérience et d'une observation de Degener pour maudire ce médicament : « Il semble , dit-il , que ce soit une « conspiration contre l'humanité. »

Cela n'empêchait pas que le mercure ne s'employât sous d'autres formes : ainsi nous voyons que, dans les cas de syphilis invétérée , Boerhaave et Sydenham donnaient le sulfate de mercure jaune avec excès d'oxide , et ce sel avait aussi été reconnu avantageux de notre temps par Alibert.

Le docteur Pitschaft a pour méthode de faire prendre en pilules le précipité rouge , uni à une petite quantité d'acétate de morphine.

Le professeur Blasius emploie aussi l'oxide rouge de mercure à la dose de deux cinquièmes de grain par jour , en augmentant progressivement.

L'éther mercuriel a été récemment mis en usage par M. Chéron ; on sait que Cadet , et Belet dans son sirop, employaient aussi ce médicament.

Chaussier, Borda et Rasori avaient fait un grand usage, et avec beaucoup de succès, du cyanure de mercure dans les syphilis invétérées. Depuis peu d'années, M. Parent a établi qu'en effet le cyanure avait de grands avantages sur le proto-chlorure; ce praticien donne le cyanure au début par un seizième de grain puis par un douzième , et ne dépasse pas le demi-grain.

Biett, de son côté , avait le premier essayé l'iodure de mercure et surtout le proto-iodure , moins actif et plus facile à administrer; on l'unit ordinairement à de l'extrait de gayac.

Clare avait une autre manière d'administrer le mercure : il faisait prendre au bout du doigt , humecté de salive , un grain ou un demi-grain de calomel et le faisait frotter sur les parties intérieures des joues , en répétant cette opération trois ou quatre fois par jour. Ce procédé , qu'on appela méthode d'absorption , eut beaucoup de partisans en Angleterre , entre autres Hunter , Cruickshank, Buchan et Home.

Dominique Cirillo avait aussi sa méthode : elle consistait à triturer un gros de sublimé avec une once de sain-doux pendant douze heures, et de cet onguent il faisait faire des frictions sous la plante des pieds ; quelquefois il y joignait l'opium ou l'ammoniaque.

Enfin ce métal nous a donné le mercure gommeux de Plenk , les pilules de Belloste , les dragées de Keyser , le rob de Laffecteur , les gâteaux toniques de Bru , et autres qui , malgré une petite odeur de charlatanisme , n'en ont pas moins eu de la réputation et du succès.

Les pilules de Belloste furent inventées il y a cent soixante ans, et, par un bonheur rare pour les pilules , celles-ci ont parcouru une carrière qui a valu à leurs auteurs une série de priviléges pendant un temps continu de soixante-douze ans , et ont procuré à la famille Belloste fortune et pensions ; les concurrences, y compris même les pilules de Barberousse, n'ayant pu les discréditer, le gouvernement s'en est mêlé ; il a acheté le secret, et dès ce moment les pilules sont tombées d'elles-mêmes.

La décoction de Zittman s'était aussi fait un certain nom, même parmi les médecins, il y a environ un siècle ; mais quand on lit la composition de la drogue en décoction faible et décoction forte, quand on voit qu'il lui faut des adjuvants en calomel et en jalap sous la forme de pilules en grand nombre, et puis tout le cortége des minuties du régime et de l'alimentation, et qu'enfin les prôneurs de ce traitement disent que, si l'on est pas guéri après l'avoir fait, il faut le recommencer ; on ne sait s'il y a là une dérision et si le professeur Chélius, qui a cherché à remettre cette décoction à la mode, n'est pas complice d'une sorte de mystification qui n'est plus de notre époque.

Cependant M. Wiggers a tâché de maintenir les drogues de son compatriote dans l'estime des médecins, en les analysant et en prouvant qu'il y reste une petite quantité de mercure, après leur confection ; ce que des médecins très honorables avaient nié.

A Stockolm, il se passe quelque chose d'analogue : dans les hôpitaux, on enferme le malade pendant six semaines, et, avec un certain régime et une tisane de squine, il doit être guéri ; s'il ne l'est pas, on recommence le traitement ; et si la maladie résiste, on recommence encore. La doctrine des médecins de Stockolm sur ce point est de ne pas céder.

D'autres métaux ont aussi été essayés. Anthony, vers la fin du XVIe siècle, avait mis à la mode la préparation d'or, et il eut sur Chrestien, de Montpellier, une priorité de deux siècles, dont il faut tenir compte : il ne limita pas, comme ce dernier, le métal précieux à la cure de la syphilis; il tâcha d'en faire une panacée universelle, ce que ses confrères trouvèrent mauvais en l'appelant charlatan, et il n'en fit pas moins une grande fortune.

Le docteur italien Fulvio Gozzi préfère l'hydrochlorate triple d'or et de soude en frictions; il le mêle avec de l'amidon en poudre : un grain de ce sel d'or sur deux d'amidon.

M. Serre, de Montpellier, a adopté dans sa pratique un autre métal; il a fait des essais heureux avec les préparations d'argent : chlorure d'argent, oxide d'argent, iodure d'argent et autres.

Puis il y a d'autres moyens médicaux : Alyon, pharmacien dans les armées de Napoléon, avait dans le temps proposé sa pommade oxigénée et la limonade nitrique. Cependant, avant lui, Beddoès, Guillaume Scott et Simon Zeller avaient aussi recommandé l'acide nitrique étendu d'eau, dans le traitement de la syphilis.

Peyrilhe avait sur cette maladie des idées entièrement opposées à celles de ces derniers médecins; aussi il employait et préconisait l'alkali volatil.

Diverses plantes furent essayées : Jurine de Genève employait très heureusement la saponaire officinale en décoction et en extrait, surtout dans les cas d'ulcération à la gorge.

Girtanner, entre plusieurs végétaux qu'il emploie, préfère l'*astragalus excapus* de Linné, qu'il regarde comme un remède merveilleux.

D'autres praticiens ont proposé la *lobelia syphilitica*, le *prunus padus*, etc.

Tode, Pasta, Delius, Thuessink, vantent l'opium comme un puissant antivénérien ; Turnbull conseille ce médicament à l'intérieur et à l'extérieur, soit en poudre, soit en décoction, et ne voit rien au-dessus de lui, si ce n'est le suc de pavot, ce qui revient au même.

Schœpff dit : « Aucun des vérolés que j'ai traités n'a pris un seul grain de mercure, et je n'ai eu aucun sujet de revenir à l'usage des mercuriaux pour remplacer celui de l'opium.

Les sudorifiques ont de tout temps été en grande faveur. Astruc, Boerhaave, Hunter avaient une prédilection toute spéciale pour le gayac ; ils l'employaient en teinture, en décoction, en élixir, ou mélangé avec d'autres substances. Fernel, qui s'était déclaré hautement l'ennemi du mercure, faisait beaucoup de cas du gayac.

M. Puche, médecin de l'un des hôpitaux de Paris, a fait des essais heureux avec l'iodhydrargyrate d'iodure de potassium ; le nom est un peu long à prononcer, mais le remède est facile à prendre, et M. Puche a éprouvé qu'il

irrite moins l'estomac que tous les sels mercuriels.

Enfin, quand la maladie paraît incurable malgré toutes les ressources médicales, Percy,
Yvan et autres ont imaginé d'inoculer le virus
et de renouveler ainsi la syphilis.

CHAPITRE LII.

SCROFULES.

On peut être scrofuleux de père en fils, depuis le commencement des siècles jusqu'à la fin, sans qu'aucun vestige morbide dénonce les secrets de la nature. Une circonstance débilitante décèle ordinairement le vice inné, mais une circonstance favorable ajourne quelquefois indéfiniment sa manifestation.

On ne conteste donc plus sur la cause productrice de cette affection lente et perfide : plusieurs praticiens se contentent de la trouver dans l'hérédité, et elle n'en est que plus terrible pour les familles où elle se rencontre ; car la plupart des phthisies lui doivent leur origine.

Cependant, malgré l'opinion de M. Lugol qui soutient fortement l'hérédité comme cause unique, on voit qu'Astruc, Portal et quelques autres regardent les écrouelles comme une syphilis dégénérée, parce qu'ils croyaient reconnaître une certaine analogie de symptômes ; pourtant les mêmes médicaments ne conviennent pas à ces deux maladies, puisque, quoi qu'en dise Bordeu, les frictions mercurielles produisent les scrofules. C'est l'avis de Hunter, de Samuel Cooper, de Richerand. M. Cullerier pense aussi que le mercure aggrave les scrofules dans leur complication avec la vérole.

Il est certain que cette affection était très répandue chez les anciens, tellement que Cicéron lui-même, faisant allusion aux caractères repoussants qui la manifestent, désignait une classe impure de la société par les mots *strumæ civitatis*.

Hippocrate, au livre des *Glandes*, explique comment arrivent les écrouelles, et dit que c'est une des maladies les plus fâcheuses.

Celse disait qu'elles étaient occasionnées par l'usage des eaux froides et crues ; il ajoutait qu'elles donnaient beaucoup de peine aux médecins ; parce que, quelle que soit la manière dont on les traite, soit par le fer, soit par le feu, elles repullulent toujours.

Outre la transmission de cette maladie par succession dans les familles, on croit encore qu'elle est produite dans la procréation des enfants par des pères trop jeunes, trop vieux ou trop infirmes. Mais le mauvais régime, l'air froid et un sol humide peuvent le produire, selon plusieurs médecins.

Wiseman ne voyait dans la formation des glandes strumeuses qu'une acidité particulière dans la sérosité du sang, et conseillait, pour en finir avec elles, l'extirpation par le fer et encore mieux par les escarrotiques, surtout si elles sont profondes.

M. de Vering , de Vienne , examine la cause des scrofules , et croit l'avoir trouvée dans un défaut dans l'assimilation : il y a débilité des organes gastriques.

M. Baudelocque insiste sur la viciation de l'air comme cause productrice des scrofules, et , de plus, comme cause occasionnelle des symptômes quand le sujet est entaché dans le sang : ainsi , l'hérédité de la maladie ne se continue de père en fils que souvent parce que celui-ci se place dans des conditions atmosphériques favorables au développement du vice strumeux ; c'est ce qui explique pourquoi une génération en paraît exempte , tandis que la génération suivante en est frappée.

Mais que les écrouelles soient héréditaires, endémiques et peut-être , disent quelques-uns , épidémiques , assurément elles ne sont point contagieuses, puisque Kortum en avait plusieurs fois tenté inutilement l'inoculation.

Ce qui est certain , ce sont leurs nombreuses et faciles complications , à tel point qu'elles paraissent tantôt causes et tantôt effets des maladies concomitantes. Les localités semblent ici avoir la plus grande influence , et l'on ne saurait trop lire le livre *Des airs, des eaux et des lieux* , d'Hippocrate. Ainsi le vice strumeux , en Angleterre, se complique souvent de la syphilis ; en Allemagne, de rachitis; en Suisse, de goître; en Hollande , de scorbut , et autres complications.

Toutefois il est bien convenu que , dans toutes

les affections, il faut distinguer la diathèse morbide d'avec ses effets : les glandes du cou, du mésentère, des bronches, la fièvre lente, etc., dénoncent la maladie scrofuleuse, mais ne la constituent pas.

Quelques médecins, après avoir essayé de toutes les médications, s'en tiennent à un traitement purement hygiénique, et s'en rapportent aux ressources de la nature.

Galien décrit une infinité de topiques contre les scrofules ; il recommande à l'intérieur également une foule de drogues toniques et aromatiques, telles que la thériaque, le mithridate, l'athanasie, l'ambroisie et le diacalment.

Ettmuller vante beaucoup la racine de scrofulaire ; il est vrai que le nom de cette plante vient de la vertu qu'on lui attribue. Le même auteur proclame aussi l'effet avantageux de l'infusion de romarin ; d'autres en disent autant de la rue des murailles.

Sauvage célèbre les grands avantages qu'on retire de l'extrait de ciguë donné graduellement depuis deux grains par jour jusqu'à un gros, et en faisant usage de l'eau de la mer pour boisson.

Fothergill, Bergius, Hunter, Cullen et Swediaur ont également recommandé la ciguë, surtout si l'on présume une complication de virus vénérien. M. Baudelocque a fait d'heureuses applications de cette substance.

François Fuller prétend que la décoction de

feuilles de tussilage, prise intérieurement pendant longtemps, est le meilleur de tous les remèdes ; il en donne des preuves dans sa *Médecine gymnastique*.

M. Bodard, dans son ouvrage sur les engorgements glandulaires scrofuleux, vante également les effets du tussilage.

Zacutus dit qu'on guérit très certainement les écrouelles avec un onguent fait avec la racine de bryone, la térébenthine et la cire.

Schrœder, de Magdebourg, a publié les succès qu'il a obtenus avec les glands.

Baumes, trouvant une grande analogie entre les scrofules et le rachitis, veut qu'en conséquence le traitement soit analogue, et qu'on fasse usage des martiaux, de la garance et, suivant les cas, des alkalis.

Cheyne, qui considérait les tumeurs blanches des articulations comme une maladie scrofuleuse, voulait qu'on soumît le membre à une affusion d'eau froide, forte et continuée.

Jurine, puis M. Borson, de Chambéry, avaient essayé, non sans succès, la feuille de noyer et le brou de noix. Jurine avait aussi vanté le muriate de baryte ; Pinel donnait ce sel à la dose d'un grain dans deux onces d'eau distillée. M. Baudelocque le donne aussi avec succès, mais il a reconnu qu'il comportait dans son administration de graves inconvénients.

Cependant l'anglais Crawfort avait fait des essais, d'après lesquels il concluait que le muriate de baryte était le vrai spécifique.

Le docteur Speranza , de Parme , croit que les seules forces de la nature doivent guérir les scrofules ; cependant il veut qu'on aide à la guérison par l'usage du charbon animal : il donne cette substance en poudre à la dose de deux ou trois grains deux fois par jour, et s'aide de tous les moyens hygiéniques. Il n'a pas confiance dans l'iode , non plus que MM. Gartd- ner , Pasquier , Sanson , Hufeland , Bland , Joël, Larcher, Balher, Miquel, Brody et Uccelli, qui, tous ou presque tous , se confient plus à la na- ture qu'aux remèdes : cependant, d'un autre côté , on trouve une série d'habiles praticiens qui regardent l'iode comme le vrai spécifique : tels sont MM. Gimelle , Klaproth , Sablairolles , Baun , Baron , Benaben , Deleiser , Berton , Man- son , Graeff, Magendie , Lugol , Brera , Sacco , Marcolini , etc.

M. de Vering , de Vienne , que nous avons déjà cité , veut qu'on traite les malades dès le premier âge par les ressources hygiéniques, et qu'après un long usage de rhubarbe et d'ipéca- cuanha à petites doses , on passe au calomel et autres accessoires antiscrofuleux ; il regarde l'ipécacuanha presque comme spécifique , et n'emploie l'iode qu'avec beaucoup de réserve.

M. Paterson n'emploie l'iode que pour la carie des vertèbres , qu'il regarde comme tenant pres- que toujours à un vice scrofuleux.

Hufeland , et ensuite M. de Lens , ont cons- taté les avantages de la racine d'aunée.

Les préparations d'or ont été essayées avec

avantage par M. Legrand, et d'après un rapport de MM. Duméril et Roux.

Chrestien, de Montpellier, qui appliquait ces médicaments à presque toutes les maladies chroniques, les avait aussi essayés sur le vice scrofuleux.

CHAPITRE LIII.

SCORBUT.

C'est ici bien évidemment une affection asthé-nique, et nous ne savons pas trop comment la médecine de l'irritation, la médecine de la localisation et toutes les doctrines fondées sur des phénomènes isolés pourraient l'expliquer rai-sonnablement.

Le scorbut est un affaiblissement de tout l'or-ganisme : inappétence, dégoût, mollesse des solides, altération des liquides ; les affections morales coïncident à la débilité physique ; il y a paresse, langueur, tristesse, et enfin déca-dence progressive jusqu'à une destruction totale de l'individu, si toutefois les ressources de la pharmacie, et surtout celles de l'hygiène, ne viennent à temps ranimer l'esprit et le corps.

Le caractère morbide spécial est si indéter-miné, que plusieurs auteurs n'ont vu ici qu'une conséquence de quelque autre affection anté-rieure. Hippocrate l'appelait tantôt grande rate, tantôt colique hématite ; notre vénérable Pinel la regardait comme une complication de plu-sieurs maladies; Eugalenus, qui l'avait bien analysée, lui reconnaissait jusqu'à quarante-neuf symptômes différents.

Willis disait que ce n'était pas une maladie simple, mais bien une légion de maux.

Nitzsch, de son côté, avait observé plusieurs espèces de scorbut dans l'armée de Russie et sur les bords de la Baltique.

Mais, outre ces diverses espèces, les médecins reconnaissent encore le purpura ou scorbut de terre. Cette affection paraît d'une nature identique au scorbut de mer, et se développe sous les mêmes influences; le sang se trouve aussi profondément altéré.

Les préjugés, plus que l'expérience, accordaient quelquefois une confiance aveugle aux quatre plantes antiscorbutiques. Il est démontré aujourd'hui que l'air, l'exercice et les aliments convenables sont les puissants moyens que plusieurs praticiens emploient préférablement quand la maladie est commençante; plus tard elle est très difficile à guérir.

Sydenham ne veut pas qu'on s'attaque aux symptômes dans le traitement, mais bien à la nature intime de la maladie.

Barbette et Deckers expliquent bien toute la gravité du scorbut, et assurent que lorsqu'il est héréditaire ou invétéré il est difficile de le guérir. Barbette le croyait produit par une corruption particulière de l'humeur mélancolique, et Deckers disait que le scorbut se mêle à presque toutes les maladies.

Waldschmid dit que lorsqu'il est fixé sur une

partie, on ne peut lui opposer qu'une cure palliative.

Eugalenus, contrairement à Sydenham, faisait la médecine symptomatique, et par conséquent variait beaucoup les remèdes.

Dolœus promettait de guérir heureusement toute espèce de scorbut, dans l'espace de douze jours, par l'usage du mercure doux, sublimé d'une manière particulière, qui le rendait sudorifique.

Pitcairn, qui voyait dans le scorbut une complication de plusieurs maladies, voulait qu'on attaquât celles-ci les unes après les autres, et autant que leur symptomatologie pouvait le permettre. Il avait une grande confiance dans les antiscorbutiques, et surtout dans le cresson, parce que, disait-il, ils augmentent le mouvement du pouls.

Quelques médecins, outre les antiscorbutiques, célèbrent la vertu des citrons et des oranges. Guillaume Pison, qui avait demeuré au Brésil, rapporte que dans cette contrée les médecins comptent plus sur les limons que sur tous les autres remèdes. Lister dit que, dans toute sa pratique, il n'a jamais tiré autant de secours des autres moyens que des limons.

Gilbert Blane a observé, par des expériences constantes, que rien n'est plus avantageux et plus salutaire que l'usage des citrons frais et des oranges, et que le suc de ces fruits est ce qu'il y a de mieux pour panser les ulcères.

Charlton, quoique copiste de Willis et de Sennert, repoussait tous les acides et recommandait le lait, les émulsions et les restaurants ; cependant Willis prescrivait souvent la crême de tartre et tous les remèdes tartarisés.

Le docteur Henderson, qui a étudié spécialement le scorbut, a éprouvé le jus de citron si vanté, ainsi que les autres acides, et n'en a pas été satisfait ; il préfère le nitre à doses fractionnées ; quelquefois il ajoute à la solution nitreuse une très petite quantité d'huile de menthe poivrée, ou de genièvre, ou d'éther vitriolique.

Aucune maladie n'a donné un champ plus libre à la polypharmacie, et l'on voit Ettmuller tenter les moyens les plus opposés ; cependant il regardait le scorbut et l'hypocondrie comme presque identiques. Il commençait le traitement par un bon vomitif, après quoi il donnait volontiers le lait, d'autres fois les ferrugineux. C'est à l'occasion de ces derniers médicaments que Tachenius s'élève contre cette pratique, attendu qu'il les regarde comme une cause de squirrhe.

Sur la fin du XVIe siècle, le capitaine Winter fit faire sur ses vaisseaux usage de l'écorce qui porte son nom : les succès qu'il obtint ont engagé plusieurs fois les médecins à s'en servir.

Bisset, qui avait voyagé sur mer, vantait beaucoup l'usage du riz dont il avait obtenu d'heureux effets.

Macbride conseillait l'emploi de la drèche, tant pour prévenir que pour guérir le scorbut. Fagon était partisan de la petite bière, dans laquelle on faisait infuser des plantes antiscorbu-

tiques ; au défaut de petite bière , il faisait composer une boisson avec la graine de genièvre.

Mais ce qui prévaut sur tous les remèdes, c'est
un régime convenable ; c'est ainsi que s'expriment
Deckers et Barbette , et surtout Sennert , dont
les préceptes sont, à cet égard , ce qu'il y a de
mieux.

CHAPITRE LIV.

VERS.

Beaucoup de maladies sont assurément du domaine des sciences occultes, et c'est avec peine que les médecins parviennent à les mettre sous l'empire de la raison et à se faire comprendre des malades ; mais la médecine vermifuge est bien autrement rebelle au bon sens, et, quoi qu'on fasse, elle a cela de particulier que, en outre de ses obscurités, elle se renforce de tous les grimoires des sorciers et de toutes les mystifications des charlatans.

Il y a donc dans le monde une opinion aussi ridicule qu'absolue, et contre laquelle viennent se briser les plus sages raisonnements ; c'est celle de l'existence des vers dans tous les dérangements de l'économie animale : un enfant est indisposé, une grande personne languit, un convalescent tarde à se remettre, un hypocondriaque s'ennuie, une hystérique fait des folies ; ce sont les vers, et surtout le ver solitaire ; mais c'est surtout celui-ci qui, par son opiniâtreté à rester dans le corps où il se loge, lasse tout à la fois le médecin et le malade ; en vain on accable ce dernier de potions et de pilules, il est fatigué de tant de soins, et son état, au lieu d'inspirer de la commisération, lui donne un certain ridicule dans la société, par la persuasion où l'on est que sa maladie est imaginaire.

Une sage et loyale expérience a pourtant appris qu'on ne meurt pas ordinairement des vers, mais bien quelquefois des vermifuges. Hippocrate lui-même a dit qu'on pouvait avoir des vers, et se faire très vieux.

Quant à la formation de ces espèces de parasites, on ne sait réellement qu'en dire : une foi vive à la doctrine qu'on a embrassée peut satisfaire l'esprit, sans donner l'expression de la vérité; beaucoup de médecins croient à la génération spontanée, et c'est une manière de s'interdire toutes recherches à ce sujet. Vallisnieri et Bloch pensent que les vers sont innés dans le corps, puisqu'on en trouve dans le fœtus, et qu'ils ne peuvent pas vivre ailleurs que dans les organes où ils se trouvent.

Vandoeveren croyait, au contraire, que les ovules s'introduisaient dans l'économie animale par la respiration, les aliments et l'absorption cutanée.

En général, on s'accorde à dire que la production des vers est facilitée ou même occasionnée par l'affaiblissement de l'organisme.

Il y eut une époque où l'histoire des animaux infusoires avait rempli toutes les imaginations de l'existence des vers dans chacune des parties du corps humain : la monade, le volvoce, le vibrion, le prothée étaient seulement regardés comme des créations transitoires qui, devenant d'abord vers de diverses formes, finissaient par être lézard, crapaud ou salamandre, ainsi que l'attestaient alors de savants helminthologues de ce temps-là. Un certain Ecossais, entre autres, nommé Gibbs ou Guib, réfugié en France au milieu du XVIIe siècle, soutenait que presque toutes nos maladies dépendaient des vers, parce qu'il en avait découvert dans toutes les substances alimentaires à l'aide du microscope.

Andry, qui vint un siècle après, avec une opinion non moins exagérée, avait tellement multiplié ces parasites, sans microscope, que si on ne les voyait pas on les supposait, et que si les purgatifs ne les chassaient pas ils étaient fendus ; et la crédulité des malades ne démentait en rien ces absurdes explications. Enfin un parti, opposant à la doctrine helminthologue, ne sut ou ne put autrement combattre Andry qu'en lui donnant le surnom ridicule d'*homo vermiculosus*.

Toutefois ce dernier n'eut pas toujours tort, et des médecins dignes de foi l'appuyèrent assez de leurs nombreuses observations pour qu'on maintînt dans l'histoire de l'art la multiplicité et l'imminence des vers.

Ainsi les vers encéphales furent démontrés dans certaines maladies pestilentielles, telle que l'épidémie de Bénévent, dont Andry lui-même a parlé.

Les rhinaires ou nasicoles, dont Fernel, Borel et Ambroise Paré rapportent des exemples ; les auriculaires, dont Panarole et Kerckring font mention ; les pulmonaires, que Fernel dit avoir observés, et dont Avenzoar, Albucasis, Thomas de Véga, Camérarius et Brassavole parlent, en avouant cependant que leur conformation les faisait quelquefois plutôt ressembler à des insectes qu'à des vers ; les hépatiques, qu'on ne conteste pas et qu'Hartmann avait déjà observés dans des cas d'hydropisie ; les cardiaires et les péricardiaires, dont l'existence n'a pas été mise en doute, et qui se rencontrent quelquefois dans les fièvres putrides, ainsi que le dit Vidus Vidius ; les ombilicaux : Sennert, Schenkius et Bonet en font mention ; les inguinaux, dont Morton cite plusieurs exemples ; les sanguins, ainsi que le témoignent Riolan, Ettmuller et Borel ; les vésiculaires, dont Tulpius et Ambroise Paré rapportent divers cas, et observés depuis par Stromaïer, Kühn et Moublet de Tarascon ; les dentaires, les spermatiques, les helcophages, les cutanés, etc., qui sont mentionnés dans divers auteurs : tous ces incommodes et peu dangereux parasites sont cités quant à leur siége, mais mal décrits quant à leur organisation et à leur forme extérieure. Il a fallu écouter de plus utiles leçons données à cet égard par Linné, Wagler, Verner, Rœderer, Pallas, Gmelin, Wrisberg, Muller et Blumenbach, et depuis ces auteurs, au commencement de ce siècle, par Rudolphi à Berlin, Bremser à Vienne, Brera à Bologne et à Padoue, et Laennec à Paris.

Les helminthes ont donc aujourd'hui singulièrement augmenté leur nombre, ainsi qu'on
le voit surtout dans l'ouvrage de M. Bremser :
ils sont distingués en ceux qui vivent dans le
canal intestinal de l'homme, et en ceux qui
existent au dehors; pour les premiers, il est
question du trichocéphale, de l'oxyure vermiculaire, de l'ascaride lombricoïde, du botryocéphale et du ténia solium; pour les autres on
fait mention du dragonneau, du hamulaire, du
strongle géant; puis des longues séries des tré-
matodes, des vésiculaires, des pseudo-helmin-
thes, tels que la douve du foie, le polystoma
pinguicole, le cysticerque, l'échinocoque, le
ditrachycère, l'ascaride stéphanostoma, l'ascaride conosoma, le cercosoma, l'hexatiridium
des veines, le diacanthos polycephalus, etc.
C'est une nomenclature à effrayer les gens ti-
mides, mais encore on n'en meurt pas.

Toutefois, on n'est pas bien d'accord sur la
multiplicité des vers : ainsi M. Mayor, de Genève, a fait des efforts pour diminuer leur nombre, et, entre autres, les ténias qu'il a beaucoup
étudiés, et que, de trois espèces admises, il a
réduites à deux; ainsi nous voyons encore notre
Laennec décrire quatre espèces particulières de
cysticerques, tandis que le savant helminthologue
Rudolphi ne parle que d'une seule.

Mais, de tous les entozoaires, les ténias sont
ceux qui occupent le plus l'attention des médecins. M. Mayor explique les insuccès des
divers traitements qui leur sont appliqués, par
la difficulté de distinguer les espèces : ainsi le

botryocéphale à anneaux longs, à une largeur de quatre lignes sur deux lignes de longueur de ces anneaux, est chassé du corps par l'usage de l'huile de fougère, et résiste à la poudre de fougère et à l'écorce de racine de grenadier sauvage ; tandis que le botryocéphale à anneaux courts, ou d'une largeur d'une ligne sur six de long, est expulsé par ces deux dernières substances : quant au ténia armé, il a pour spécifique l'étain et la racine de grenadier.

Quelle que soit la perspicacité de l'observateur, l'erreur est ici très facile. On croit ordinairement qu'il ne se rencontre qu'un seul ténia à la fois ; on lit pourtant, dans le *The medical Gazette* de 1827, l'histoire d'une jeune femme qui a rendu dix-huit de ces vers bien complets. On peut encore se tromper si ce ver n'est rendu que par fragments, car sa longueur est très variable : elle va jusqu'à soixante pieds. Andry rapporte qu'Hartsoecker, d'Amsterdam, en a vu un qui avait plus de quarante-cinq aunes de France. L'erreur peut venir encore d'une différence d'espèce : Buniva, de Turin, rapporte avoir vu un jeune homme rendre plusieurs vers de l'espèce appelée *tænia canina*.

On pense généralement aujourd'hui que ce ver constitue un individu unique, parce qu'on lui a découvert une tête ; cependant Tyson prétendait qu'il était composé d'autant d'individus que d'anneaux, tous susceptibles de vivre séparément par des ouvertures ou bouches, dont chaque anneau est pourvu. C'était aussi l'avis de Bertrand, de Berne.

C'est donc contre le ténia que se rapportent principalement tous les remèdes, toutes les recettes, toutes les méthodes qu'on trouve dans les auteurs, et dont usent plus ou moins fructueusement les charlatans.

Parmi les remèdes vantés il faut citer ceux d'Alibert, de Bourdier, de Vitet, d'Odier et de Mad. Nouffer.

Il y a environ cent ans que celui d'Herrenschwand passait pour le meilleur, et valut à son auteur fortune et réputation; et ce n'était, à peu de chose près, qu'un mélange de fougère mâle et de gomme-gutte.

Les anciens employaient beaucoup l'écorce de racine de grenadier, tant préconisée de nos jours; il paraît même que c'était leur principal anthelmintique, ainsi qu'on peut le voir dans Pline, Dioscoride, Celse, Cœlius Aurelianus, Alexandre de Tralles, Marcellus Empiricus, Avicenne, etc.

Baglivi faisait prendre à ses malades douze grains de mercure doux unis à cinq grains de scammonée; cependant il avouait que l'ellébore noir lui paraissait le meilleur et le plus sûr des vermifuges.

Bisset, médecin anglais, avait célébré les vertus de l'ellébore fétide desséché et réduit en poudre.

Boulduc, Ange Sala et Echardt employaient avec succès la gratiole.

Séeliger et Schmucker avaient, des premiers,

mis la cévadille à la mode ; Lœffler et Brewer l'avaient aussi employée ; Marcus Herz regarde cette substance comme spécifique.

On lit que Brown, Bergius et Gilibert donnaient comme le meilleur des vermifuges l'infusion de la *spigelia anthelmia* de Linné. Les sauvages faisaient un secret de cette plante, qu'ils communiquèrent enfin au docteur Linning en 1754.

Russel avait fait un heureux usage d'une forte décoction d'écorce de grenades, de semences de *convolvulus niloticus* et d'*erythrina monosperma*, ces deux derniers ingrédients à la dose d'un demi-gros.

Clossius usait d'une potion faite avec un gros de térébenthine et de menthe poivrée ; si le ver n'était pas expulsé, il compliquait le traitement d'un régime préparatoire, d'un grain d'opium tous les soirs, d'une poudre dont le principal ingrédient était le mercure doux, et enfin d'un drastique dont la gomme-gutte était la base.

Bremser propose un électuaire qui a pour base la tanaisie, la valériane et le jalap. Après qu'on en a fait usage, il recommande de prendre, matin et soir, deux cuillerées à café de l'huile vermifuge de Chabert. Cette huile de Chabert, qui passa dans le temps pour un excellent vermifuge, est un composé d'huile essentielle de térébenthine distillée et de carbonate d'ammoniaque liquide.

Beck, médecin russe, donne à ses malades, le premier jour, une poudre composée de calomel, de cinnabre, d'antimoine et de corne de cerf brûlée ; le lendemain il leur donne une autre poudre dont les ingrédients sont la racine de fougère, le jalap, la gomme-gutte, le chardon-bénit et l'ivoire brûlé.

Rathier proposait un bol fait avec la sabine, la rue, le mercure doux et l'huile de tanaisie.

Weigel faisait prendre le soir une solution de sulfate de soude, et le lendemain trente gouttes d'élixir vitriolique de Mynsicht ou d'élixir acide de Haller, et continuait ce traitement pendant plusieurs mois.

Pinel, dans tous les cas d'affections vermineuses rebelles, se servait d'une poudre composée de trente grains de rhubarbe, de dix grains de mercure doux, donnée en trois doses.

Baglivi, Bremser et M. Magendie faisaient parfois usage de l'eau dans laquelle on avait fait bouillir du mercure. Chesneau avait éprouvé qu'un peu de mercure crû dans un bouillon réussissait merveilleusement.

La limaille d'étain avait depuis plusieurs siècles joui d'une grande faveur, et l'on voit que Paracelse et Alston l'avaient célébrée ; depuis, Méad et Leclerc en avaient aussi fait usage, mais en l'unissant au corail rouge, parties égales.

Fordyce vantait également la limaille d'étain, et en obtenait d'heureux succès.

Hufeland avait pour méthode de donner le matin une décoction d'ail mêlée à du lait, dans le courant du jour une demi-once de limaille d'étain, et le soir une cuillerée d'huile de ricin.

D'autres praticiens ont vanté la sementine, la mousse de Corse, l'huile essentielle de térébenthine, l'huile de ricin et autres; on a été ensuite jusqu'à conseiller des moyens mécaniques : c'est ainsi que H. Cloquet recommandait de faire prendre les soies qui hérissent les gousses du *stizolobium*, mais enveloppées avec du sirop commun. Bryant, de Norwich, conseille pour le même usage les soies qui remplissent les fruits de l'églantier et des autres rosiers.

Ainsi que nous l'avons dit plus haut, l'histoire des vers renforcée de celle des charlatans donne quelquefois des faits curieux pour l'édification des médecins, des malades et des gouvernements. On lit dans le *Journal* d'Hufeland (août 1828) qu'un nouveau traitement inventé contre le ténia, par le docteur Smith de Berlin, a été éprouvé de la part du gouvernement prussien par une commission de médecins, et ensuite acheté et publié. Les connaisseurs ont pu admirer, outre la série nombreuse des substances pharmaceutiques disposées à peu près comme au temps de Charas, un régime compliqué autant que peut l'être un ragoût germanique, et où l'on voit figurer en salmis la soupe de farine, la laite de hareng, le jambon crû, l'oignon, l'huile, le sucre; et pour prévenir les rechutes, des jaunes d'œuf, des pigeons, du bon vin, des poulets, du raifort et surtout de la salade de harengs. Il faudrait, en effet, qu'un ténia fût bien ridicule pour résister à un tel traitement; aussi M. Smith touche, à cause de cela, une pension de deux cents thalers.

Darbon, en 1824, avait aussi cherché à faire du bruit avec sa potion ; il n'en donnait pas la composition, ce qui sentait un peu le guérisseur en plein vent : cependant cette drogue n'était pas désagréable à prendre, disaient les malades, et elle avait des succès, disaient les compères, et elle se vendait bien, disait M. Darbon.

CHAPITRE LV.

CALCULS OU PIERRES DE LA VESSIE.

La plupart des noms des maladies, phthisie, hémorragie, variole, syphilis, etc., donnent des idées si imparfaites de nos états pathologiques, qu'on ne peut s'y fier pour s'entendre.

Ainsi la nomenclature : calculs, pierres ou graviers dans la vessie et les reins, est de la même inexactitude. La maladie vient de plus loin : Hippocrate, qui en parle plusieurs fois, notamment dans le livre *des Lieux dans l'homme*, entrevoyait comme premier élément morbide un état de débilité dans la constitution de l'individu : « Les vieillards et les enfants, dit-il, êtres faibles naturellement, sont plus sujets à la pierre que les adultes. »

Quelques modernes ont reproduit cette opinion étiologique. Lister disait que les pierres se forment quand les fonctions se font mal, que les reins s'affaiblissent et que la vessie est mal disposée.

Ettmuller disait à son tour : « Le calcul n'est pas la maladie, mais bien l'effet. La lithiase n'est autre chose qu'une disposition des reins et de la vessie à engendrer le calcul. »

L'expérience apprend que cette disposition est amenée par des infractions réitérées aux règles de l'hygiène. M. Marcet, dans ses excellentes *Recherches sur les calculs*, nous apprend qu'en Angleterre les enfants des classes pauvres y sont plus sujets que ceux des classes aisées.

MM. Martineau, Trye, Yelloly, praticiens anglais, estiment que la proportion des calculeux dans les classes élevées et les classes inférieures est comme un est à onze.

Cependant M. Magendie établit une assertion toute contraire : il prétend que les personnes riches, sédentaires et adonnées à la bonne chère, sont plus sujettes aux calculs que les indigents.

La science s'est aujourd'hui persuadée d'avoir fait un grand pas en donnant la composition chimique des calculs : elle nous les montre composés d'acide urique, ils sont alors rouges et sont les plus communs ; ou de phosphate de magnésie, et ils sont blancs ; ou d'oxalate de chaux, et sont noirâtres ; ou de phosphate de chaux, et sont blanchâtres ; ou d'oxide cystique, et sont jaunes : cependant on ne sait pas encore trop ce que c'est que l'oxide cystique.

Mais au XVIIe siècle Ettmuller avait déjà distingué les pierres, au moins par leur couleur, et n'en délivrait pas mieux ses malades par les lithontriptiques.

Cela vient de ce que le diagnostic est douteux jusqu'à l'extraction du corps étranger ; mais alors à quoi sert le diagnostic ?

Il y aurait donc une autre étude à faire, celle des causes, mais des causes profondément cachées dans les mystères de la vie et de la des-

truction. Les écarts dans le régime , de quelque
nature qu'ils soient , ne produiraient pas la
pierre , si dans nos organes il n'y avait pas une
spéciale aptitude.

Cependant cette aptitude ou disposition est-
elle facile à expliquer ? On lit dans le *Journal
de la Société des sciences du Bas-Rhin*, n. 1,
que, la foudre étant tombée sur une caserne ,
trois soldats furent atteints de divers symptômes,
à la suite desquels ils furent affectés de gravelle ; avant cet accident ils n'avaient jamais
éprouvé une pareille maladie. Le fluide galva-
nique produit aussi un effet sur les calculs :
Bouvier-Desmortiers est le premier qui l'ait mis
en usage, et avec succès, comme dissolvant ;
puis sont venus successivement Gruithuisen ,
MM. Prévost et Dumas, qui ont confirmé les
heureux effets de la pile voltaïque. Quels rapports ont donc ici les fluides électrique et gal-
vanique pour produire la pierre chez les individus sains , ou pour la dissoudre chez les sujets
affectés ?

Pour éclairer l'art on a fait des statistiques
relativement aux sexes , aux divers âges, aux
divers climats et à la composition intime de ces
substances ; mais les exceptions trop nombreuses
ont renversé la statistique aussi bien que le diagnostic lui-même , qui pourtant paraît si facile.
Heurnius rapporte qu'il trouva à l'ouverture
d'un homme quatre-vingts pierres dans l'un de
ses reins et soixante-dix dans l'autre; et cependant
cet homme ne s'était jamais plaint de douleurs
néphrétiques.

On s'est surtout, dans les études, appuyé sur une multitude de drogues ou de recettes dont l'essai a démontré leur insuffisance ; souvent le charlatanisme n'y a pas été étranger. Cela s'entend de nos temps modernes ; car Galien disait qu'on n'avait encore trouvé aucun remède pour dissoudre la pierre, quoique à peu près à la même époque Arétée eût proposé plusieurs dissolvants.

Boerhaave était plus rassurant, et prétendait qu'il ne fallait pas désespérer de trouver un menstrue assez heureux pour détruire le calcul sans offenser la vessie.

Mais enfin les lithontriptiques sont en nombre prodigieux.

Hippocrate employait préférablement les bains tièdes et émollients. Les modernes n'ont quelquefois pas d'autres ressources pour calmer les souffrances des calculeux.

Certaines eaux minérales, celles de Vichy, de Carlsbad, de Contrexeville, dissolvent et expulsent la pierre ; elles agissent, selon les médecins, en modifiant et en accroissant la vitalité ; elles agissent, selon les chimistes, en attaquant le calcul.

Plusieurs praticiens ont élevé leur thérapeutique au-dessus d'une médication vulgaire : ainsi Home voulait que préférablement on s'opposât à la formation de l'acide urique, à l'aide de la magnésie ; Baglivi n'aimait pas les diurétiques, mais il voulait qu'on calmât l'irritation par les bains, les huileux et les calmants.

Draviscius, médecin très distingué dans son

temps , avait observé que dans la maladie calculeuse il y avait tout à la fois un principe scorbutique et hypocondriaque, et il pensait qu'il fallait attaquer cette triple diathèse par l'esprit de sel marin , et non pas la pierre directement par les diurétiques chauds.

D'autres médecins, tel que Craton , ont eu une méthode prophylactique qui consiste à maintenir l'estomac en bon état : quelques eaux minérales , un vin léger et la décoction de racine de chardon-roland sont leurs principaux moyens.

M. Magendie recommande de boire abondamment de l'eau, du vin léger, du vin mousseux, dans le but de dissoudre l'acide urique et de prévenir la gravelle.

Quelques-uns ont cru avoir trouvé un excellent moyen d'empêcher la formation du calcul, par l'usage longtemps continué du bi-carbonate de soude.

Mais, il faut l'avouer , le plus grand nombre des médecins s'est jeté dans l'empirisme le plus aveugle en attaquant directement la pierre par les lithontriptiques.

Un remède qui a passé longtemps pour le meilleur est celui de Robert Witt : il consiste dans une eau de chaux faite avec des écailles d'huitres calcinées, et qu'on boit à grandes verrées ; on en aide l'effet en faisant prendre au malade des pilules de savon blanc , et l'on continue ce traitement pendant six mois ou même une année.

Le remède de Mlle Stéphens se rapproche assez de celui de Witt : il se compose d'une poudre , d'une décoction et des pilules , et il entre dans leurs formules des coquilles d'œuf calcinées , des limaçons calcinés , du savon et quelques végétaux également calcinés : remède de charlatan , qui fut acheté par le parlement d'Angleterre pour le prix de cinq mille livres sterling , après quoi il fut oublié , comme il le méritait.

Thomas Bartholin faisait grand cas des coquilles calcinées ; Valentin voulait qu'on essayât la chaux vive.

Dès le XIVe siècle, les médecins de Montpellier employaient le raisin d'ours comme un remède très avantageux ; plus tard Dehaën rappela cette substance , et enfin Girardi préconisa seulement le suc des baies de ce végétal, comme un excellent calmant.

Lobb regardait l'asperge comme un excellent lithontriptique.

Helvétius était tellement prévenu en faveur de la racine de pareira-brava, qu'il croyait que son usage pouvait dispenser de la lithotomie. Geoffroi était presque aussi exagéré à cet égard.

Matthiole et Dodonnée vantaient beaucoup la verge dorée ; Boyle préférait l'eau de persicaire, et Radcliff l'eau d'aubépine.

Boerhaave désirait qu'on fît usage du pain de seigle pour aliment, et de l'huile de sinapis pour remède.

Catherwood recommandait expressément la petite bière la plus nouvelle.

Hamilton disait que l'huile de lin, prise pendant plusieurs semaines, faisait rejeter la pierre presque sans douleur.

Listre proposait les trochisques d'Alkekange, Deckers le sel de nitre, et Robert Home la lessive des savonniers.

Enfin, parmi les médicaments composés qui ont eu de la réputation on cite l'élixir de Daffy, la poudre de Rogers, la liqueur de Tipping, les pilules de Starkey, et le remède de M. de Basville.

Après la thérapeutique par les boissons, on a essayé la thérapeutique par les injections.

Langrish, à qui l'on reproche d'avoir abusé de la chimie dans son application à la médecine, fit pourtant préférablement ses expériences sur des chiens, en injectant dans la vessie de ces animaux de l'eau de chaux contenant quinze à vingt gouttes de potasse caustique.

Whytt et Butter essayèrent sur l'homme l'eau de chaux en petite quantité et à plusieurs reprises ; Rutherfood avait aussi employé l'eau de chaux tant en injection qu'en boisson, et l'on cite un succès bien démontré.

Fourcroy avait proposé tour à tour les acides et les alkalis ; Guyton-Morveau avait également proposé les alkalis, et surtout le carbonate de potasse.

Au commencement du XVIIe siècle, Théodore Baronio proposait une injection où entraient le

jus de citron, le sang de bouc et autres drogues.

Gruithuisen, outre l'action dissolvante du
liquide injecté, pense que par un appareil spécial il faudrait faire tomber de haut le liquide
afin d'user la pierre.

Hales avait aussi fait des expériences avec les
alkalis et les acides affaiblis : il avait déjà une
idée de la sonde à double courant ; mais c'est
à M. Jules Cloquet qu'on doit un usage plus
rationnel de cette espèce de sonde.

MM. Brugnatelli et Magendie ont mieux raisonné que leurs prédécesseurs les moyens lithontriptiques, car ils les varient suivant la nature
présumée des éléments qui composent les calculs.

Après les lithontriptiques, on a tenté divers
procédés opératoires ; et, ce qu'il y a de remarquable, c'est que les anciens, si arriérés, à ce
que nous prétendons, dans ce qui tient à la
haute chirurgie, connaissaient tous les procédés
que nous prenons pour des inventions nouvelles :
ainsi l'extraction de la pierre par dilatation de
l'urètre était connue d'Ammonius, chirurgien
de l'école d'Alexandrie ; ainsi Prosper Alpin raconte que les Egyptiens insufflaient le canal de
l'urètre avec un tube de bois pour le dilater, et
qu'ensuite ils engageaient la pierre dans ce canal
en le poussant par le rectum. Il a vu lui-même
les médecins arabes opérer ainsi, et retirer des
calculs gros comme de petites noix.

Sanctorius se servait d'une pince à trois

branches, qu'il introduisait fermée et qui s'ouvrait dans la vessie. Dessault pensait qu'on pouvait obtenir le même résultat en se servant de la pince de Hales, qu'à cet effet il faudrait allonger.

Astley Cooper s'était servi avec avantage de la pince courbe.

M. Leroi d'Etiolles se sert de sonde de gomme élastique pour dilater l'urètre, puis il introduit les pinces de Hales ou celles de Hunter pour l'extraction; quelquefois une anse de fil métallique, passée derrière la pierre, suivant le procédé de Marini, complète l'appareil de cet habile opérateur.

Mais quoique l'extraction par la dilatation du canal urinaire paraisse la plus douce et la plus prompte, elle n'est pas facile et n'est guère praticable que chez les femmes. La nature a quelquefois indiqué ce moyen de guérison chez les personnes du sexe : on lit dans Bartholin qu'une femme rendit par l'urètre une pierre grosse comme un œuf de poule; Borelli en cite une autre qui rendit de la même manière et spontanément un calcul gros comme un œuf d'oie.

Enfin Kerkring, Grunewald, Morand et Yelloly parlent de pierres de sept à huit onces, expulsées de la même manière. M. Molineux en a vu une sortie de l'urètre d'une jeune fille ; il l'a mesurée, et lui a trouvé sept pouces et demi de longueur.

Après l'extraction par la dilatation du canal se présente naturellement la lithotritie, procédé le moins douloureux et le plus en faveur aux yeux de l'humanité, mais dont l'application n'assure pas toujours les succès.

La lithotritie est presque aussi ancienne que la lithotomie : Hippocrate, Galien, Celse, Mégès, Albucasis, Paul d'Egine connaissaient et avaient quelquefois pratiqué cette dernière; mais l'idée première de la lithotritie appartient à Ammonius, chirurgien de l'école d'Alexandrie; c'est au moins jusqu'à lui que l'histoire médicale fait remonter les premiers essais du broiement ou du brisement de la pierre dans la vessie. Sa manière d'opérer consistait à retenir fortement ce corps dur à l'aide d'un crochet mousse, ensuite il introduisait une sonde ou stylet, et avec un maillet il frappait dessus jusqu'à ce qu'il eût brisé ou écaillé le calcul.

Quelques médecins ont prétendu que les Egyptiens avaient depuis très longtemps pratiqué la lithotritie, mais leurs procédés ne nous sont pas connus. Il en est de même d'Albucasis : cet illustre arabe parle aussi de broyer la pierre dans la vessie, et fait mention d'un fer triangulaire introduit par l'urètre pour opérer ; mais encore nous ne trouvons pas ici assez de clarté et de précision.

Sur la fin du XV⁰ siècle, on voit qu'Alexandre Benedetti prétendait que la lithotritie avait déjà été tentée.

Depuis, Sanctorius et Fabrice de Hilden avaient parlé de la pince à trois branches introduite dans la vessie pour écraser la pierre; mais ce

n'est pas la lithotritie telle qu'elle est aujour-
d'hui.

Ambroise Paré, au contraire , est si explicite
qu'il a presque l'air d'un inventeur : il introduisait un foret à travers une canule, et le tour-
nait entre ses doigts jusqu'au brisement ou à la
pulvérisation du calcul.

Nous ne nous arrêtons pas aux divers procédés proposés par Franco, Fischer et Georges
Detharding , parce qu'ils sont seulement relatifs
au brisement de la pierre engagée dans l'urètre ;
mais nous citerons Alibert et Boyer qui font
mention d'un certain Rodriguez , chirurgien de
Malaga , qui employait tout à la fois la percussion et les injections dissolvantes contre la pierre
vésicale. Plus tard , un moine de Cîteaux brisa
lui-même une pierre dans sa vessie , en y introduisant une sonde creuse et à travers celle-ci
une tige d'acier. On parle aussi d'un colonel
anglais , qui réussit à s'introduire une lime à
travers une sonde creuse élastique ; mais ce
dernier fait est contesté.

Ce qui ne l'est pas , c'est qu'il y a quarante
ans que Gruithuisen publia un modèle d'instrument pour briser la pierre dans la vessie ; c'est
que M. Eldgerton imagina en 1819 un instrument courbe composé de quatre pinces articulées,
forcées de s'écarter par l'effet d'un ressort , et
donnant issue à une lime convenablement disposée pour user la pierre.

Enfin sont venus MM. Civiale , Leroi , Heurteloup , Amussat et Pecchioli, qui tous , en per-

fectionnant la lithotritie, ont donné leurs procédés particuliers. On leur a quelquefois reproché d'avoir copié la pince de Hunter et celle d'Alphonse Ferri ; mais encore, s'ils ne sont point inventeurs, ainsi que nous venons de le démontrer, qu'importe ? ils n'en ont pas moins rendu service à l'art et à l'humanité.

Eh bien ! malgré toutes ces ressources, quelques-uns de nos habiles chirurgiens préfèrent encore l'opération sanglante et cruelle, mais prompte et peu douloureuse en raison de sa promptitude même, et avantageuse dans tous les cas où le volume de la pierre et sa dureté ne permettent pas de l'attaquer par les lithontriptiques. On revient donc encore à la lithotomie, opération si bien décrite par Celse surtout, qu'on est étonné de l'état stationnaire où l'on se trouve à cet égard. Outre Celse, on voit que, parmi les anciens, Ammonius, Mégès, puis Paul d'Egine, Albucasis, ont décrit ou pratiqué l'opération. Elle fut négligée jusqu'au XIVe siècle, où Gui de Chauliac la renouvela ; plus tard, Germain Colot tenta avec succès une nouvelle méthode sur un criminel que Louis XI lui abandonna ; enfin, dans le XVIe siècle, on vit à peu de distance les uns des autres Jean des Romains, Marianus Sanctus, Octavien Deville, la famille des Colot, Covillard, Thévenin, Tolet et autres, qui perfectionnèrent les procédés opératoires, en attendant Hawkins, Chelseden, Heister et Louis.

Mais admirons ici la science médicale à travers les siècles, et marchant à sa perfection : elle invente ou fait des découvertes; les perd, les retrouve, les oublie, les reprend, les perfectionne, et les donne au monde entier pour du nouveau.

CHAPITRE LVI.

POISON.

Au mot de *poison*, l'inquiétude se manifeste, l'imagination se réveille, la susceptibilité s'enflamme, et l'idée du crime se présente la première, comme s'il ne s'agissait que de crime, là où le plus souvent on ne rencontre que de l'ignorance et de la maladresse.

Un médecin qui remplit son malade de manne et de séné, au lieu de lui faire avaler du vin et du laudanum, dans certaines affections asthéniques ;

Au autre qui gorge un fiévreux de quinquina, quand il faudrait de l'ammoniaque ou des sucs d'herbes pour le désobstruer ;

Un autre qui donnera des narcotiques dans une inflammation provenant de cause interne ;

Se servent tous du poison. Mais il serait injuste de les appeler empoisonneurs , parce qu'ils n'ont fait que ce qu'ils ont pu faire ; c'est vous qui êtes coupables , parce que vous leur avez donné une confiance qu'ils ne méritaient pas.

Ce qui constitue le poison, ce n'est pas la

substance , mais ce sont la dose , l'emploi et les accessoires.

Quant à vous , mes belles dames , qui aimez tant une médecine douce et lénitive et des médecins doux et patelins , vous apprendrez que vos maladies ne se guérissent pas toujours toutes avec du sucre ; et quand vous chargez vos maris de l'origine de certaines maladies, vous ne pouvez pas les charger également du soin d'avaler des drogues pour vous : et néanmoins vous vous estimez fort heureuses de guérir de toutes ces vilenies-là avec des doses répétées de sublimé corrosif, et vous savez que le sublimé corrosif a une très mauvaise réputation.

Quand vous avez des dartres , vous êtes bien contentes qu'on puisse les ronger avec de l'arsenic; et quand, enfin , vous avez un cancer , vous prenez fort bien de la ciguë.

L'objet de la médecine est d'opposer un poison à un autre poison , et de détruire un ennemi par un autre. Cependant les poisons nous environnent là où nous ne devrions pas les soupçonner , et la mort est toujours prête à fondre sur nous.

Ainsi l'ivraie se mêle au froment , et le seigle s'entache de cette espèce de charbon qu'on nomme *ergot*.

La pomme de terre , la pomme d'amour et la melongène contiennent un principe narcotique qui ne se dissout que dans l'eau et par la cuisson.

On connaît assez les funestes accidents causés par les champignons.

La famille des légumineux, si utile dans l'économie domestique et qui fournit tant d'espèces
d'aliments et de médicaments, renferme pourtant une plante dangereuse : l'espèce de vesce
appelée jarosse (*viscia monanthos*) produit la
paralysie, quand on en fait usage dans le pain.

Qui n'a pas entendu parler des terribles méprises que la ciguë a occasionnées par sa ressemblance avec le persil et le cerfeuil ?

Les viandes et toutes les substances animales
portent quelquefois avec elles les germes de ces
charbons ou tumeurs malignes qui surprennent
et ravagent des familles entières ; les viandes
grasses et salées surtout contiennent un poison
que M. Kerner a reconnu pour être de l'acide
sébacique.

Les vins falsifiés et les eaux impures causent
aussi de grands malheurs.

L'air que nous respirons, nécessaire à la vie
comme le sang qui coule dans nos veines, l'air
est un composé de deux ou trois poisons, dont
l'effet est neutralisé par leur propre mélange.
Nous serions brûlés en peu d'instants, comme le
disent les chimistes, si nous ne respirions que
de l'oxigène ; nous serions suffoqués, si nos
poumons ne recevaient que de l'azote ; enfin,
de trop fréquents et de trop funestes exemples
nous apprennent qu'une mort soudaine frappe
ceux qui se plongent dans le gaz acide carbonique, ou tout autre gaz délétère.

Il existe quelquefois des miasmes putrides,
pestilentiels et contagieux, qui portent la déso-

lation et dépeuplent les cités en peu de jours.

On ne peut pas apprêter les aliments dans certains vases de cuivre, d'étain ou de plomb, sans inquiétude.

D'où proviennent certaines coliques, certaines indigestions et certains autres dérangements du corps? Ce n'est pas toujours pour avoir trop mangé, mais bien pour s'être empoisonné très innocemment.

Les symptômes de l'empoisonnement sont très nombreux et très variés, à raison de la substance qui a été avalée; mais les plus communs sont des maux de tête, vertiges, vue égarée, délire, tremblement, enflure et noirceur de la langue, palpitations, syncopes, hoquet, douleurs vives de l'estomac, tranchées, vomissements, déjections, gonflement du ventre, pouls faible et inégal, sueurs froides, pétéchies, noirceur des ongles, etc.

Ces divers accidents sont quelquefois tels qu'ils simulent certaines maladies nerveuses, et il faut être habile pour reconnaître toutes ces différences; il faut être encore plus habile pour reconnaître la nature des substances avalées. L'empoisonnement par les acides concentrés, par l'opium, par l'arsenic, par le verre pilé, par la ciguë ou par le vert-de-gris, n'est pas la même chose pour le traitement, quoiqu'il y ait des indications générales auxquelles, dans le doute, il faut se confier.

Ce qu'on appelle vulgairement antidote ou contre-poison n'est le plus souvent qu'une suite

de drogues sans vertu , ou tout au moins de
remèdes sans qualités absolues ; il n'y a point ici
de spécifiques. Ce mot dans un empoisonnement
est un rêve heureux de la physique ancienne, et
ensuite de la chimie moderne. La philosophie
corpusculaire avait , depuis longtemps, repré-
senté les poisons comme un composé d'atomes
aigus , crochus, tranchants, susceptibles d'être
enveloppés par des atomes arrondis et capables
d'émousser les pointes : de là le préjugé, encore
assez répandu , en faveur du lait, de l'huile et
de tous les corps gras. Plus récemment la philosophie chimique avait cru possibles , dans le
corps humain, des réactions entre les éléments
de natures opposées ; supposition imaginée par
analogie de ce qui se passe dans les vases d'un
laboratoire, mais que la triple circonstance de
la susceptibilité des fibres animales , de la composition des humeurs et des forces vitales a
suffisamment démentie pour diminuer notre
confiance dans les contre-poisons.

Le raisonnement, la prudence, et surtout le
temps qui ne permet pas ici des délais, conseillent
de recourir au moyen le plus simple , le plus
prompt, à celui enfin dont on ne peut craindre des
effets dangereux : c'est une boisson abondante
et sans mesure d'eau pure , d'eau sucrée ou
gommée, et rendue ensuite par le vomissement.

L'eau, le grand dissolvant de la nature, le
grand remède dans bien des cas , est une ressource précieuse qu'il ne faut pas dédaigner.
La solution du poison dans une grande quantité
de liquide l'atténue , le divise et le facilite à être

rejeté ; et quand nous vous parlons défavorable-
ment des antidotes, ce n'est pas pour vous en
dégoûter, mais bien pour leur donner la place
qui leur convient, et en mieux diriger l'emploi.

Quand une main criminelle se sert du poison,
elle prend en même temps le soin d'en faire
disparaître les vestiges, et il faut alors au médecin une grande sagacité pour le reconnaître.
Il n'en est pas de même lorsque, dans le louable
dessein de purger ou de désopiler, vous avez
donné à quelqu'un de vos amis une potion in-
tempestive, et que, d'une indisposition légère,
vous avez fait une maladie grave. Vous vous
rappelez le nom de la fatale drogue : déclarez-le
de suite au docteur, non pas au docteur du coin
de la rue, qui distribue son adresse et qui, au
défaut de créatures raisonnables, traiterait les
quadrupèdes, mais bien au médecin sage et
prudent, lequel fera tout ce qu'il conviendra,
et vous pardonnera votre imprudence au nom de
la Faculté, moyennant la ferme résolution que
vous ferez de ne plus toucher aux médicaments.

Parce que certaines substances sont d'un
usage habituel en médecine, on ne veut pas
les croire dangereuses ; cependant l'émétique
cause des convulsions, la manne des nausées et
des ventosités, le séné des coliques, le sel de
nitre des vertiges et des défaillances, les vésicatoires l'ischurie, et ainsi des autres : tous peuvent aggraver l'état du malade, et par conséquent
le tuer.

Quant aux substances qui portent et qui méritent vraiment le nom de poisons, il est si diffi-

cile , même pour les hommes instruits , de reconnaître leur présence dans un empoisonnement , que tout le monde doit se tenir dans la
plus grande réserve pour porter un jugement.
En effet , pendant qu'un docte propose comme
infaillibles ses procédés chimiques pour reconnaître la présence du poison, un autre vient qui
les dément formellement et donne à l'appui des
faits particuliers qui ne laissent plus dans notre
esprit que doute et incertitude.

Fournirai-je ici des exemples ? L'arsenic tue à
très petites doses et très rapidement , quelques
grains en quelques heures suffisent ; cependant
nos meilleurs toxicologues, nos meilleurs chimistes ne sont pas d'accord sur les procédés à
employer pour constater l'existence de cette
fatale drogue. Plusieurs , entre autres M. Orfila , proposent surtout l'eau de chaux et le sulfate de cuivre ammoniacal. M. Gœrtner , pharmacien à Hanau , ne veut employer aucune de
ces substances , et motive son opinion : il préférerait le gaz hydrogène sulfuré récemment
préparé , parce que , dit-il ; ce gaz est de tous
les réactifs le plus sensible , et celui dont
l'action est beaucoup moins susceptible d'être
modifiée par la présence d'autres corps. Le docteur Home fournit un procédé particulier , qui
consiste à toucher instantanément le liquide
qui contient l'arsenic avec deux tubes de verre
humectés , l'un d'une solution ammoniacale , et
l'autre d'une solution de nitrate d'argent. Le
Journal de Physique de Brugnatelli fait
connaître une autre méthode qui consiste dans

une solution d'amidon, à laquelle on ajoute de l'iode.

M. Murray, d'Edimbourg, pense qu'on peut reconnaître jusqu'à un millième de grain d'arsenic, par le contact de la vapeur d'ammoniaque. Son procédé est rapporté au *Journal médical d'Edimbourg*, d'avril 1834.

Il y a environ dix ans et plus que MM. Gmelin, Tiedemann, Mayer, Cantù, Krimmer et autres étaient parvenus à reconnaître déjà dans le sang quelques traces des substances vénéneuses ingérées, quand plus récemment M. James Marsh est venu nous apprendre, par un nouveau procédé, qu'un grain d'acide arsenieux peut se reconnaître dans environ cinq cent mille fois son poids d'eau. Ce procédé se fonde sur la propriété qu'a l'hydrogène de décomposer les cendres de l'arsenic pour s'unir à ce métal; mais telle est la susceptibilité de l'opération, qu'avant de l'entreprendre on doit s'assurer avec soin de la pureté du zinc et de l'acide sulfurique dont on fait usage.

Mais encore des expertises, des faits, des études par M. Orfila lui-même, établissent le doute et l'obscurité d'une manière d'autant plus désespérante que le procédé de Marsh avait fait les plus brillantes promesses. Plusieurs chimistes s'accordent aujourd'hui à dire que les os et les muscles ne contiennent point d'arsenic à l'état normal; M. Orfila vient aussi tout récemment de déclarer ses doutes sur l'existence de l'arsenic dans les muscles : serait-ce à dire que les autres parties du corps en contiennent, ou que, ce métal n'existant pas, il se rencontre seulement les éléments qui peuvent le composer ?

Après l'acide arsenieux viennent les sels mercuriels, qui offrent aussi leurs difficultés dans l'investigation. On trouve à la suite de l'ouvrage de M. Gœrtner une observation d'après laquelle on voit qu'une fille empoisonnée avec une once de sublimé mourut au bout de six jours : l'analyse chimique la plus rigoureuse ne put faire trouver aucune trace de poison, ni dans les matières vomies douze heures après l'empoisonnement, ni dans les matières contenues dans l'estomac; cependant les expériences de M. Orfila prouvent que, dans des cas pareils, on trouve alors du mercure doux.

Et pourtant l'arsenic et le sublimé sont benins, si on les compare à l'acide hydrocyanique qui tue instantanément à la dose d'une goutte, et à la strychnine qui donne la mort avec un huitième et même un douzième de grain.

Et ces poisons exotiques, dont nous ont quelquefois effrayés les récits des voyageurs : l'*upas antiar*, l'*upas tieuté*, le *macassar* si commun à l'île de Célèbes, et le poison *ticunas* plus terrible encore !

Dans les guerres de France contre les Maures, on était dans l'usage de tremper les armes dans le suc d'ellébore noir : nous savons que ce suc est très vénéneux.

Mais parlons des champignons, poisons de nos pays, d'autant plus terribles qu'ils ne sont pas également malfaisants.

M. Letellier , qui a beaucoup étudié ces végé-

taux , en fait deux classes sous le rapport toxi-
que : les plus dangereux sont ceux qui contiennent l'amanitine, substance vénéneuse stu-
péfiante , indestructible par les préparations
culinaires, inattaquable par les agents chimiques. Les seuls secours médicaux consistent à
faire rejeter par en haut ou par en bas les substances ingérées, et à faire usage ensuite de légers
acides. Dans les champignons de cette classe,
M. Letellier fait remarquer l'agaric bulbeux ou
oronge cigue, comme le plus dangereux et celui
qui produit le plus d'empoisonnements. La seconde classe contient une substance âcre dont
l'effet est d'enflammer le canal intestinal, avec
cette différence que l'ingestion des russules et
des lactaires occasionne une gastro-entérite,
tandis que l'ingestion du bolet, du mélèze et
de l'agaric styptique ne cause point de gastrite ,
mais bien une entérite et surtout une colite : le
traitement se déduit alors de la nature de l'affection, comme dans tous les cas d'inflammation de
la muqueuse intestinale.

Cependant le même M. Letellier et M. Pourchet, de Rouen , ont éprouvé que le plus grand
nombre de champignons réputés vénéneux perdent, par le lavage, l'ébullition et l'assaisonne-
ment, leurs principes nuisibles ; ils seraient
presque tous comestibles : en Russie et dans le
midi de la France , ils servent de base à l'alimentation. M. Pourchet croit encore que l'*amanita muscaria* et l'*amanita venenosa* , espèces
si dangereuses , pourraient se manger sans
danger, en isolant le principe vénéneux, principalement par l'ébullition.

Pallas rapporte qu'en Russie les paysans pauvres font usage de toutes les espèces de champignons. Paulet, Schwaegrichen et M. Bory de Saint-Vincent disent qu'on mange indistinctement toutes les espèces dans la plus grande partie de l'Europe.

Enfin, nous ne disons rien d'une foule d'antidotes peu rationnels, parce qu'ils s'appliquent rarement à des cas bien déterminés, et qu'on les donne par conséquent au hasard; nous remarquerons seulement que M. Vernière a lu à l'Académie des sciences un *Mémoire* tendant à prouver, d'après des expériences, que la saignée est un moyen thérapeutique applicable à tous les empoisonnements.

Nous rappellerons aussi qu'il y a deux mille ans, Nicandre, de Pergame, avait écrit deux livres, dont l'un traite des poisons, des accidents qu'ils occasionnent et des remèdes qu'il faut employer; et qu'Apollonius, de Lemnos, avait aussi fait mention de quelques antidotes, entre autres du suc de chou, qu'on renouvelle aujourd'hui.

CHAPITRE LVII.

MORSURES DES SERPENTS ET DES INSECTES.

Quand vous irez aux champs admirer les beautés de la nature, et que le serpent caché piquera le pied qui foule la fleur ou la main qui la cueille, rassurez-vous, Clytia, et que le sort d'Eurydice ne frappe pas votre imagination : on ne meurt plus de cette blessure, depuis qu'un savant italien, Fontana, a fait des expériences sur le venin de la vipère, et a démontré que, sur cent personnes mordues, il n'en mourait probablement aucune, même sans faire aucun traitement ; vous devez, à plus forte raison, rester calme et tranquille, vous qui êtes environnée de tous les secours.

Plus récemment, Mangili a confirmé les motifs de cette sécurité en prouvant que les seules forces vitales peuvent surmonter les effets de ce même venin.

Mais, de ce que Fontana et Mangili nous ont rassurés sur la morsure de la vipère, il ne s'ensuit pas qu'on doive ignorer l'espèce et le genre d'ophidiens avec lequel on se trouve en contact : néanmoins il y a des divergences d'opinions à ce sujet parmi les savants , attendu que tous les serpents ne sont pas benins ou venimeux au même degré.

Ainsi l'aspic d'Egypte , qui fit mourir Cléopâtre , est une espèce de vipère différente de la vipère commune fréquente aux environs de Lyon et de Poitiers ; celle-ci n'est pas la même que l'aspic rouge qui se rencontre aux environs de Paris. Il y a encore la vipère *chersea* qui se trouve en Suède , le *coluber aspic* de Linné , la vipère noire , l'ammodyte la plus dangereuse , le céraste cornu , le naja féroce , la vipère en fer de lance, la vipère atroce , la vipère atropos, etc. Toutefois on croit que les vipères sur lesquelles Fontana et Rédi ont fait des observations et des expériences sont de véritables aspics, et M. Virey pense que l'aspic est moins venimeux que la vipère : on voit qu'il y a ici matière à douter. Fontana , qui a fait plus de six mille expériences, prétend que le poison de la vipère, pris intérieurement , est très nuisible ; Rédi soutient le contraire : ce dernier prétend que le venin de la vipère morte est capable de tuer , lorsqu'il se mêle avec le sang ; or Charas assure que cela n'est point vrai. Mais la question actuelle est de décider si le venin de la vipère a une action sédative sur le sang , ou s'il affecte directement le système nerveux.

Nous oserions dire que cette question a trop de portée pour être résolue d'une manière digne; quels que soient ici les phénomènes morbides, sanguins ou nerveux, ce sont des effets qui témoignent d'une atteinte profonde au principe vital, en raison de sa faiblesse ou de sa susceptibilité, et en raison de la virulence du poison ophidien : la vipère ne tue pas l'homme, mais le *crotatus horridus* lui donne la mort en peu d'heures.

On se rappelle la mort prompte de Drake, marchand d'animaux rares, atteint au poignet par un serpent à sonnettes qui était engourdi par le froid et qu'il voulait réchauffer à un poêle.

Georges Cuvier raconte qu'un pareil accident arriva à Londres à un curieux, qui mourut au bout de deux jours.

Moreau de Jonnès, dans un *Mémoire* sur les serpents importés d'outre-mer, a vu un trigonocéphale faire périr une famille entière.

On raconte que dans les environs de Santa-Fé de Bogota on a été obligé d'abandonner plusieurs villages, par la multitude des serpents; mais la Providence avait fait croître dans d'autres parties de l'Amérique une plante spécifique contre les morsures des reptiles : le *guaco*, que Mutis a propagé dans le Pérou et la Nouvelle-Grenade. Zéa et M. de Humboldt parlent du *guaco* en termes qui ne laissent aucun doute sur son efficacité, même contre le serpent à sonnettes.

C'est un remède nouveau; mais Nicandre, médecin grec qui vivait un siècle et demi avant J.-C., avait publié dans le livre qui nous reste de lui plusieurs moyens thérapeutiques dont les modernes font usage. On sait encore que Nicandre parle d'un grand nombre de serpents et d'insectes venimeux, et l'on croit que Linné a beaucoup tiré de cet auteur pour la composition de ses œuvres.

Mais les secours médicaux dont faisaient usage les anciens ne sont pas tous aussi positifs : on attribuait de grands succès à de certains airs phrygiens qu'on faisait jouer sur la partie mordue ou piquée par des serpents. Jamblique rapporte que Pythagore avait composé des airs pour guérir les morsures des animaux venimeux.

Galien, dans son livre des *Antidotes*, fait mention d'un certain Abascante qui préparait contre la morsure des serpents un remède fait avec l'euphorbe ; depuis, Pison et Margrave ont préconisé le suc d'euphorbe dans les mêmes cas.

Le père Labat raconte, dans son *Voyage aux Antilles*, qu'on traitait ainsi les malades : « On liait le membre mordu fortement à huit pouces au-dessus de la morsure, puis on faisait des scarifications sur la plaie, et on y appliquait les ventouses ; ensuite on pressait le membre avec les deux mains pour en expulser le venin avec le sang. » Ce traitement ne diffère pas beaucoup de celui qu'on emploie aujourd'hui : il faut encore avouer que ce traitement est absolument le même qu'on trouve décrit dans Celse, et qui résume toute la pratique des anciens.

Enaux et Chaussier recommandent les mêmes précautions que dans les cas d'animaux enragés ; ils y ajoutent la ligature et les lotions d'eau froide ; de plus, ils voudraient qu'on appliquât un caustique à l'endroit de la morsure, et qu'on frottât la partie d'huile d'olive ; ils ordonnent à l'intérieur l'usage de l'alkali volatil. Plusieurs médecins ont également conseillé cette dernière substance, et tout le monde connaît l'anecdote de Jussieu et de son élève.

Cependant Fontana assure que l'alkali volatil et tous les acides, administrés de toutes les manières possibles, sont plus nuisibles qu'utiles : il désirerait qu'on immergeât la partie mordue dans l'huile de térébenthine, et préférerait encore une prompte cautérisation.

Les Anglais, sur la fin du siècle dernier, avaient fait divers essais avec les onctions d'huile d'olives, et ils avaient remarqué que les symptômes étaient constamment diminués.

Presque à la même époque, le naturaliste Siéber avait éprouvé au Brésil que l'aya-pana est un remède souverain contre la morsure des animaux venimeux.

Outre le *guaco*, dont nous avons parlé, les Américains regardent le polygala de Virginie comme un excellent antidote. Les docteurs Williams père, fils et petit-fils, dans l'Amérique septentrionale, ont obtenu de tout temps les plus heureux succès de la violette ovale, soit en boisson, soit en application.

Il y a peu d'années que M. Fanneau de Lacour a cherché à prouver par des faits que la morsure des ophidiens a une action directe sur l'estomac, et secondairement sur le cerveau ; mais comme les effets du venin sont si prompts qu'il est inutile de chercher à les neutraliser par les spécifiques, M. Fanneau adopte ouvertement les préceptes de la doctrine physiologique, et veut que le traitement soit dirigé en conséquence.

Quant aux morsures ou piqûres des insectes, elles sont peu graves dans nos climats, et l'on ne peut guère mentionner que celles du scorpion roux et du scorpion européen qui se trouvent dans le midi de la France ; l'araignée, les guêpes, les mouches, les cousins, les taons, la tique, la puce, etc., etc., sont trop connus et trop peu à craindre pour s'en occuper médicalement. Amoreux, il y a cinquante ans, avait composé sur les insectes venimeux de la France un *Mémoire* qui obtint le prix de l'Académie de Lyon, et depuis on ne s'est guère mieux occupé de ce sujet.

Il n'en est pas de même des climats équatoriaux, où la multiplicité des insectes et leur morsure profonde permettent difficilement le repos ou le sommeil : telle est la chique, cette ennemie des Nègres, qui n'épargne pas les Européens.

Cependant il ne faut pas omettre la tarentule dont les effets, soit réels, soit imaginaires, ont partagé les avis des médecins les plus habiles. Sans remonter à Pythagore, nous trouvons plus près de nous Baglivi et d'autres savants médecins, tous persuadés que la morsure de la tarentule a un charme particulier qui dispose à la danse d'une manière invincible, et qui ne cesse que par l'effet d'une bonne musique, et quand enfin les malades sont épuisés par les excès de leurs joyeux efforts.

Félix Plater rapporte qu'une femme de Bâle dansa pendant un mois sans discontinuer, malgré les efforts des assistants.

Gastaldi assure que, si l'on a été mordu d'une tarentule, le grand remède est de danser et de sauter le plus qu'on peut.

Il est des pays où le besoin de danser est périodique, témoin ce qu'en dit Sauvage des femmes des environs d'Ulm en Souabe, et ce qu'il dit avoir vu lui-même des filles des Cévennes. Baglivi dit que cette maladie revient tous les ans parmi les habitants de la Pouille, et qu'elle ne se guérit que par la musique.

Samuel Haffenrefer cite plusieurs phrases harmoniques qui avaient le pouvoir d'arrêter les phénomènes du tarentisme.

Pully, chimiste napolitain, parlait souvent à Alibert d'un air délicieux chanté parmi le peuple, et qui provoquait à danser la tarentelle.

Mais l'abbé Nollet, le docteur Serrao, premier médecin du roi de Naples, et quelques autres, dépouillent les malades de tout le merveilleux de leur situation, pour ne voir en eux que des vaporeux ou des mélancoliques.

CHAPITRE LVIII ET DERNIER.

CONCLUSION.

Nous venons de vous exposer, dans le moins de mots possible, ce que les savants de tous les âges ont fait pour l'art de guérir, et afin que vous puissiez mieux en juger, nous avons insisté principalement sur les méthodes curatives, les moyens préférés et les remèdes de prédilection ; persuadé que la thérapeutique dit beaucoup, parce qu'elle est une contre-épreuve de la science et qu'elle se résume par les résultats.

Mais les vérités qu'elle met au jour ne sont pas absolues ; l'amour-propre, l'orgueil, l'intérêt personnel leur donnent parfois une teinte particulière ; et lors même que tel ou tel auteur donne aux conséquences de sa pratique un cachet de certitude, le médecin sage a encore des motifs de doute.

Il ne faudrait donc pas se livrer trop facilement aux dogmes d'un auteur quelconque, sans avoir en soi la ressource de leur comparer les dogmes contraires ou différents ; il ne faudrait pas non plus s'en rapporter aux faits sur lesquels ils s'appuient, ainsi que les écoles du jour le demandent : parce que nous jugeons ces mêmes faits d'après nos perceptions, indépendamment de ce qu'ils peuvent être, et qu'alors leur effet est de nous donner la limite de nos moyens, sans mieux nous éclairer sur la cause qui les a produits. Sthal, Boerhaave, Hoffmann, Brown et Barthez ont vu des faits, mais non de la même manière ; les conséquences qu'ils en ont tirées ne se ressemblent pas, et la philosophie de la science s'est ressentie de la divergence des opinions : Baglivi ne voyait que le spasme et l'atonie, Brown l'asthénie et l'hypersthénie, Cullen un certain collapsus, Borden les affections du centre épigastrique, Sydenham l'ébullition et la despumation, Deidier un vice dans la circulation ; Charles Pison ne voyait que sérosité, Schneider le phlegme, Vieussens et Chirat, la fermentation des liquides ; Stoll attribuait tout à la bile, Botal à la surabondance du sang, Broussais à l'irritation de l'estomac ; enfin l'acidité, l'alkalescence, l'oxigénation et la carbonisation ont été autant de termes employés pour désigner les premières altérations de la machine animale.

Il y a donc là plus ou moins des principes erronés, des idées hypothétiques, des essais de l'imagination au secours de la science ; mais enfin, s'il y a de l'erreur, il y a aussi de la bonne foi et de la loyauté : qu'est-ce donc quand la fourberie s'y introduit ? Le vertueux Van-Helmont donne dans les rêveries de l'alchimie, et les publie comme des vérités ; mais l'impudent Paracelse sait qu'il ment, et annonce les mêmes extravagances comme les hauts faits de l'humanité. Arnaud de Villeneuve et Jean de Gaddesden se posent effrontément à la face du monde et trompent les peuples ; pendant que, dupe d'une science qu'il ne comprenait pas, victime de sa patience et martyr de l'étude, Sanctorius établit avec une bonne foi pitoyable, qu'il existe dans le corps humain jusqu'à quatre-vingt mille mélanges d'humeurs morbifiques : il ne se doutait guère, le bon Sanctorius, que son chiffre serait surpassé un jour par le dix-millionième homœopathique !

Qu'est-ce donc quand le fanatisme s'en mêle ? On sait les calomnies qui couvrirent l'histoire d'Hérophile et d'Erasistrate au sujet des dissections; on sait que Vésale mourut victime d'un pouvoir inquisitorial, pour une erreur involontaire. Berengario, l'un des restaurateurs de l'anatomie, au seizième siècle, au temps des Médicis, fut accusé d'avoir disséqué deux Espagnols vivants.

Qu'est-ce donc quand l'absurdité intervient ? Il y eut une époque où, à l'instar des guerres civiles et religieuses, les nations assistèrent aux guerres de l'antimoine, et eurent leur part d'inquiétude et même de dangers. Sur la fin du dix-septième siècle, un médecin de Paris, qui prescrivait l'émétique, était chassé de la Faculté; tandis qu'à Rome il était condamné aux galères s'il employait la poudre cornachine, parce que l'antimoine entrait dans la composition de cette drogue.

Il y eut aussi les guerres de la saignée dans les pleurésies ; Hippocrate, Brissot, les Arabes, le Parlement de Paris, l'empereur Charles-Quint, l'Université de Salamanque y figurèrent chacun selon son droit ; il y eut, de plus, quelques escarmouches médicales où la bêtise le disputa à l'absurdité : Reneaume, médecin de Paris, fut condamné, par un arrêt provoqué par la Faculté, à ne jamais se servir des remèdes qui lui avaient réussi dans sa pratique ; on l'obligea à faire une promesse écrite de ne jamais guérir ses malades autrement que ses confrères. Schneider rapporte qu'au milieu du dix-septième siècle une vive dispute eut lieu à Heidelberg, au sujet de la situation du cœur : les uns le disaient au milieu de la poitrine, et les autres à gauche ; pour en finir, on ouvrit un cochon, et il fut décidé que le cœur était à gauche ; le médecin qui l'avait dit au milieu du thorax fut chassé de la Faculté.

Que si maintenant, avec toutes les richesses de la science actuelle, avec tous les efforts des plus généreuses intentions, on ne retombe plus dans les mêmes erreurs, on est loin de toucher au point que l'on prétendait se promettre, puisque, en dépit de la sévérité de l'observation et de la précision du langage, on est toujours réduit aux calculs des probabilités. L'anatomie elle-même, cette base éternelle de notre art, ne nous explique pas tous les objets qu'elle met sous nos yeux : on ne sait ce que c'est que la rate, le thymus, les ganglions bronchiques, la glande thyroïde, les capsules surrénales, les corps d'Oken, les canaux de Gardtner, etc.

C'est qu'il faut voir les choses scientifiques de plus haut et de plus loin ; c'est qu'il ne faut pas créer la médecine pour le médecin, mais bien élever celui-ci à la dignité de celle-là ; c'est qu'il ne faut pas laisser l'homme dans la persuasion de la suffisance de ses moyens, mais bien lui prouver qu'il ne peut se mettre en rapport avec la science médicale que par un perfectionnement préalable de sa moralité et de son intelligence, et qu'enfin, moins on a de confiance en soi-même, plus on est proche de la vérité.

FIN.

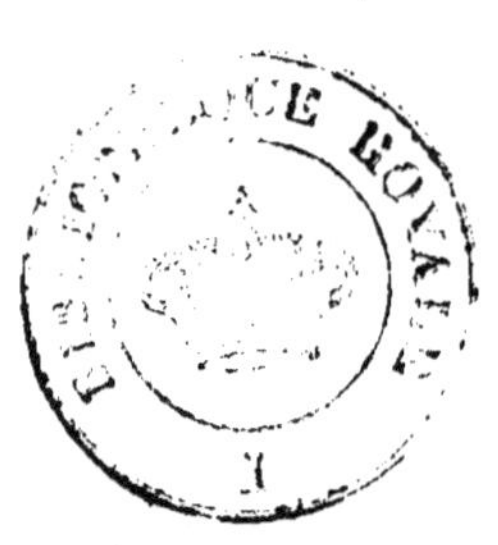

INDEX DES CHAPITRES

DE LA

NOUVELLE AGNODICE.

———◆———

FIN DE LA TABLE.

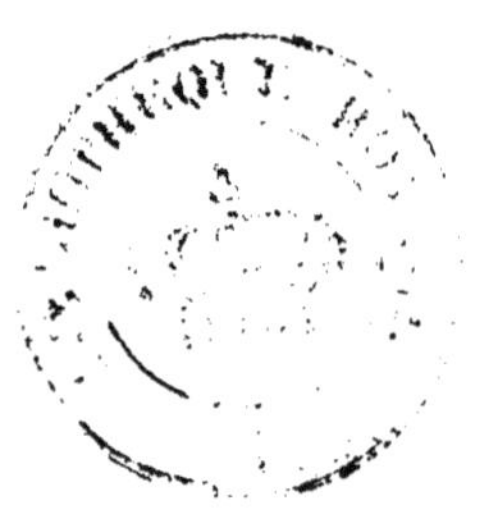